中老年自我治病全书

李春深◎编著

天津出版传媒集团

天津科学技术出版社

本书具有让你"时间耗费少，养生知识掌握好"的方法

免费获取专属于你的《中老年自我治病全书》阅读服务方案

循序渐进式阅读？省时高效式阅读？深入研究式阅读？由你选择！
建议配合二维码一起使用本书

◆ **本书可免费获取三大个性化阅读服务方案**

1、轻松阅读：为你提供简单易懂的辅助阅读资源，每天读一点，简单了解本书知识；

2、高效阅读：为你提供高效阅读技巧，花少量时间掌握方法，专攻本书核心知识，快速掌握本书精华；

3、深度阅读：为你提供更全面、更深度的拓展阅读资源，辅助你对本书知识进行深入研究，透彻理解，牢固掌握本书知识。

◆ **个性化阅读服务方案三大亮点**

🕐 时间管理
科学时间计划

📂 阅读资料
精准资料匹配

💬 社群共读
阅读心得交流

★不论你只是想循序渐进、轻松阅读本书，还是想掌握方法、快速阅读本书，或者想获取丰富资料，对本书知识进行深入研究，都可以通过微信扫描【本页】的二维码，根据指引，选择你的阅读方式，免费获取专属于你的个性化读书方案，都付时间花的少，阅读效果好。

图书在版编目（CIP）数据

中老年自我治病全书 / 李春深编著．－－天津：天津科学技术出版社，2017.8（2020.9 重印）

ISBN 978－7－5576－2668－6

Ⅰ.①中⋯　Ⅱ.①李⋯　Ⅲ.①中年人－常见病－治疗②老年人－常见病－治疗　Ⅳ.①R45

中国版本图书馆 CIP 数据核字（2017）第 093688 号

中老年自我治病全书
ZHONGLAONIAN ZIWO ZHIBING QUANSHU
责任编辑：王朝闻

出　　版：天津出版传媒集团
　　　　　天津科学技术出版社
地　　址：天津市西康路 35 号
邮　　编：300051
电　　话：（022）23332390
网　　址：www.tjkjcbs.com.cn
发　　行：新华书店经销
印　　刷：唐山富达印务有限公司

开本 670×960　1/16　印张 16　字数 300 000
2020 年 9 月第 1 版第 2 次印刷
定价：58.00 元

前　言

人到中年疾病多，老来更是疾病缠身。中老年时期，人体功能逐渐衰弱，免疫力和抵抗力也随之下降，致使大病小病接踵而来，有的人甚至同时患有多种疾病，常年往医院跑。高额的医疗费用常使中老年朋友不堪重负，并且有些疾病即使是医生也不能根除，只能常年靠药物维持，不少中老年人都成了"药罐子"，长期服药所产生的副作用又增添了新的痛苦。于是，越来越多的人开始将目光转向祖国传统的中医。

中医用来防病治病的手段有很多，包括食物、经络、反射区、生活方式、草药等。这些疗法都是通过调节脏腑和谐、促进气血流通来提高身体素质，实现防病、治病、祛病的目的。掌握了这些手段，我们每个人都可以更多地凭借自身的力量获得健康，不需药物、不需手术，即可远离疾病。

食物疗法。"药食同源"，食物是最好的医药。中医治病五部曲"食、砭、针、酒、药"，将食物列在首位；药王孙思邈则说"知其所犯，以食治之；食疗不愈，然后命药"，可见食物是中医治病的重要手段。而一日三餐吃什么、怎么吃只有我们自己才能掌控。

经络疗法。每个人身上本来就百药齐全，经络就是我们随身携带的药囊，它可以"决生死、治百病"。当我们感到不适或患病时，完全可以从人体这一天然药铺中寻找药材，采用按摩、推拿、针灸等技术，对症施治。

反射区疗法。人体器官在反射区上有对应的位置，利用反射区疗法可以直达病灶，实现对人体内部器官的施治，且十分准确。反射区比穴位更容易找到，治疗方法也更容易掌握。经络和反射区是中医的独到之处，它们可以用来预报疾病，也可用来防病、治病，掌握了它们，只需动动手，即可将疾病赶走。

生活疗法。很多疾病都是由不健康的生活习惯引起的，只要我们顺时养生，遵循春生、夏长、秋收、冬藏的自然规律和十二时辰的变化，尊重身体的需要，科学合理地安排饮食起居，这些病痛自然就会好转。

草药疗法。草药是利用植物的叶、干、根、皮等制备，以内服或外用的方法来治疗疾病的一种方法。草药取自天然的植物精华，药性较为温和，副作用也较低。了解了草药的属性和使用方法，每个人都可以为自己开方治病，成为家里的药师佛。

虽然不是每个人都可以成为医生，但每个人都能成为自己健康的主宰。为了让更多的中老年朋友把握健康的脉搏，延缓衰老和及时防治疾病，将健康和疾病的管理权掌握在自己手中，减少求医问药的比例，我们精心编写了这本《中老年自我治病全书》。

本书包括拉筋拍打、自我按摩、刮痧、药膳、药酒、茶等内容。通过详细的讲解可以让中老年朋友树立正确的健康观念，了解合理的饮食、健康的运动和科学的生活方式，教会中老年人如何预防疾病和应对疾病的困扰，让中老年朋友既有健康的体魄，又有愉快的心情。此外，我们还在书中配有精美的图片，方便阅读，不失为中老年人自我保健的好帮手。希望通过阅读本书，读者朋友可以轻松地做到：有病治病，无病防病；自我保健，延年益寿。

目　录

第一章　求医不如求己——中老年自我治病

第二章　拉筋拍打治百病

第三章　自我按摩治病不求人

第四章　刮痧速效自疗

第五章　自制药膳养生治病

第六章 喝杯好茶能治病

第七章 学做药酒不生病

第一章

求医不如求己

——中老年自我治病

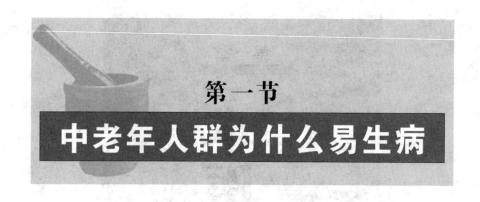

第一节
中老年人群为什么易生病

感觉器官功能老化

视觉

人的视力一般随年龄的增大而下降，正常人 20 岁以前为 1.5；20 ~ 50 岁为 1.0 ~ 1.25；60 ~ 65 岁为 0.9；70 岁为 0.6 ~ 0.8；80 岁为 0.4 ~ 0.6；90 岁为 0.2 ~ 0.4。

中老年人眼眶内脂肪减少，眼压会降低，眼球缩小和内陷，这一现象随年龄的增长会日益明显。

中老年人泪腺结缔组织增生，泪液分泌减少，泪液中所含溶菌酶（可以杀死细菌或抑制细菌的生长）的量及活性均会降低，使结膜和角膜变得干燥并易发生炎症。

晶状体是位于角膜后的凸透镜，其构成 90% 为蛋白质，随着年龄的增加，晶状体中非水溶性蛋白质逐渐增多，青年时仅占晶状体的 1%，70 岁时则占 5% 左右。这使晶状体的透光度减弱，增加了发生白内障的可能性。

眼球中的玻璃体是透明的胶状物，随着年龄的增加，玻璃体逐渐液化，20 岁以下有玻璃体液化者仅占 9%，而 40 ~ 80 岁则可达 92%，同时液化区随着年龄的增长而持续扩大，80 ~ 90 岁时，液化区可占玻璃体的 50% 以上。随着年龄的增长，视网膜基底膜逐渐增厚，加之玻璃体液化范围不断扩大，玻璃体胶质收缩及胶原纤维凝聚，致使玻璃体从视网膜基底分离，被称为玻璃体后脱离，在 45 ~ 60 岁发生率为 20%，64 ~ 81 岁为 49%，增加了失明的可能性。

此外，随着年龄的增长，视网膜细胞数逐渐减少，视神经纤维束间结缔组织增生，视野逐渐缩小，红、绿颜色分辨能力会下降等。

听力

由于外耳道、中耳和内耳有可能发生全面退行性病变，60岁以上的老年人听力减退者占27.4%，男性的发生率高于女性。同时，中老年人鉴别语音的能力也会下降，听觉反应会时间延长。

嗅觉

人在50岁以后鼻黏膜逐渐萎缩，嗅觉开始迟钝，60岁以后大约丧失嗅觉20%，70岁以后嗅觉衰退加剧，80岁以后仅有22%的老年人嗅觉仍在正常范围内。

味觉

由于中老年人舌黏膜上的舌乳头逐渐消失，同时感觉味道的神经末梢味蕾的数量减少，因而味觉反应也越来越迟钝。60岁以上者味蕾萎缩可达一半，75岁以上的老年人味觉约丧失80%。

痛觉

伴随着神经系统的老化，老年人对疼痛的感觉也日见迟钝，对某些创伤如骨折，可能无明显疼痛感，以至于患某些急腹症如阑尾炎时都不觉而因此漏诊。

内脏器官功能下降

心血管系统

随着年龄的增长，心肌纤维逐渐萎缩，心肌细胞内老年色素（脂褐素）沉积，心瓣膜变得肥厚硬化、弹性降低，这些变化可使心脏收缩能力减弱，心输出量降低，尤其是动脉管壁中的胶原纤维逐渐增多，管壁增厚，并发生纤维化和钙质沉淀，造成钙化，使动脉管壁弹性降低导致动脉硬化。

呼吸系统

中老年人肺泡总数减少，肺脏的弹性纤维变性，使肺脏的柔韧性和弹性减低，膨胀和回缩能力减小，加上中老年人骨质疏松，使脊柱变得向后突出，而肋骨则向前突起，胸廓形成筒状变形。另外，呼吸肌的衰弱和肋软骨的骨化，造成肺通气不畅，肺活量下降，因而容易发生肺气肿和呼吸道并发症。

消化系统

随着年龄的增长，舌和口腔的黏膜逐渐变薄，舌肌发生萎缩，体积减小，舌的运动能力减弱；牙龈萎缩，牙齿脱落，影响咀嚼能力；加之中老年人胃肠黏膜萎缩，消化酶分泌减少，胃肠运动减弱，使消化能力减弱，容易发生消化不良和便秘。

泌尿系统

肾动脉硬化，过滤功能减退，导致体内排钠量减少。中老年男性前列腺增生、肥大，使中老年男性夜尿增多，易发生水肿、高血压及前列腺肥大症。

运动系统的生理变化

随着年龄的不断增长，人体的运动器官必然发生衰老和退化，表现为骨质疏松、肌肉松弛、关节僵硬、四肢屈伸不便、全身行动迟缓、应激能力减退等衰老现象。

骨骼

一是骨钙出现负平衡，故骨骼开始萎缩，骨皮质变薄，骨小梁变细，数量减少，出现骨质疏松。这种现象是从中年以后开始的，在50~80岁之间，每增加10岁，男性骨皮质厚度会减少5%，女性会减少7%。但不同的骨骼，骨皮质变化出现的时间也不一样，掌骨从45~50岁时骨皮质就开始变薄，而肋骨要到70岁时才开始萎缩。

二是骨骼内的化学成分也发生了变化，骨内的有机质如胶原、黏蛋白等减少，无机盐如碳酸钙、磷酸钙、硫酸钙等增多。青年人的骨骼中无机盐含量只占50%，而老年人则达80%。无机盐含量越高，骨的弹性和韧性也越差，骨质疏松、脆性就增加，也更容易骨折。

三是椎间盘收缩变薄，背呈弓状，身材变矮，称为老缩。男性老人平均缩短身长的2.25%，而女性老人为2.5%。

关节

关节的变化表现为：滑膜萎缩，分泌滑液减少；关节软骨变薄，弹性降低，增生而骨化；关节囊及周围软组织老化，易引起疼痛及功能障碍，形成慢性老年性关节炎。

肌肉

肌肉的变化主要表现为肌肉在体重中所占的比例逐渐降低，如成年人肌肉重量占体重的43%，而60岁以上的老年人肌肉重量仅占体重的25%。

老年人神经、肌肉的兴奋性降低，绝对或相对不应期延长，神经传导速度减慢，肌肉的工作能力下降，必须经过较长的发动时间，才能达到其最高能力。

内分泌系统发生变化

甲状腺功能下降

一般50岁以后，甲状腺重量减轻，滤泡变小，血管变窄，结缔组织增多，易发生萎缩和纤维化，加之垂体前叶分泌的促甲状腺素数量减少，因而使老年人的甲状腺利用碘的能力减弱。另外，老年人血清中甲状腺自身抗体也会增多，这在一定程度上影响着甲状腺的功能。这些因素共同决定了老年人的甲状腺功能低下，基础代谢率降低。

机体应激能力降低

当人体发育成熟后，随着年龄的增长，肾上腺皮质和髓质的细胞均逐渐减少，肾上腺中所含的结缔组织和脂褐素增多，重量开始减轻，70岁以后减轻会更明显。同时，老年人的肾上腺皮质对脑垂体分泌的促皮质素的反应性也降低。因此，老年人保持机体内环境稳定的能力及应激能力也降低。

性激素分泌减少

随着年龄的增高而老化，最明显的内分泌腺莫过于性腺。男性50岁以后睾酮分泌量下降，血中游离睾酮水平降低。同时，睾酮受体数目减少或受体敏感性下降，致使性功能逐渐减退。女性雌激素水平在30~40岁急剧下降，60岁降到最低水平，60岁以后稳定于低水平。中年以后，女性卵泡逐渐丧失，性激素分泌明显减少，导致性功能与生殖能力逐渐减退。

松果体调节功能减退

松果体对维系脑、下丘脑、脑垂体、甲状腺、肾上腺、性腺间的相互协调、保持机体内环境的稳定、调节昼夜节律和生殖活动等都起着重要作用。随着年龄的增长，松果体血管变得狭窄，细胞减少，脂肪增多，致使其产生的激素减少，诸多调节功能减退。

免疫系统发生改变

胸腺

胸腺是免疫系统中的核心器官。胸腺是最早发生老化的，在 12 岁时就会迅速变小，到老年期胸腺更是明显萎缩，其重量仅为儿童时的 1/10。所以，老年人血液中的胸腺激素浓度明显下降。

T 细胞

由于老年人胸腺激素水平低下，并且白细胞介素-2 产生减少，所以使 T 细胞分化、成熟和功能表达均相应大幅度降低，T 淋巴细胞在抗原刺激下转化为致敏淋巴细胞的能力减弱，同时抑制性 T 淋巴细胞增加，辅助性 T 淋巴细胞减少，并且巨噬细胞功能下降。这些现象都会致使老年人细胞免疫功能低下。

B 细胞

B 淋巴细胞对抗原刺激的反应能力，随年龄的增长而下降。抗原和抗体间的亲和力下降，需要 T 细胞协助的体液免疫反应也随年龄增长而下降。这是因为 B 细胞的免疫功能在很大程度上受 T 细胞的调节和控制。

自身免疫

老年人虽然自身免疫功能会随年龄增长而增强，但免疫细胞（T 和 B）则随年龄增长而减弱，白细胞介素－3 等淋巴因子也随年龄增长而下降。这样一来，自身免疫力除攻击外来病原体外，还会攻击自身组织，导致机体衰老和死亡。

第二节
中老年疾病可防可治

养生胜于治病，年老不代表体弱多病

《黄帝内经》中有一句话："是故圣人不治已病治未病，不治已乱治未乱，此之谓也。大病已成而后药之，乱已成而后治之，譬犹渴而穿井，斗而铸锥，不亦晚乎！"意思是说，聪明的人不会生病了才想着去治疗，而是未雨绸缪，预防在先，防病于未然，这在中医上叫作"治未病"。

"治未病"是中医理论的精髓，就是当疾病尚未发生时，能提前预测到疾病的发展趋势，并采取相应的防治方法，提高人体的自愈能力，以杜绝或减少疾病的发生。比如春季万物萌生，细菌、病毒等致病微生物也相应活跃，感冒之类的疾病就有可能流行开来，所以中医提出"正月葱、二月韭"的饮食，以提高人们的抗病能力。夏季天气炎热，中暑发生的可能性相对就大，中医就强调"饮食清淡""夜卧早起，无厌于日"的养生方案，使中暑的发生率减少。秋季气候干燥，咳嗽一类疾病的发病率相对较高，所以，中医强调秋季以"养肺除燥"为主，多吃梨以生津解渴，从而使一些时令病的发生降到最低限度。冬季要收藏体内的阳气，注意保暖，早卧晚起，好好休息等。

中医"治未病"还体现在一个方面，就是在疾病的潜伏期及时发现，调动自身的能力扼杀它的滋长，使人体恢复真正的健康。不过，相对而言，如今的医疗水平却只停留在应付"已病"的人群上。我们可以用这样的比喻来说明"治未病"和"治已病"的区别，治未病就像是洪水暴发之前筑堤坝、泄洪的各项防护措施，而治已病就像在洪水泛滥以后再去堵窟窿一样，按下葫芦浮起瓢，根本没有更多精力谈预防。

很多人就是由于不注意预防导致上了岁数后疾病缠身，因此，只有我

们提早防微杜渐，防患于未然，把健康掌握在自己手中，人生才会充满自信与快乐。这也是中医治未病的最大意义。

提高中老年人的免疫力，阻挡疾病入侵

人体的免疫系统是人体最重要的保卫系统，这是因为我们的身体每时每刻都面临着细菌、病毒的侵袭，而身体内的免疫系统就像一支军队一样，帮助我们抵抗着外来物的侵袭，使机体处于一个相对稳定和动态平衡的状态，保障身体的自愈力得以发挥，从而使我们的身体免受疾病之苦。可以说，免疫系统是我们人体自愈的第一关卡。

人体内的免疫系统主要分为中枢免疫器官与周边淋巴组织两部分，中枢免疫器官包括骨髓和胸腺。骨髓主要负责制造免疫细胞，制造出来的免疫细胞会被送到胸腺接受训练，经过训练后，免疫细胞就会被运送到淋巴腺、扁桃体、脾脏、淋巴结以及盲肠，这个过程就像是把训练好的新兵送到各地军营一样。正是靠着这些器官所组成的免疫系统，人体才有自愈的潜能，而人体自愈力的发挥在很大程度上取决于免疫细胞的功能。打个比方，从椎间盘脱位的物质，能被免疫细胞视为异物并通过酶素加以溶解，这就是机体自愈力的表现。

人体的免疫系统时刻处于警戒状态，它对人体的保护功能可以使人体免于病毒、细菌、污染物质以及疾病的攻击；它的免疫细胞可以清除机体新陈代谢后产生的废物以及免疫细胞与"敌人"战斗遗留下来的病毒尸体和残骸；它的修补功能能够修补受损的组织和器官，使其恢复原来的功能。

可以说，在防病、抗病上，任何外在疗法都无法和人体自身的免疫系统相媲美。但是，身体免疫系统的功能会随人的饮食习惯、行为习惯等加强或减弱，比如营养适当会增强免疫系统的功能，营养失衡就会使免疫功能削弱，饮食不节则会使免疫功能失调，从而引发慢性疾病。因此，为了增加防病、抗病毒资本，我们要做到合理饮食、适当运动、有效睡眠等，以此来保证免疫系统处于最佳状态。

是药三分毒，有病不可乱吃药

世界上没有灵丹妙药

我们在影视作品或武侠、神怪、玄幻小说中经常会看到这样的场景：某主角奄奄一息，正在与生命告别时，某神医到来或某人终于取来解药，结果本该一命呜呼的主角在阎王殿上盘桓片刻又起死回生了。应该说，这些文学或影视作品折射着人类的某种美好愿望，我们总是希望在绝望时盼来救世主，在困境中能抓到救命稻草，在罹患绝症时找到灵丹妙药，然后转危为安，否极泰来。然而，作品毕竟是虚构的，现实往往是残酷无情的，无数事实告诉我们，世界上根本没有什么灵丹妙药！

我们应该认识到，这个世界上不仅没有起死回生的灵丹妙药，而且也不存在延年益寿的良药仙丹。历代帝王孜孜以求的长生不老到头来不是被骗去钱财就是被骗去性命，反倒不如从不求仙服丹药的平民百姓活得长久。其实大内皇宫，应有尽有，吃穿不愁，住行更是无忧，绝对是"总统级"待遇，而帝王们之所以会短命，其中很重要的一条原因就是滥用所谓的仙丹妙药，致使身体慢性中毒。

历代医者早就认识到世间是没有灵丹妙药的，他们认为，服食药物，轻身益气，颇有效果，倘若要延年益寿甚至长生不老，世间是没有特效药的。他们还用了一个形象的比喻：人的生命犹如冰一样，水凝结为冰，气积聚成为人，冰总会融化的，人也总会死亡的，如果人能够做到不死的话，那么冰岂不就可以做到永不融化吗？由此看来，众多学仙求不死药的人，一定不会成功的，犹如不能使冰永不融化一样。古人的认识尚且如此深刻，处于新世纪的我们再迷信什么灵丹妙药岂不可笑！

乱吃药会摧毁人体的自愈潜能

很多人认为养生就是吃补药，冬虫夏草、六味地黄丸……总之什么东西宣传得厉害就吃什么。其实，这种盲目进食补药的办法根本不是养生之道，是药三分毒，时间一长，待药的毒性积累到一定程度而发作时，身体就会遭殃。

现代人家里一般都备有常用药，一碰到头疼就吃止疼片，遇到感冒就吃白加黑、感冒通，殊不知乱吃药可能会在短时间内缓解你的病痛，长期下来却可能危害健康，甚至生命。据国家卫生部门的统计，中国平均每年因用药失误而致死的人多达 19 万。

小李夫妇年过 30 才生下一个大胖儿子，这让早就想抱孙子的李奶奶看在眼里，喜上心头，每天都宝贝似地把孙子抱在怀里。孩子快到 1 岁的时候，李奶奶不知从哪里听说鱼肝油可以预防佝偻病，便买了两瓶回家，每天喂给孙子吃。李奶奶对小李夫妇说，"每天都要多喂几滴，这样孩子将来才不会患佝偻病。"小两口连连点头称是。

不久后的一天夜里，孩子突然发起烧来。这可急坏了李奶奶，连忙和小李夫妇一起把孩子送到了医院。医生仔细地给孩子做了检查，又询问了孩子最近的饮食情况，最后下结论说：这是鱼肝油中毒。

由此，我们应该警醒：药不可乱吃。即使不得不用的药也一定要在医生指导下进行，自己不可凭着"经验"随意吃药。

有位姓张的老先生，为了能尽快治好自己的老年性关节炎，就将芬必得等几种药物与常服的阿司匹林一起服用。不到半月，关节果然不痛了。可没过几天，他就感到全身疲乏，食欲不振，上腹部胀满，肝区疼痛，小便发黄。惊恐万分的张先生急忙前往医院求诊。经抽血化验，肝功能及病原学检测报告显示：胆红素、血清谷丙转氨酶升高，病原学检测为阴性，医生诊断他得了药源性肝炎。张先生糊涂了："吃药怎么吃出了肝炎呢？"

据专家介绍："肝脏是药物进入人体后最重要的代谢场所。当药物的用量过大或用药时间过长，即会对肝脏造成伤害。特别是不恰当的合用两种或两种以上药物时，损害更甚，会造成部分肝细胞坏死，出现黄疸、血清谷丙转氨酶升高等肝功能异常情况。这在临床上被称为药源性肝炎。张先生就是这种情况。"

要知道，人体是一部设计精密的机器，它有自己的自愈系统和复原系统，如果你遇到个头疼脑热的就吃药，那么人体这种自愈和复原能力就会被搁置。"业精于勤荒于嬉"，久而久之人体的这些功能就会衰退、丧失。

所以说，药物只是人体战胜疾病的一种武器，真正的灵丹妙药还是"我的健康我做主"的观念。对于健康来说，轻松愉快的精神状态，良好的生活方式，适当的体育锻炼，比任何昂贵的药品都更为重要。

全面认识医药，当心惹"祸"上身

我国每年有近 20 万人属于"药源性致死"，就是死于药品的不良反应。换言之，他们不是病死的，而是吃药吃死的。而产生药品不良反应的人更是高达 250 万人。我们服药本为治病，结果反为药所害，原因何在？是我们滥用药物，还是药物在愚弄我们？要回答这些疑问，我们需要对药物有一个全面、彻底而清醒的认识。

首先，无论是中药还是西药，之所以称为药，而不叫食物或其他，是因为它们有药性。什么是药性？中医认为无论是食物还是药物，都有其性味，但药性猛烈，如刀似兵；而食性缓和，如水似气。所以神农氏才煞费苦心辨别食药，为的就是将刚与柔、猛与缓区别运用。我国自古就有"药性刚猛，用药如用兵，岂可妄发"的说法。至于西药，由于是化学药物，属于自然与身体的异类，对身体损伤更大。

其次，我们要用"一分为二"的观点看待药物与药性，既要看到其有益的一面，又要看到有害的一面。因为药与毒、药性与毒性的界限是很模糊的，很多时候，它们只是同一事物的两个侧面。使用得当毒也可以为药治病，使用不当则药也可以变毒致病。只不过对于已称为药的事物来说，其毒性换了个无奈的称呼——"副作用"，而对于已称为毒的事物，其药性则被形象地称为"以毒攻毒"。这就犹如两国交战互为敌一样，双方均称己为我，称对方为敌，其实己方之我就是对方之敌，对方之敌就是己方之我，究竟到底谁是敌谁是我，只要自己心中有数就可以了。

再次，所谓的新药、贵药、进口药与好药之间并不能画等号。其实，世界上不存在什么好药和坏药，只有贵药和贱药，使用得当，多贱多坏的药照样能治病，这便是好药；使用不当，多好多贵的药也能致病，这便是坏药。

最后，还有一个药物纯度与污染的问题，这在中药材中尤为突出。就药物纯度而言，有的药农为了逃避国家税收，还没到药材采集期就进行采收。比如，麻黄在10月份生物碱的含量最高，应在此时采收，但药农为逃避国家税收，9月就开始采收，导致药材太青，生物碱含量太低，形成劣品。甘草应在春季采收，而药农往往在夏、秋季收，导致质量明显下降。再比如薄荷应在花期采收，因为此时挥发油含量高，而有些药农偏在果实即将成熟时采收，原因是此时产量高。金银花应是分期采集花蕾，但有人却不分期采，而是将花蕾和刚开放的花及开放多时已变黄色的花一同采收。同时，由于大量化肥农药的使用，一方面使药材产生大量淀粉，如柴胡根直径粗达 5~10 厘米，这在以前是不可思议的；另一方面也使得药物毒性增大。这都大大影响了药材质量。对病人而言，由于无法分辨真假药材，若不遵医嘱自行服用极易发生药物中毒事件。

"好"药滥用也会变成"坏"药

我们习惯简单地把药分为"好"药和"坏"药，治得好病、对身体有益的就是"好"药，治不好病、对身体无益的就是"坏"药。事实上，药本无好坏之分，用药得当，"坏"药也是"好"药，用得不当，"好"药也会变成致病甚至致命的"坏"药，而滥用药物恰恰是把"好"药变成"坏"药的最主要途径。在日常生活中，我们对药物的滥用主要体现在以下几个方面。

1. 抗生素滥用成了抗"生"素

抗生素是由微生物（包括细菌、真菌、放线菌属）产生、能抑制或杀灭其他微生物的物质，但却不可滥用，否则就会带来严重的危害。据专家介绍，滥用抗生素有两个危害：一是长期过量使用抗生素所产生的毒副作用，包括药物过敏反应和各种不同程度的肝肾功能损伤、神经听力损害甚至心脏毒性。如小儿长期过量食用卡那霉素、新霉素、万古霉素、链霉素和庆大霉素等易引起听力和肾脏损害。二是身体产生耐药性后引起的不良后果。事实证明，大量使用新一代广谱抗生素不但易造成真菌感染，而且会促使细菌、病毒产生更大的耐药性，使得它们更难以消灭。

2. 把激素当成了救命稻草

激素又称"荷尔蒙"，它对机体的代谢、生长、发育和繁殖等起着重要的调节作用，对关节炎等引起的几种疼痛有较好的止痛功效，但有效不等于特效，更不能滥用。激素是一种免疫抑制剂，虽然它既不降低细胞免疫，也不降低体液免疫反应，但它却抑制了免疫反应的表现，其原因主要是抑制了免疫细胞间的信息传递作用，因而使机体免疫反应受到抑制。若应用不当，可降低机体的防御功能，使细菌扩散得更快，使原有的病情加重，有时还会掩盖发病实质，使病情得不到明确诊断，错失治疗机会。

总之，激素类药物使用有严格的适应证，药效选择应该遵循由弱至强的原则，不可一上来就使用最强的激素。激素药物有抗炎、免疫抑制的作用，但没有抗菌作用，一般性的细胞性感染不应常规使用激素。只有在发生严重感染时，为了迅速缓解症状，才与大量抗生素联合使用。而病毒类感染，如带状疱疹、水痘等皮肤病，一般不宜使用激素治疗。

3. 滥用让维生素成了"危生素"

维生素又名维他命，是维持人体生命活动必需的一类有机物质，现在已经发现的维生素有20多种，它们都是维持人体组织细胞正常功能必不可少的物质。维生素一般不能在人体内直接合成，主要从膳食中获得。然而，许多人偏偏舍弃安全无副作用的膳食摄取方式，而倾向于直接补充维生素药品，把维生素当作一种"补药"，认为维生素多多益善。其实不然，维生素是化学药品，不可滥用。药物维生素的主要适应证是维生素缺乏症。要做到合理使用，就要了解各种维生素的作用、用途及维生素缺乏症的特点，以便做到对症下药，缺什么补什么，避免滥用。尤其不能把它作为补品长期服用，以免使维生素变成"危生素"。其实，补充维生素最好的方法是吃蔬菜水果。因此，只要全面均衡饮食，根本不必补充维生素。

4. 把补钙当成了一种潮流

如今"补钙"可谓是最流行的保健观念，老少明星轮番上阵，各类补钙广告铺天盖地，轰炸着人们的听觉和视觉：儿童要补钙，孕妇要补钙，老人要补钙……人人都要补钙。与广告相对应，各种各样的钙制剂充斥着药品市场，如活性钙、离子钙等多达200多种。每种补钙产品都宣称其他钙制剂难吸收、副作用大，标榜自己的钙产品如何如何好，令消费者眼花缭乱。

为了骨骼健康发育，人体确实需要补钙，关键是在什么时候什么情况下补钙。一个人是否缺钙，有科学的判断标准，成年人每克头发中含有900~3200微克的钙都属于正常范围，低于900微克为缺钙；儿童每克头发中正常的含钙量应在500~2000微克之间，含量低于250微克为严重缺钙，含量在350微克左右为中度缺钙，含量在450微克左右的为一般性缺钙。每个人需不需要补钙，要根据自己的实际情况而定，千万不要把补钙当成一种养生方法，滥补一通，否则身体就要提出抗议了。

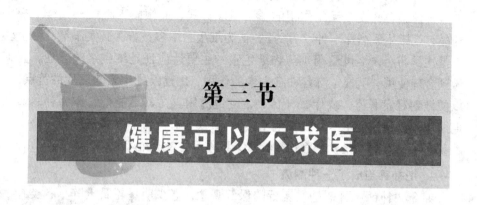

第三节
健康可以不求医

中老年人的健康掌握在自己手中

很多人都只关注疾病，不关注健康

健康对人的重要性谁都明白，但是很多人只关注疾病，不关注健康，该吃饭时不吃饭，该睡觉时加班、看电视、泡吧或整天目不转睛地对着电脑，身体动也不动，吃饭时胡吃海塞等。为了票子、房子、车子、孩子和心仪的人，透支着自己的身体，而只在生病时才着急忙慌地吃药、看医生，也只有这时候才想起要关心一下自己的身体，让它不生病。

我们要的是健康，而不是疾病。《孟子·告子上》中说："拱把之桐梓，人苟欲生之，皆知所以养之者。至于身，而不知所以养之者，岂爱身不若桐梓哉？"意思是说对于一棵树，人们还要照顾它，适时地修剪、浇灌，而对于自己的身体，却不知道爱惜和保养，这是不对的。我们要做的是在平时多关注身体的健康状况，在未病时注重保健，而不是等到生病了才想方设法消除疾病。

还有些人，他们也关注健康，注重保健，但就是关注的时间晚了些。有位知名的企业家说："我只有真正得了这个严重的病，躺在手术台上，把自己的命交给手拿手术刀的医生的那一刻，才真正体会到了健康的重要性，生命是那样的脆弱，人在生病的时候是那么的无助。……我没有真正体会到病来如山倒的可怕，现在，我终于知道了，所以现在我做得比谁都好。可惜的是，身体经过这场浩劫，永远也不可能回到过去那个生龙活虎的状态了，我知道得还是太迟了。"之所以会出现这种情况，是因为他们总是错误地认为，养生是老年人的事情，自己现在还年轻，身体壮，应该先忙事业，等老了退了休再去养生。殊不知，养生是没有年龄界限的，人老时应该保养身体，年轻时、中年时，即使是幼年，也应该珍惜身体，真正到了老年，再去研究和遵循养生之道就为时太晚了。

一个人的健康，就像雪山一样，看上去巍峨伟岸，却随时有崩塌的可能。所以，我们平时要多关注自己的身体，越是工作忙，越要保健，而不要等到失去健康甚至生命时空留遗憾。

维护好身体的大环境，谨防"坏人"作乱

没有人会否认健康的重要性，但是怎样做才能保证健康呢？有人说健康在于运动，多做运动就可以保证，但事实证明那些长寿之人往往不是驰骋在竞赛场上的运动员；有人说不吸烟、不喝酒，规规矩矩就能健康长寿，但看看那些年逾百岁的老寿星，吸烟喝酒的大有人在；甚至那些捡破烂的人或者以乞讨为生的人，他们整天跟细菌打交道，但健康长寿者也屡见不鲜……这到底是怎么回事呢？

其实，在我们的周围有太多的细菌和病毒，甚至在身体内部也有细菌相伴，但是你没有权利把病菌赶尽杀绝。因为人和病菌一样是大自然的产物，大自然给了我们生存的权利，同时也给细菌和病毒生存的权利，存在就是合理的。在一般情况下，我们每个人和病菌或者说是致病因子可以处于一种和平共处相安无事的状态，在这种状态下，你活你的，他活他的，各自相安无事。这也应了那句话"正气存内，邪不可干"，如果我们把身体维持在一个阴阳平衡的状态下，致病因子是无法让你生病的。

就像我们这个大社会，好人和坏人是并存的，当我们的社会大环境是好的，社会秩序都很正常的时候，有几个坏人是无大碍的，因为他们就算有些坏动作，也不会影响到整个大的社会环境。就比如某地治安不错，但每到年节的时候也会有几个小偷犯案。这个时候只要居民提高防范意识，警察加大监察力度，几个小毛贼是不能怎样的。但是如果社会处于一种混乱的状态，各种监察机构秩序混乱，不能行使职权，那么坏人就能兴起更大的风浪，说不定就能把整个国家搞垮。

所以，只要我们的身体保持一种和谐、阴阳平衡的状态，任何病菌都不会对我们的身体造成很大的伤害，但是如果我们外受"六淫"和内受"七情"的影响，使你身体的内环境发生了变化，那便给了病菌兴风作浪的机会，我们的身体就会患病。这也给那些困惑的人找到了答案：那些抽烟

喝酒的人照样活得健康长寿，就是因为他们能使自己的身体达到一种内外和谐状态，他们觉得这样很舒心，即使有"邪"也不能兴风作浪；但是有些特别注意生活品质的人照样得病短命，就是因为他们把自己身体内部的大环境搞糟了，身心都不和谐了，吃什么喝什么都不舒心，这样稍微有"邪"来侵袭，身体就招架不住，从而被疾病缠身，甚至夺去了宝贵的生命。

那么，到底怎样做才能保持身体的平衡呢？其实，人体是一个很有灵性的机体，在漫长的进化过程中，已经形成了一套完善的生理平衡系统，它会自发地调节呼吸、饮食等活动，来适应环境的需要，进而维持人体内部和人体与外界环境的动态平衡。所以，只要我们遵循机体平衡系统的运行规律，在生活细节中顺应身体的平衡需求，即该睡觉时睡觉，该起床时起床，春天要保养生机，冬天要注意收藏……

当然，一个人在追求平衡的时候，一定要牢记"因人而异""辨证施治"，仔细分析自己的具体情况，看看自己属于何种体质，然后再确定具体的养生方法，以及需要把握的度，而不可依葫芦画瓢，照搬他人的养生方法，否则不仅不会达到好的效果，还会让自己的身体偏离平衡，让健康脱轨并越偏越远。

从《黄帝内经》承袭中医的内求之道

《黄帝内经》是我国最早的医学典籍，而它的精神主旨都是注重内求，从人体自身寻找健康和长寿的奥秘。这种精神一直影响着中医的发展。它并不倡导有病就赶快吃药，求助于药物，而是告诉我们要把重点放在预防上，怎么能够根本不生病，而不是有病了怎么去对付。所以，它讲内求，向内看，回归人体自身。

生命掌握在自己手里，健康长寿都要靠自求才能实现，这就是养生的要义所在。如皋的老人们没有一个是靠着四处求医问药长命百岁的，他们能够长寿都是通过顺应自然、颐养身心求来的，这就是内求。

也有人会说：内求，什么是内求？这太虚了，没有什么标准，没有什么界定，怎样就是内求呢？而且现代人都追求效率，内求看不到即时的效果，还不如病了就来点儿药，马上就不难受了，多有效多快啊。更遗憾的是，现在很多中医也很浮躁，病人找他，他根本就不望闻问切，而是简单地问两句，就直接开药，完全偏离了中医的行医轨道。

当然，这并不是在教唆大家真的生病了之后不去看医生，也不吃药，而是告诉大家该做的事情要早点做好，在生病之前就懂得内求，好好养护自己。静下心来，真正地静下来，思考一下中医；思考一下中华上下五千年的历史，经历了无数次的战争、灾难、瘟疫，为什么没有灭亡，为什么能够一直延续下来；思考一下在西医还没有出现的时候，人们是怎样看病治病的。明白了这些，我们才能懂得内求对自己，甚至对整个国家有多么重要。

长寿地如皋，奥秘就在养生方

我国有个著名的长寿之乡——江苏如皋。国际公认的长寿之乡标准是每百万人口中有 75 位百岁老人，但在如皋的 145 万人口中，百岁以上的老人有 200 余人，90 ~ 99 岁的老人有 4000 多人，80 ~ 89 的老人已经超过 4 万。如皋的长寿老人数量远远高于国际标准，是名副其实的长寿之乡。

让人感到奇怪的是，如皋的地理位置并不像其他长寿之乡一样远离城市文明。相反，如皋地处长江三角洲城市圈内，与南京、上海等国际大都市比邻而居，接近苏、杭等旅游胜地，自然环境并非人们所想象的崇山峻岭、山清水秀。经过研究人员调查，如皋老人健康长寿的原因就是他们良好的生活习惯。

在饮食方面，如皋老人每餐都吃得很清淡，早晚都喝大米粥或者玉米糁儿粥，外加包子等主食；中午就是米饭加三菜一汤，青菜、萝卜、豆腐是主打，如皋人都相信"鱼生火，肉生痰，青菜豆腐保平安"的谚语；他们每顿饭只吃八分饱，喜欢吃应季的新鲜蔬菜，不吃反季的大棚菜，而且不挑食。

如皋人的饮食传统可以归纳为"两粥一饭"，这种饮食观念中最有益于身体健康的部分是早晚的这两顿粥。食粥养生在我国有很久远的历史，粥在古代称"糜"，厚粥称"饘"，薄粥称"酏"。宋代诗人陆游就有一首《食粥》诗："世人个个学长年，不悟长年在目前。我得宛丘平易法，只将食粥致神仙。"这首诗就在说食粥可以养生长寿。而《本草纲目》对于粥疗法也是相当的推崇，我们在后面的章节里会详细讲到《本草纲目》中的养生粥。

早晨喝粥还有调节肠胃的作用，经过一夜的运化，早晨胃基本处于排空的状态，需要水分和营养的补充，此时喝点温软滋润的粥正好迎合了胃的需要，可以补益胃气。稍微有点养生常识的人都知道：胃是我们的后天之本，喝粥可以养胃，把胃养好了，离长寿就近了一大步。

从中医角度来看，老年人的身体不同程度地存在着肾精不足的问题，经常喝粥，还有补肾益精，益寿延年的功效。而酉时（下午5点到7点）又是肾经当令的时间，此时如果喝粥，补肾效果会更好。如皋的很多老人都一直坚持早晚喝粥，这个习惯帮他们摆脱了胃痛、失眠和便秘等很多困扰。

在起居方面，如皋老人一直保持着古老的生活习惯，"日出而作，日落而息"，中午还小憩一会儿，总之要保证每天8个小时的睡眠；早晨醒来，先搓脸搓耳朵，等神智都清醒了再起床；洗漱后会用手指梳头，按摩头皮，晚上临睡前要用热水泡脚。他们还会在天气好的时候去散步、晒太阳、甩手、踮脚，或者和孙辈一起放风筝；不出去的时候，他们就会在家里静坐半小时，或者读书、看报、写字。

这些事情看起来都非常平常，但是只要日复一日、年复一年地坚持下来，即使以前身体有什么病症，也会慢慢调养过来。如皋很多百岁老人就是靠着这样简单的生活方式养好了很多疾病，而且一直快乐健康地生活着。所以说，养生就是一种自由轻松快乐的生活方式，只要能够像如皋的老人那样清淡饮食，早晚喝粥，日出而作日落而息，适当娱乐，健康长寿就会自然而来。

中老年人应充分利用人体的天然药库

中医对人体自愈能力的阐述让很多人感到好奇，那么人体能够自愈的根源究竟在哪里呢？根源其实很简单，因为我们每个人的体内都有一个百药齐全的药铺。当我们感到不适或患病时，我们的身体可以从自身的"药铺"中找到"大药"来对症治疗，据有关医学专家研究，人体自身完全有能力治愈60%~70%的不适和疾病。

在古代，养生家把唾液称为琼浆玉液，告诫人们要经常吞咽唾液，以灌溉腑脏、滋润肢体。而李时珍也曾指出，唾液有明目退翳、消肿解毒的功效。现代医学经过研究发现，唾液富含水分、微量元素、电解质、激素、抗体等多种有益于人体健康的成分。口腔若能分泌丰盈的唾液，不但可以润滑、冲洗口腔、喉咙，保持它们的清洁，而且还能抗菌，减少上呼吸道感染的概率。此外，唾液还可以帮助消化、促进伤口愈合、抗衰防老及防癌。

另外，指甲入药早在唐代的《千金要方》中就有记载，算来已有1000

多年的历史了。中医把指甲称为"筋退"，认为它有清热、解毒、化腐、生肌之功效。把指甲剪下，洗净晒干，炒成微黄色，研成细末后用黄酒送服，可治疗视物不清的角膜云翳和手掌颤动的鸡爪风。著名成药"锡类散"中就含有指甲，可用来治疗口舌生疮、咽喉肿痛等。此外，将指甲烧成灰，与冰片一起研成粉末，然后吹入耳道中，能排脓、收敛和消炎，对治疗慢性化脓性中耳炎极为有效。

当我们感到压抑的时候，通常会通过痛哭来宣泄，而流出的眼泪其实就是一种药，泪水不仅能保护眼睛、排出异物、抵御病菌的感染，还能促进伤口愈合。更为奇妙的是，一旦我们的身体被不良情绪所控制，泪水就可以帮助我们把体内有害的化学物质排泄出去，从而减轻心理压力，因此，眼泪又被人们称为治疗身心疾病的"解毒剂"。

当婴儿哭闹的时候，母亲通常会把他抱在怀中，让他吮吸自己的乳头，过不了多久，婴儿就会显得睡意蒙蒙，这主要是因为人乳中有一种类似天然吗啡的催眠物质，可以起到镇静安神的作用。不仅如此，人乳中还含有多种抗体，其中的一种抗体，可以在 12 小时内将混入食物中的细菌全部"歼灭"掉。据《食疗本草》记载，用少许酒和乳汁混合灌服几次，可以让中风不语的病人逐渐开口说话。用梨汁、人乳炖服对治疗因痰火上升而引起的病症也很有效。李时珍对人乳治病的功效也非常赞赏，曾写过"清晨能饮一升余，返老还童天地久"的句子。

除了这些看得见的天然药库外，我们的人体内还有星罗棋布的经络穴位"翘首期盼"，等待着在你感到不适的时候去刺激、按摩它们，从而达到祛除疾病的目的。以耳穴为例：人体的耳朵内外共有 200 多个针灸穴位，按照中医的"生物全息律"理论，它们分别对应人体全身各个器官，200 多个穴位就好比人体各处神经系统通向大脑不同部位的"开关"。因此，刺激某个耳穴时，就可以诊断和治疗体内相应部位的疾病，很多中医高手还可以通过观察耳部皮肤颜色的深浅变化，有无凸凹变形、脱屑、毛细血管是否充盈等现象来协助诊断疾病。其实，耳针疗法的适应证十分广泛，除了治疗风湿性关节炎、颈椎病、经前综合征、肝炎、皮肤过敏、哮喘、高血压、偏瘫、偏头痛等症状之外，还可以治疗肥胖症。

通过上面的介绍，我们已经知道，人体自身其实就是最值得信赖的天然药铺，无论是一般的头痛脑热，还是让医生为难的疑难杂症，都有对应的按钮等待着你的启动。当疾病猝不及防地降临到你的头上，你不必惊慌失措，因为你只需要关注一下自身，找到合适的按钮、咽咽唾液、按按头皮、压压脚心、动动手指，就完全可以将疾病消弭于无形。

排出体内毒素，让中老年无病一身轻

日常生活中，我们不可避免地要接触各种毒素。餐桌上、家具里、地板、天花板、被子、衣服、牙膏、香皂、洗衣粉、清洁剂等，我们甚至无法再拥有一瓶足够安全而有价值的水、一口干净的空气、一棵没有农药的白菜、一个不含激素的鸡蛋、一块放心的猪肉。据有关资料显示，现代人的一生将接触 200 万种不同的化学物质，其中有八万多种是我们经常接触并对我们的健康有危害的。可以说，我们生活在一个到处充满着毒素的世界里。然而，我们为什么还能生存下去呢？这主要归功于我们身体的排毒系统。

自然医学的专家们认为，疾病的主因是在体内聚集的毒素，而不是外来的危险细菌。细菌及病原体只有在我们身体由于过多的秽物而变得太弱、无法抵抗时，才会影响我们的健康。而且，人类对于天然的毒素和细菌，已经产生了系统的防御机制，例如我们吃到腐败或者发霉的食物，味觉首先做出反应，感觉味道不好，即使不慎吃进去，我们也会用呕吐或腹泻的方式把毒素排出。

中医认为，人体的主要排毒系统应该包括以下部位。

（1）肝脏。肝脏是新陈代谢和排毒去渣的主要器官。它将食物中的毒素吸收起来，然后排除掉。肝脏会尽量吸收对人体有害的物质，包括酒精、药物、咖啡因等。若肝脏超负荷工作会引起黄疸性肝炎或胆结石。

（2）肾脏。将血液中的毒素过滤掉，通过尿液排出。尿液中毒素很多，若不及时排出，会被重新吸收入血液中，危害健康。当血液中有过多的垃圾和毒素时，肾工作负担加重，有可能变得迟缓，运转不灵。所以肾超负荷工作，会使人变得疲倦而懒散。

（3）淋巴。淋巴系统善于处理人体垃圾。分散于人体各处的淋巴结会产生淋巴液，吸收死去的细胞、多余的体液和由食物产生的毒素，最后回收到淋巴结。淋巴结将毒素过滤出来，使之进入血液，再进入排泄系统排出体外。

（4）眼睛。眼泪中含有大量损害健康的有毒物质。

（5）肺。人每天将大量的氧气吸入肺中，空气中飘浮的细菌、病毒、粉尘等有害物质也吸入肺中，肺通过呼气排出入侵者和体内的二氧化碳等。

（6）胃。胃的主要功能是杀死食物中的病原体并消化食物，可通过呕吐排毒。

（7）大肠。食物残渣形成粪便的过程中会产生吲哚等有害物质，大肠将其排出体外。

（8）皮肤。健康的肌肤不需要借助外力来排毒，但来自内部和外界的有毒物质会攻击皮肤细胞，导致出现干燥、斑点、痤疮等问题。

事实上，人体每一个部位甚至每一个细胞都不断地进行新陈代谢，会不停地排出废物，当脏器的能力减低，或人体的排毒系统发生问题时，都会造成人体废弃物的堵塞，这样一来，又会使脏器的功能进一步恶化，外在的细菌、病毒也会乘虚而入，最终形成恶性循环，给人体带来疾病，甚至威胁生命安全。

我们一般在年轻时，血气能力旺盛，身体的废物清理系统正常运行，多数人脸上没有多余的赘肉和皱纹。随着年龄的增长，血气能量日渐衰弱，脸上及身体上的赘肉越来越多，皮肤上的斑点也越来越多。年纪越大，脸上和身上堆积的废物也就越多。这就是毒素与健康之间的关系原理。

因此，我们只有把毒素清理，身体才能够通过血液的正常输送，帮助身体获取养分，进行组织的修补过程，就能使身上的赘肉、斑点和皱纹减到最少，加上充足的血气，就可以长葆年轻和健康。中医有许多治疗经络的手段，就是在借助外力协助人体进行垃圾的清理，例如穴位按摩和针灸治疗等，都有这种效果。

第二章

拉筋拍打治百病

第一节
常见小症状的拉筋拍打方

头 痛

头痛可以发生在不同的部位，也会因为各种原因引起，可以说任何一个人都会出现头痛，也很难把头痛作为一种很严重的疾病。但是反复的头痛确实会影响人的日常生活，尤其是年纪比较大的朋友就会感觉到，随着年龄的增长，头痛出现更加频繁，通常位置也会不固定。有可能是前额疼，或者是后头痛，还有头顶或者两侧疼痛，严重时就会感觉整个头部都很疼痛。而疼痛的感觉也会不一样，有人是胀痛，有人则是刺痛，有的情况是间歇性的，还有一些是持续性的头痛。总之头痛会非常困扰大家，非常有必要掌握一些自我治疗头痛的方法。

【具体方法】

（1）采取俯卧的姿势，操作者从上至下地反复拍按整个背部，力量要能渗透到深层的肌肉。然后操作的人在大椎、大杼、膏肓、神堂等穴位处轻轻拍打2分钟，直到这些部位出现酸胀的感觉最佳。

（2）采取端坐的姿势，分别找到足三里和合谷穴，用手指在穴位处进行按压，出现酸胀的感觉即可，然后轻轻地在穴位周围进行拍打，持续1分钟。

（3）找到头痛的部位，用手指轻轻按压，也可以用手指在疼痛的部位进行拍打，自我调整姿势，大约2分钟即可。

腰酸背痛

腰痛，一般来说有三个原因，一是由于寒湿邪气阻滞经络，这种腰痛是慢性的，遇到阴雨天更为明显；二是因为肾虚，中医讲，"腰为肾之府"，这种腰痛起病缓慢，隐隐作痛，连绵不已；三是因为扭伤。当然，腰上寒湿凝滞、气血不通的人或者肾虚的人，更容易扭伤腰；反过来，扭伤了腰部或腰部气血不通也会对肾造成伤害；肾虚或腰扭伤的人也更容易气血不通，因此，这三个病因有时候是夹杂交错的，互为因果，互为影响。

肘部和腿弯处就是现成的治疗各类腰痛的穴位。但凡腰部的疾病，都可以在双手和双膝上寻找治疗的穴位。比如，腰椎病可以在双臂肘后侧部和双腿弯后中部各取一个点进行按压。但不管是什么原因引起的腰痛，都可以用同一种方法选取人体的反射区来调治。但凡腰部的疾病，都可以在双手和双膝上寻找，比如，腰椎病可以在左右臂肘后侧中部和左右腿弯后中部各取一个点进行按压。不通则痛，腰痛最直接的原因就是腰部气血出现阻滞，所以在按压反射区的时候，要边按压边揉动。这是一般性腰椎病的取穴治疗方法。如果是肾虚或腰肌劳损引起的慢性腰病，则选择在四、五手指和脚趾后，相当于手背与脚背 1/2 交界处的中点。如果是急性腰扭伤，就在双手手背和双脚脚背的中间部位上取穴，以压痛感最强处为准。肾在腰部，与之相对应的肘部和膝部的穴位大多能养肾。如肺经上的尺泽就是补肾要穴，按压尺泽穴当然也可以治疗腰痛。

1. 按压腰阳关

对于腰痛有一个效果很好的穴位——腰阳关。它就好像是腰部的一个咽喉要道，找到腰阳关就找到了治疗腰痛的重要战略要地，腰阳关位于髂骨的位置上，关于髂骨就是每天系腰带的地方，用手从腰向下摸，在腰下方的那块骨头就是髂骨。然后拇指按在髂骨边缘，示指向后交会在背上中点就是腰阳关穴了。因为腰阳关是督脉上的一个穴位，所以腰部的所有疾病都有不错的效果，例如坐骨神经痛、腰的急性扭伤等都能明显缓解。

2. 手疗法

可以分成 5 个方面来区分，对症治疗。

（1）能伸不能弯，以"伤气"为主的腰痛，要重在调督脉：胸椎、腰椎、骶椎各向心推按 50 次，加腰椎手部牵引，同时活动腰部，牵引左手腰椎反射区时腰部向左转 10 圈，牵引右手腰椎反射区时腰部向右转 10 圈，两肾分离按揉 72 次，肝逆时针按揉 49 次，脾顺时针按揉 64 次，窝滚动 3 分钟。

（2）能弯不能伸，以"伤血"为主的腰痛，重在调任脉：中指下方手掌中心上敏感点用重力点按 24 次，骶椎离心推按 50 次，再加骶骨反射区牵引，疼痛点再按揉81次，两肾相对按揉72次，肝逆时针按揉49次，脾顺时针按揉64次，大腿内侧向心推按50次。

（3）腰肌劳损引起的腰痛：胸椎、腰椎、骶椎各离心推按50次，同时让其前俯后仰10次，腰椎两侧离心推揉64次，两肾点按72次，肝逆时针按揉50次，脾顺时针按揉64次。

（4）妇科病引起的腰痛：脑垂体点按81次，肾上腺点按81次，两肾向心推揉72次，子宫顺时针按揉120次，骶骨向心推按59次，同时加骶椎牵引，并在骶椎疼痛敏感点按揉，肝逆时针按揉49次，脾顺时针按揉64次。

（5）下肢肌肉酸痛：脑垂体点按81次，肾上腺点按81次，甲状腺捻揉5分钟，两肾相对按揉72次，肝逆时针按揉49次，脾顺时针按揉72次，腿部捻揉5分钟，然后用指背从腿根到脚部拍打5分钟。

全身乏力

全身乏力的情况相信很多人都遇到过，也许有的人还因此去过医院，结果从头到脚检查一遍，却发现什么问题都没有，许多西医大夫在治疗的时候，由于找不到病因，也会无从下手。但是对于患者来说，全身乏力，做任何事都提不起精神，也是一个不小的困扰。

中医认为全身乏力是由于脾气不足、清阳不升、气血运行不畅引起的。通过拉筋拍打的方法，可以促使气血运行，经络通畅，这全身乏力的毛病也就自然而然地慢慢消失了。

【具体方法】

全身的拍打就是对付乏力的最好方法，按照从头到脚、从左向右的方向，逐渐拍打全身，在背部的拍打要适当增加力量，而其他的部位，只要能够感到血液运行加快，全身发热即可。

全身的拍打也可以借助一些器具，对局部进行重点拍打，但是应当注意的是，纠正全身的乏力，不用局限在一个部位，可以拍打四肢，也可以拍打胸腹，尽量将拍打的范围扩大。这样使全身的气血循行加快，精神也就会加倍。

手脚冰凉

四肢循环不良，就会造成血脉不通，在末梢部位的手脚就会出现冰冷的现象，也就是手脚发凉。这种情况常见于女性的身上，无论是夏季还是冬季，都会感到手脚长时间地处于冰冷的状态，究竟怎样才能不出现这种恼人的冰凉呢，找一些暖手暖脚的工具也不会解决问题，反而会出现手汗和脚汗，其实真正的原因是身体的内部一方面血液出现了亏虚，供血有些不足，另一方面就是血液的循行变慢。

【具体方法】

（1）将双脚打开，可以微微劈腿，用右手拉住右脚尖，然后用左手拍打左侧的后腰部位，相对于肾脏的位置，大约持续 2 分钟后交替操作。如果无法够到脚尖的话，可以微微屈膝，只要将全身都伸展开就可以达到很好的效果。

（2）将双脚打开，可以微微劈腿，然后用右手拉住右脚尖，用左手拍打在腿部内侧的部位，大约持续 2 分钟，交替进行。位于人体大腿内侧的部位是肾经循行的部位，拍打这个部位能起到补气血的作用，可以让身体内部的血液变得充足。

胸　闷

经常有人会感到身体疲惫，总觉得心里和胸中堵着东西，闷得慌。然后就会下意识地用手去按胸口或者肚子，精神也会不集中。这就是心肺功能太差引起的，这样的人经常也会睡眠不好，总觉得心口有一块大石头压着，要试着深喘一口气，但是又觉得没有任何改善。在进行一定的活动的时候，很快就会气喘吁吁，体力也没办法坚持。

这样的问题就是心脏的功能弱，当然循环也就非常不好。再加上肺脏功能下降，呼吸的深度和质量都不够，所以供氧就会很差。所以这些人的面色也基本上都有些晦暗。

【具体方法】

首先要以坐着的姿势，全身放松，腰背挺直，闭合双眼，用手按揉膻中穴，先顺时针按揉 100 下，再逆时针地按揉 100 下。然后深呼吸几次后，就会感到胸口的憋闷消失了。这是因为膻中穴是管理人体气血的枢纽，它就在双乳中间，中医认为膻中穴能够疏通人体的气机，这样气机通畅后，血脉的运行也就顺畅了，心脏的输血和肺脏的呼吸也就会变得轻松许多。如果自己进行按摩的话，可以在后背用硬物顶住，在对应膻中的位置，人体的后背处是至阳穴，它也有调理气血的作用，但是一般可以不进行揉按，一方面是因为不方便，另一方面是因为按揉膻中时会对应地刺激到至阳穴。

这样的方法可以使身体放松下来，然后提高气血运行的推动力量。接下来就要按摩双手，人的双手是最灵巧的工具，所以在双手上就有连接大脑和心脏的血脉。想要提高心脏的功能，就要将双手抬起，与心脏的高度一致，然后互相去按压拇指下端大鱼际的位置。在按压的时候要结合推揉的动作，使作用渗透进内部。一般按揉到100次左右的时候，就会感到非常舒服。

疲　倦

容易疲倦是现代人比较常见的症状，但是大多数人都会认为是工作过度紧张，或者过度娱乐，其实出现疲倦症状代表身体已经超过了所能承载的负荷，慢慢地就会积累疾病，再过一段时间可能就会出现各种更麻烦的病症。也有很多人的疲倦是跟双腿有关的，平时可能并不觉得疲倦，但是只要一走路就会感到非常劳累。

【具体方法】

（1）保持站立的姿势，身体自然向前倾，双脚自然分开，保持与肩同宽，然后屈腿，抬起一条腿，用手拍打腿的内侧和外侧，然后将腿抖一抖，再交换双腿。每次进行3分钟。

（2）采取站立的姿势，先抬起左腿，保持膝关节与臀部同高，膝关节向内侧弯曲，用对侧的手去拍打大腿，膝关节向外侧弯曲，用同侧的手拍打大腿，反复进行20次。

（3）采取站立的姿势，将双臂伸直，抬腿，让对侧手与脚相接触，如果实在无法触及的话，也要尽量去接触。交替进行，分别做20次。

失　眠

失眠主要是不易入睡，少睡或者是睡后易醒，严重的会出现彻夜难眠。如果睡眠不足或者睡眠的质量很低，就会导致精神萎靡，注意力不集中，或者还会出现耳鸣、健忘、多汗、易怒、没有胃口等各种情况。一旦出现失眠等情况就会很麻烦，很难使失眠彻底消除。

【具体方法】

（1）采取端坐的姿势，手握空拳，直接敲打颈部的两侧，逐渐向肩部扩展，坚持3分钟，以肩颈部出现酸胀的感觉最佳。

（2）采取端坐的姿势，快速拍击两肩和背部，反复进行 3 分钟。

（3）采取端坐的姿势，用手指按压百会、风池、太阳等重要的穴位，每个穴位 1 分钟。

（4）用双手轻轻地按揉整个头部，使头部放松下来。

脱 发

人人都希望自己聪明，但是很少有人会希望自己"聪明绝顶"，很多人由于头发大量脱落而产生不尽的烦恼。到底是什么原因无法让人留住一头乌黑的头发呢？

中医认为，头发与人体肾中的精气和血脉充盈有很大的关系，通过头发可以判断出人体的健康水平，在《黄帝内经》中记载有"肾者，其华在发"，说的也是这种含义。在人体的成长和衰老的过程中，肾中精气从充盛到虚少就表现在头发的变化之中。而中医理论中还有"发为血之余"的说法，如果精亏血少，无法营养头发就会出现发质枯黄、没有光泽，而头发也极容易脱落，相反的，精血充盈，能够很好地营养发质和促进头发的生长，就会使头发乌黑亮泽，也不容易出现掉发的现象。因此，要想美发，就要补肾养血，如何通过拍打按摩的方法来补肾养血呢？

【具体方法】

1. 按摩穴位

太溪穴是肾经的原穴，古法通过诊太溪以候肾中精气，所以经常按揉太溪穴就可以达到益肾填精的作用，而精气生则血液就会获得充盈。每日用手指点按穴位处，出现酸胀并麻痛的感觉，每次 3 分钟，不久即可收到效果，您的头发将变得越来越乌黑亮泽。

涌泉穴为全身腧穴的最下部，是肾经的首穴。《黄帝内经》中记载："肾出于涌泉，涌泉者足心也。"意思就是说：肾经之气犹如源泉之水，来源于足下，涌出灌溉周身四肢各处。而现代经常把足部比喻成人体的第二心脏，涌泉穴就相当于足底的心脏，所以按摩涌泉穴能够使人强健。每晚睡前在穴位处按压 3 分钟就可以达到益肾补血的作用，这样就可以让你的头发从最根本处发生改变。

2. 拍打头顶

用双手直接在头顶进行拍打，力量一定要温柔适度，不要对头部猛打猛拍。按照从前向后的顺序逐步拍打，然后用手指进行抓按的动作。

咳 嗽

咳嗽一般是因为上呼吸道感染等疾病，引起肺部的不适，可能会伴有痰多、头疼、发热等症状，也可能会有饮食减少，口渴等消化系统的症状出现。咳嗽在身体不适的时候非常容易出现，尤其是在秋冬的季节，很多人都会出现咳嗽的症状。

【具体方法】

（1）采取俯卧的姿势，操作的人进行推拍脊柱的两侧，从上至下，由左向右，每侧拍打 2 分钟，观察背部的皮肤出现潮红发热为佳。

（2）采取俯卧的姿势，操作的人选用拍颤法在背部拍打大椎、肺俞、大杼、膏肓、神堂等穴位，也可以用手指在穴位处进行按压。

（3）采取端坐的姿势，用手按压天突穴 1 分钟。

（4）采取俯卧的姿势，在背部由上向下进行拍打，拍打时要从颈部开始，速度可以稍快，双手交替进行逐渐加力的拍打。

中 暑

中暑主要是因为天气过于炎热或者长时间在高温下工作，出现头晕、头痛、口渴、胸闷烦躁、恶心呕吐、疲劳无力等症状，甚至会有神志不清、心烦气短、双眼发黑、突然昏倒等情况。中暑是夏季我们都应当注意的一个表现，一定要及时采取避暑的措施。

【具体方法】

（1）采取俯卧的姿势，操作者用重力拍打脊柱的正中线，从上向下，进行 5 次。

（2）采取端坐的姿势，用手或者器具去拍打大椎、百会、关元、头维、太阳等穴位，每个穴位 1 分钟。

（3）采取仰卧的姿势，用较轻的力量去拍打头部，保持 3 分钟。

呕 吐

呕吐的原因比较多，一般可能是因为饮食不洁，或者是脾胃功能变弱，也有的是因为外感一些疾病或者是精神受到比较大的刺激之后出现的，呕吐的根本原因就是因为胃脏的功能受到损伤，继而出现了呕吐。所以能够引起胃部不适的情况一般都有可能引起呕吐。

【具体方法】

（1）采取俯卧的姿势，操作的人手握空拳，在背部的脾俞和胃俞的位置进行敲打，每个穴位2分钟。

（2）采取俯卧的姿势，操作的人在患者背后，找到大椎、大杼、膏肓、神堂穴位，采取拍抓相间的形式，在背部进行拍抓，如果皮肤变红即可。

（3）在腿部找到足三里、丰隆等穴位，自我点压和按摩穴位，每个穴位2分钟。

（4）在手臂找到内关、公孙穴，进行自我按压，每个穴位2分钟。

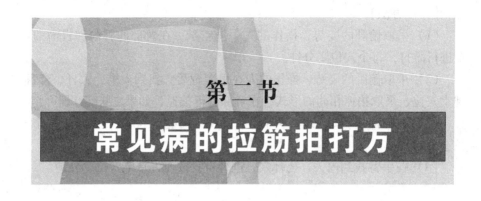

第二节
常见病的拉筋拍打方

感 冒

感冒是经常出现的一种疾病，患了感冒就会出现鼻塞、流涕、咳嗽、怕冷、发热、头痛身痛等症状，一般在气候多变，冷热失常，温差比较大的时候就容易引发感冒。虽然感冒比较常见，但是反复多发，也会引起肺部等产生疾病。

【具体方法】

（1）采取仰卧的姿势，全身放松，从上向下进行拍打前胸和腹部，拍打使皮肤变得潮红为佳。

（2）采取端坐的姿势，用左手放在右肩上，向后抓取，进行 10 次交换右手进行。

（3）采取俯卧的姿势，操作的人在患者的后背脊柱中央的位置，从上至下进行推拍的动作，进行 10 次左右。

（4）采取端坐的姿势，分别在大杼、大椎、风门、风池等穴位处进行按压刺激。

（5）用力拍打合谷穴和列缺穴，力量可以稍微大一些。每个穴位 1 分钟。

哮 喘

哮喘多发于老年人，它与肺功能下降有一定的关系，经常在夜间或者清晨发作的时候，会感到胸闷、窒息、咳嗽、喉中痰鸣等症状。能够引起哮喘的原因很多，如外感风寒、内伤饮食、情志不畅等。

【具体方法】

（1）采取俯卧的姿势，操作者在患者的背部进行抓拍，反复进行10次，由上向下，当皮肤变红为佳。

（2）采取俯卧的姿势，操作者在定喘、肺俞、神堂、膏肓、大椎、大杼、风门、列缺等穴位处进行按压，出现酸胀的感觉最佳，每个穴位1分钟。

（3）采取端坐的姿势，在合谷、鱼际、肾俞、丰隆以及足三里穴位处进行按压，每个穴位1分钟。

（4）采取端坐的姿势，全身放松，拍打胸前和后背的部位，力量要适中。

焦虑症

焦虑症又称焦虑性神经症，又分慢性焦虑症和急性焦虑症，以焦虑为主要的临床表现，常伴有头晕、胸闷、心悸、呼吸困难、口干、尿频、尿急、出汗、震颤和运动性不安等症，其实焦虑并非由实际威胁所引起，或其紧张惊恐程度与现实情况很不相称。所以被叫作焦虑症。

现代生活压力大，工作紧张，竞争的迫切需求使得很多人都会有焦虑的心情。那么适当的预防，对于调整整个人的状态，更好地参与到工作和生活当中去，也成了一个必要的过程。

【具体方法】

（1）按压位于手腕内侧正对小指皱褶处的神门穴位，可能对焦虑所致的睡眠障碍有益。紧压拇指和示指间部位1分钟。然后重复另一只手进行。

（2）按压间使穴位，有助于镇静和减少忧虑。将拇指放在你的手腕内侧，距皱褶2指宽的前臂两骨中间处。紧压1分钟，重复3～5次，然后重复另一臂。

（3）保持站立的姿势，身体自然向前倾，双脚自然分开，保持与肩同宽，然后屈腿，抬起一条腿，用手拍打腿的内侧和外侧，然后将腿抖一抖，再交换双腿。每次进行3分钟。

（4）采取站立的姿势，先抬起左腿，保持膝关节与臀部同高，膝关节向内侧弯曲，用对侧的手去拍打大腿，膝关节向外侧弯曲，用同侧的手拍打大腿，反复进行20次。

（5）采取站立的姿势，将双臂伸直，抬腿，让对侧手与脚相接触，如果实在无法触及的话，也要尽量地去接触。然后交替进行，每次做20次。

泄　泻

大便的次数增多，难以成形，这恐怕是困扰很多人的一个不大不小的问题。因为即便是去了医院，便溏也不会做一个单一的疾病来治疗的。如果不采用一些方法加以制止的话，人的精神状态、体力就会受到影响，睡眠也会出现问题。

中医认为，大便次数增多，粪质清稀甚至有如清水，谓之"泄泻"，又称"腹泻"。如果单是大便次数增多，不一定是泄泻。泄泻一定要以大便清稀为诊断依据，因为也有一日解大便多次之习惯者，如果粪质不稀，肚子也没有什么不舒服的话，就不能算是泄泻；也有的人一天可能只大便1～2次，但是粪质清稀或水样，这样就应该算是泄泻了。中医认为泄泻的原因多由外感寒邪，饮食不善，或情志内伤等因素而诱发。西医的急慢性肠炎、溃疡性结肠炎等疾病，可以参考本病治疗。

【具体方法】

一指禅推法：患者仰卧位，操作者以一指禅推法，由中脘穴开始，缓慢向下，移至气海、关元等穴，须沉着缓慢，反复操作3～5分钟。

背部擦摩法：患者俯卧位，操作者沿脊柱两旁滚揉腰背部肌肉，重点按揉脾俞、胃俞、大肠俞、长强等穴，6～10分钟。再在左侧背部用擦法治疗，以透热为度，6～10分钟。

摩腹法：用双手掌（或叠手）绕肚脐摩腹，逆时针，中度力道，摩50周，然后再用手掌横擦小腹，50次。

点揉法：点揉足三里、阴陵泉、三阴交等穴，各1分钟。

腹部提拿法：病人仰卧，操作者用双手提拿腹肌，力量缓和，但须达于深层，8～10分钟。

脾胃虚弱者加在气海、关元、足三里穴按揉，每穴各2分钟，同时配合胃脘部震颤法，3～5分钟。脾肾阳虚者加擦摩背部督脉，横擦腰部肾俞、命门穴及骶骨部八穴，6～8分钟。肝脾炽盛者加揉章门、期门穴，各2分钟。湿邪侵袭者加揉神厥、气海穴，以腹内热胀感为度，按压足三里、内关穴，各2分钟。

便　秘

便秘之类的病症通常是不被人们所重视的，除非已经持续半个多月了还没能正常排便，才会想起来看医生。平时，很多人会买一些常见药物，如牛黄解毒片之类的药物来医治自己。其实，产生便秘的原因各有不同，只有对症下药，才能产生疗效。是药三分毒，如果随便乱吃药，很可能会增加体内的毒素，一病不好，再生一病。

有很多人都是已经形成了顽固性便秘，常年大便不通，自己也感到非常难受。那么究竟怎样能彻底解决常年的老毛病，让身体的毒素都排泄出去呢？

【具体方法】

在推荐治疗便秘的方法之前先介绍一个小技巧，每天沿着示指的根部向示指尖的方向进行推按，达到几百次的时候，就会发现肠蠕动好像变强了。这个手部的反射治疗可以帮助改善便秘的情况，但是一般需要多次进行推按，还要每天都推。所以有便秘的人一定要注意，经常的双手互相推一下示指。

治疗便秘一个重要的方法就是揉肚脐。人体肚脐这个位置是神阙穴的位置，神阙穴对于人体相当重要，被认为隐含着先天的信息，而且对于治疗方面神阙穴是不允许用针刺的。所以在日常时候，多揉一揉肚子，点一点神阙穴。具体的方式是在肚脐的上边盖一层薄布，用手指一上一下点按，然后轻微地揉动，绕着肚脐，按照逆时针方向慢慢揉动。随着点按和揉推，便秘就会有所改善。

另外在肚子上选择几个穴位进行点按也是有帮助的，例如天枢和中脘。其实天枢穴可以说是最好的排便药，在临床上是治疗消化系统疾病的常用要穴之一，有调中和胃、疏调肠腑、理气健脾的作用。所以适当地在穴位处按压，以神阙穴为中心，这就是排出便秘的最佳方法。

需要注意的是，便秘患者平时应该多吃富含纤维素的食品，特别是要养成良好的大便习惯，定时排便。如果便秘是由于其他疾病引起的，那么一定要去医院积极治疗原发病。

中　风

中风是很多中老年人非常惧怕的一件事情，总会担心自己某一天是不是会出现中风的现象。其实任何一种病症出现在身体上都是有迹可循的，只不过太多的人都不了解中风是怎样一回事，当然就更不知道中风先兆都有些什么。这些都是让普通人无法预防中风的因素，所以下边关于中风先兆的每一项都要弄明白并且记住，当然预防中风也就能真正地做起来了。

【具体方法】

1. 中风中经络

（1）采取俯卧的姿势，全身保持放松，握虚掌在大椎穴处进行拍按，反复进行 30 次。然后用手指去按压穴位，感到酸胀为佳。

（2）采取俯卧的姿势，全身放松，操作的人用双手拇指去按压两侧的天柱穴，进行 30 次。

（3）采取端坐的姿势，用手指在印堂和神庭位置进行按压，每个穴进行 30 次。

（4）采取端坐的姿势，用拇指点按合谷和足三里穴位，每个穴位 30 次。

（5）采取端坐的姿势，用手指在太溪穴、太冲穴位置进行拍打。

2. 中风中脏腑

（1）采取端坐的姿势，用拇指点按百会穴，坚持 30 次。

（2）采取端坐的姿势，用手的中指定位在脑后的风池穴，一起按压。

（3）采用仰卧的姿势，手掌微虚，叩打关元穴、气海穴，每个穴位 30 次。

（4）用手指和手掌拍打足三里穴，坚持 30 次。

3. 中风后遗症

（1）采取端坐的姿势，全身放松，用拇指点按百会穴以及两侧的涌泉穴，每个穴位 30 次。

（2）采取端坐的姿势，用拇指点按双侧的劳宫穴，每个穴位 30 次，

面　瘫

面瘫也叫面神经麻痹，一般都是突然出现，会表现出早起后一侧的面部松弛，口角下垂，向一侧歪斜，眼睑闭合不全，额纹消失，鼻唇沟也变浅，可能会流泪、流涎等，不能够做皱眉、闭目、鼓腮等动作，下额角或者耳后会疼痛。

【具体方法】

（1）采取端坐的姿势，全身放松，用手指点按风池穴。

（2）采取俯卧的姿势，操作者用拇指按压大椎穴，进行 30 次。

（3）采取端坐的姿势，双手点按四白穴、地仓穴、合谷穴，每个穴位 30 次。再点按曲池穴 30 次。

（4）采取端坐的姿势，用中指点按外关穴、百会穴，每个穴位 30 次。

（5）采取端坐的姿势，用掌根的位置去侧击足三里穴、翳风穴、颊车穴，每个穴位 1 分钟。

（6）采取端坐的姿势，点按承浆、下关、迎香穴，每个穴位 30 次。

胃　痛

胃痛就是胃脘部位的疼痛，引起胃痛的因素多种多样，例如脾胃虚寒的患者，就会出现呕吐清水的情况，而因为外感引起的胃痛，可能会出现喜暖恶寒的情况，而肝胆疾病不是引起的胃痛就多是胀痛，可能会伴有胁痛。所以说胃痛的原因是多方面的，治疗也需要根据胃痛的原因来确定。但是胃痛最主要的原因还是三个方面，饮食不当、情绪波动和疲劳过度。所以多注意这些方面有助于胃痛的治疗。

【具体方法】

（1）采取俯卧的姿势，操作者反复抓拍整个背部，按照从上至下的顺序，一次进行抓拍，持续 5 分钟。

（2）采用俯卧的姿势，操作的人依次拍打大椎、大杼、膏肓、神堂等穴位，每个穴位 1 分钟，有酸胀的感觉最佳。

（3）采用仰卧的姿势，用手拍打天枢、中脘各 3 分钟。用力要有深透感。

（4）保持全身放松，采用俯卧的姿势，操作者点按脾俞和胃俞这两个穴位，这是个调节胃痛的关键穴位，持续点压 3 分钟。

（5）采取端坐的姿势，全身放松，用中指叩击足三里和合谷穴。持续 3 分钟。

老年痴呆

中老年人经常活动手指关节刺激手掌有助于预防老年痴呆症的发生，原因是手和大脑关系密切。如能每天坚持做“手操”，改善手的血行，将有助于大脑血流通畅，既能健脑又可以预防老年痴呆的发生。

【具体方法】

（1）将小指向内折弯，再向后拔，做屈伸运动10次。

（2）用拇指及示指抓住小指基部正中，揉捏10次。

（3）将小指按压在桌面上，用手反复对其加以刺激。

（4）双手十指交叉用力相握，然后突然猛力拉开。

（5）刺激手掌中央（手心），每次捏掐20次。

（6）经常揉擦中指尖端，每次3分钟。

第三章

自我按摩治病不求人

第一节
轻松改善 8 种亚健康状况

焦 虑

焦虑指的是即将面临不良处境时的一种紧张情绪，表现为持续性精神紧张、口干、胸闷、心悸、出冷汗、厌食、便秘等。实践证明，按摩可以有效缓解焦虑。按摩天柱穴、百会穴，可使头部神经松弛，舒缓紧张带来的头晕、头痛；按摩关元穴、巨阙穴，可调理脾胃，改善厌食、便秘等症状。

天柱穴位于后头部发际的两条粗肌肉（斜方肌）的正外侧的凹陷处；百会穴位于从两眉之间引至头部的中线与两耳尖连线的交点处。

用拇指指尖对以上这些穴位慢慢地进行垂直按压。一次持续 5 秒钟左右。首先按压天柱穴，在按压的时候用双手的示指分别按压两侧的穴位，头向前倾，同时用左右示指各自加压；接下来按压百会穴，用双手的示指交叠按压穴位，然后张开手肘，进行按压；最后压揉天枢穴，在按

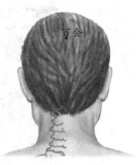

百会穴

压的时候注意要采取仰卧位，将膝盖竖立起来，并用双手的手指相叠按压穴位，一边加压一边进行小幅度的揉搓。

关元穴位于脐下 3 寸处；巨阙穴位于上腹部前正中线上，脐部正上方约 6 寸的位置。

在对这两个穴位进行按摩的时候，要采用拳头叩打的方式，坚持进行，便可以收到效果。

除去以上所说的这些穴位之外，太冲穴也是一个用来缓解焦虑的不错的穴位。

太冲穴是肝经的原穴，原穴的含义有发源、原动力的意思，也就是说，肝脏所表现的个性和功能都能够自太冲穴中找到形质。在中医里面，有"肝为刚脏，不受怫郁"的说法，也就是说，肝脏的阳气很足，火气很大，不能被压抑。我们经常说"肝火旺"，其实肝火旺是一种上天的禀赋，通常肝火旺的人都有胆有识、精力充沛，能成大事，一旦生气也能很快地宣泄出来，不会伤到身体。有的人先天肝火不旺，气血不足，这样的人一旦生气，很容易被压抑，无力宣发，只能停滞在脏腑之间，形成浊气，结果自己变得精神涣散，注意力很难集中，久而久之便会引发抑郁。其实这都是肝部的毛病，可以通过刺激太冲穴来解决。

但是太冲穴并不适合那些脾气火暴的人，就是一有不痛快就马上发泄、吵闹，并且吵闹后觉得痛快，还能谈笑风生的人，这种人的火气已经发泄掉了，不用再揉太冲穴。这个穴位是为那些爱生闷气，有泪不轻弹但又不能释怀的人准备的。

在按揉太冲穴之前，可以先做几个深呼吸，扩扩胸，然后坐下来用拇指肚按压脚上的太冲穴，缓缓加力，按住1分钟后再缓缓收力放开，如此反复指压太冲穴3~5次即可，便能够令脏腑之间的浊气逐渐排出，焦虑自然也就烟消云散了。

当焦虑患者在身心面临紧张及焦虑的迫害时，很重要的一点便是要保持正当的饮食，尽量避免可乐、油炸食物、垃圾食物、糖、白麦粉制品、洋芋片等容易对身体造成刺激的食品。饮食中要加入50%~75%的生菜，避开咖啡因及酒精等能够对神经系统产生不良影响的东西。正确的饮食将强化身体，使免疫系统及神经系统状况达到最佳的状态。

头　痛

头痛指的是头颅上半部的疼痛，是一种常见的自觉症状，见于各种急、慢性疾病。头部疾病和身体其他部位的疾病均可引起头痛，头痛可急可慢、可轻可重。头痛可以单独出现，也可以与其他症状相兼并见。头痛可由头部本身的疾病，比如说颅内病变、五官疾患或者是急性感染、心血管系统疾病、精神神经系统疾病所引起。中医学认为，外感六淫、情志刺激、肝阳偏亢、气血阴精不足、跌打损伤、瘀血阻滞等，皆能引发头痛。穴位和反射区按摩对于高血压病引发的头痛、血管神经性头痛、偏头痛、感冒头痛和一些原因不明的头痛均有一定的疗效。但是，当头痛伴有发热症状的时候，则应该考虑为传染病或其他感染性疾病所致。头痛较为剧烈，并伴有喷射性呕吐，应该考虑颅内疾病。头痛伴有视力锐减，眼睛剧烈疼痛，则应该怀疑急性充血性青光眼。上述的这几种情况，均属头痛重症、危症，运用按摩手法一般取效甚微，需要另行诊治，切勿延误病情。

在进行自我按摩治疗之前，一定要选准反射区和穴位。

1. 按摩的反射区

其中包括肾、肾上腺、输尿管、膀胱、尿道、腹腔神经丛等基本反射区，前额、大脑、垂体、小脑、脑干、三叉神经、头颈淋巴结、肝、胆、胃、胰、十二指肠、小肠、颈项、颈椎、胸部淋巴结、上下身淋巴结等反射区。

2. 按摩的穴位

涌泉、足窍阴、至阴、太冲、足三里、列缺、合谷、曲池、后溪、神门等。

用示指关节刮压基本反射区各1~2分钟。用拇指按揉前额、大脑、垂体、小脑、脑干、三叉神经、头颈淋巴结反射区各1分钟。用拇指按揉颈项、颈椎反射区各30次。用拇指按揉胸部淋巴结、上下身淋巴结各1分钟。重复刮压基本反射区各1~2分钟。拿捏或按揉列缺、合谷、曲池各100次；点按上述反射区各穴100~200次；向掌心方向掐按头穴、颈肩穴各300次。感冒头痛按揉合谷、曲池至300次，头痛并有失眠、多梦等症者，加按揉神门、肝反射区各200次。前头痛者应加强按揉前额、胃、胰、十二指肠、小肠等反射区和足三里穴；偏头痛、三叉神经痛者重点加强按揉三叉神经反射区和足窍阴、太冲穴；头顶痛者应重点按揉前额、肝、胆、胸部淋巴结等反射区和太冲穴；后头痛者应重点按揉小脑、脑干、颈项、颈椎等反射区和至阴穴；全头痛者应重点按揉肾、大脑、前额等反射区和涌泉穴。

每天按摩1次，持续3个月为1个疗程。3个月后如果头痛现象基本消失的话，便可以改为隔日1次，续做1个疗程，以对疗效进行巩固。如果症状仍旧没有收到明显改善的话，则应该积极查明原因，在进行综合治疗的基础上，继续运用手部按摩配合治疗，以加强疗效。头痛久病者，需要注意饮食清淡，起居有常，保持平稳心态，避免紧张、激烈或刺激的环境，禁烟酒及油腻生冷食品，忌过度疲劳。适当的体育锻炼，如慢跑、太极拳等，有助于增强体质，减轻头痛的发生和发展。

失　眠

　　失眠症是中枢神经系统失调的一种反应。失眠可以表现出多种多样的情况，如难以入睡、早醒、睡眠中易醒、醒后难以再度入睡、睡眠质量下降（表现为多梦）、睡眠时间明显减少等。每周至少发生 3 次以上，并持续 1 个月或更长的时间，又并非脑器质性病变、躯体疾病或精神疾病症状的一部分，即可诊断为失眠症。一般情况下，人们都不会太把失眠当回事，不过经常性的或者长期的失眠也会给人们的生活带来很大的压力。如果人长期失眠的话，脑细胞便无法得到充分的休息，情况严重的话还有可能会影响到寿命，所以如果患上了失眠的话，便一定要想办法尽快改善。

　　失眠是一种神经系统疾病，如果对失眠的状况太过在意的话，那么失眠的症状反而会更容易加重，所以，平日里一定要放松心情，不要让自己过于神经质。

　　失眠的主要原因便是脑神经过于亢奋，其实，这种亢奋是可以通过自我按摩来得到缓解的，其中，通过足部按摩来治疗失眠会有极佳的效果，不妨试一试。

　　1. **按摩的反射区及穴位**

　　（1）反射区：基本反射区（肾、输尿管、膀胱、尿道、腹腔神经丛 5 个），前额、大脑、小脑、脑干、肾上腺、甲状腺、甲状旁腺、生殖器、子宫（男性为前列腺）、心、肝、胆、脾、胃肠道（胃、胰、十二指肠、小肠、盲肠、升结肠、横结肠、降结肠、乙状结肠、直肠、肛门、直肠、肛门）、失眠点、脊椎（颈椎、胸椎、腰椎、骶骨、尾骨）、各淋巴结（头颈淋巴结、胸部淋巴结、上下身淋巴结）、膈等反射区。

　　（2）穴位：足三里、三阴交、涌泉、太溪、太冲等。

　　2. **按摩的程序与方法**

　　（1）用示指关节刮压基本反射区 3～5 分钟。重点刮压肾、腹腔神经丛等反射区。

　　（2）用拇指腹按揉前额、大脑反射区各 2～3 分钟。

　　（3）用示指关节点按或按揉垂体、小脑、脑干、甲状旁腺、甲状腺等反射区各 30～50 次。

　　（4）用拇指腹推压胃肠道、子宫（男性为前列腺）、生殖器、脊椎、膈反射区各 30～50 次。

（5）用示指关节点按心、脾、肝、胆、各淋巴结反射区各30~50次。

（6）用示指关节按揉失眠点2~3分钟。

（7）用拇指点按三阴交、太溪、太冲、涌泉、足三里各50次。

（8）重复刮压5个基本反射区各1~2分钟。

失眠的人平日里要注意摄取具有养心安神、促进睡眠作用的食物，如：核桃、莲子、红枣、小麦、蜂蜜、阿胶等。日常膳食应以清淡宜消化者为主，尽量避免食用辛辣、有刺激性的温燥食品，如：浓茶、咖啡，忌食胡椒、葱、蒜、辣椒等。

抑 郁

熟悉经络学的朋友们都知道，十二经络都与耳部有着直接的联系。因此，当人体产生疾病的时候，耳壳的相应区域便会出现一定的反应点。耳压疗法便是通过在这些反应点上进行按压，以达到治疗疾病的目的。用这个方法来治疗抑郁，不但奏效迅速，而且副作用很少。那么，应该怎样通过耳压疗法治疗抑郁症呢？

一、三种常用方法

抑郁者首先要找出相应的穴位，并对其进行消毒，再将菜籽、绿豆或者药粒消毒，压迫穴位，以胶布固定。按压时，要由轻到重，使局部产生酸、麻、胀、痛感为宜，每次按压1~5分钟。下面是治疗抑郁的三种比较常用的方法。

1. 王不留行子耳压法

取穴：取心点、肝点、肾点、神门点（靠小指侧腕内横纹上高骨下凹陷）、枕点等穴。头痛者加用太阳点、额点；注意力不集中、健忘者用神经衰弱点、神经官能点。

操作方法：将王不留行子置于胶布上，分别贴于上述穴位之上，每次贴一侧，隔1~2日换另外一侧，贴后用手进行按压，以有痛感为宜。每日按压4~5次，每次5分钟，7次为1个疗程，间隔5~7日后可继续进行治疗。

受到抑郁困扰的朋友们，不妨试一试这种简单易行的方法，它对心脾两虚、心肾不交型抑郁具有极佳的疗效。

2. 绿豆耳压法

取穴：选神门点、心点、肾点、神经衰弱点为主穴，配穴用枕点、皮质下点、脑干点、脑点。每次治疗时选用2~3个穴位，主配穴联合使用。

操作方法：选取优质绿豆，先用剪刀将其断成两半，将其断面贴于胶布中心备用，再用大头针圆头从所选耳穴周围向中心点均匀按压，找出敏感点。将准备好的绿豆胶布对准耳穴贴好压紧，用手指揉按贴压的耳穴，以出现酸、麻、胀、痛感为宜，每日自行按压2~3次，最好是在中午以及晚睡前进行按压，每次按压2分钟。一周更换1次。夏日每周更换2次，6次为1个疗程。

伴有严重头痛的抑郁者，在运用这一疗法进行治疗的时候应该用力稍重些，而一些常年患病的人或者是年老体弱者在运用这一手法的时候则要适度减轻力度。

3. 冰片耳压法

取穴：选主穴神门点、皮质下点、脑点、交感点、神经衰弱点、失眠点，配穴心点、脾点、胰点、胆点、肝点、肾点、胃点、肺点等。

操作方法：用直径4毫米左右的冰片贴在边长7毫米的方形胶布中心，贴压在所选穴位上，揉按约1分钟，每次选主穴2~3个，配穴3~4个，白天做3次，饭后各揉按1次，睡前半小时再揉按1次，每次持续3~5分钟。每3日更换1次冰片和胶布，4次为一个疗程。顽固性失眠症患者，可在神门、脑等穴的耳背对应点用王不留行子加压。

值得注意的是，胶布的周围要严密封闭，以避免冰片挥发，从而影响到治疗效果。

二、按摩穴位疗法

除去耳压疗法之外，还可以通过对几个穴位进行按摩，同样能够对抑郁患者的病情进行改善。

1. 按摩膻中穴

按摩膻中穴，可以有效缓解抑郁所引发的胸闷、咳喘、吐逆、心悸等症状，可用中指对其进行按揉50~100次。当人生气郁闷的时候，往往会习惯性地拍打胸脯，其实虽然表面看起来是在拍打胸脯，实际上拍打的是膻中穴。膻中穴位于两个乳头连线的中间点，处于正中心的心窝处，是心包经上的重要穴位，这个穴位是主喜乐的。如果膻中穴不通畅的话，人就会变得郁闷，这对人的身体是非常不利的。按照西医的说法，膻中穴就是胸腺，是人体的免疫系统，当人出生以后它就会慢慢退化，所以在平日里，我们要经常按摩刺激这个穴位，以增强人体的免疫力，同时还可以令人的心情变得好起来，从而远离抑郁的困扰。

2. 按压太阳穴

太阳穴位于眉梢与眼外眦之间向后 1 寸许的凹陷处。在太阳穴的下边，有静脉血管通过。因此，用手指按压这个穴位，会对脑部血液循环产生影响。不仅是抑郁，对于头痛、头晕以及用脑过度所造成的神经性疲劳和三叉神经痛，通过按压太阳穴都能使症状有所缓解。

按压太阳穴时要两侧一起按，将两只手的十指分开，把两个大拇指顶到穴位上面，用指腹、关节都可以。顶住之后逐渐加大力量，以局部出现酸胀感为佳。当产生了这种感觉之后，就要将力量减轻，或者是进行轻轻的揉动，过一会儿再逐渐加大力量。如此反复进行，每 10 次左右可以休息较长的一段时间，然后再从头开始。

3. 拨心包经

在腋窝下面有一根大筋，这便是心包经的所在，用手掐住然后拨动它。每天晚上拨 10 次，这样坚持下去就可以排去郁闷和心包积液，增强心脏的活力，从而增强身心的代谢功能。

另外，对经常处于萎靡状态、有忧郁倾向的人来说，每天在上午接受日照半小时，每周到郊外呼吸一下新鲜空气，对缓解抑郁情绪也很有效。

心 悸

一旦进入到中老年时期，有些人便会出现心悸的症状。

心悸是一种自觉心脏跳动的不适感觉或心慌感。当心率加快时感觉心脏跳动不适，心率缓慢时则感觉搏动有力。心悸时心率可快、可慢也可有心律失常。

一、心悸分类

引起心悸的原因很多，大体可见于以下几类疾病。

（1）心血管疾病常见于各种类型的心脏病，如心肌炎、心肌病、心包炎、心律失常及高血压等。

（2）非心血管疾病常见于贫血、低血糖、大量失血、高热、甲状腺功能亢进症等疾病以及胸腔积液、气胸、肺部炎症、肺不张、腹水、肠梗阻、肠胀气等；还可见于应用肾上腺素、异丙肾上腺素、氨茶碱、阿托品等药物后出现的心悸。

（3）神经因素自主神经功能紊乱最为常见，神经衰弱、更年期综合征、惊恐或过度兴奋、剧烈运动后均可出现心悸。

二、按摩穴位

中老年人适当地按按穴位，便可以有效地改善心悸的症状。

1. 对症的穴位

颈后的天柱，背部的厥阴俞、心俞，胸部的膻中，手臂的郄门，手部的阴郄。

2. 对症按摩疗法

首先用拇指按压天柱穴。天柱位于后发际、两条粗肌肉外侧的凹陷处。

背部的厥阴俞对治疗全身血液循环不良很有效。如果配合刺激胸部的膻中，可以减轻心悸的现象。

厥阴俞位于两肩胛骨之间，第四胸椎棘突下方外侧 1.5 寸处。用拇指按压此处。

心俞位于厥阴俞正下方，第五胸椎棘突下方外侧 1.5 寸处。此处也用拇指加以指压。

胸部的膻中，位于左右乳头连成的直线与胸部中心线交叉点上。膻中是消除心悸和胸部疼痛必须刺激的穴道，可用拇指以画圆方式指压。

手部的穴道非常重要。郄门位于手臂正面中央，手腕和手肘的中间。用拇指持续按压 3～5 秒钟，休息 1～2 秒钟，再持续按压。反复做 3～5 次。阴郄位于手腕正面，腕关节横纹。

小指侧往手臂 0.5 寸处。此处也用拇指指腹充分刺激。如果再由上而下，通过郄门按摩手臂的正面，效果会更佳。

手小指的指甲基部内侧和外侧，是缓解胸部疼痛和心悸的穴道，应该养成随时揉捏小指腹的习惯。

同时心悸患者要注意调节情志，防止过度喜怒；进行适当的休息，禁止房事过频，同时还要少进食含动物脂肪多的食物，少食咸、辣、忌酒、烟、浓茶、咖啡等；适当参加体育锻炼，如散步、太极拳、体操、气功等，注意预防感冒。轻症患者可以从事适当的体力活动，以自己不感觉劳累、不加重症状为度，避免进行剧烈活动。重症患者应该卧床休息，并且随时做好急救准备。

嗜　睡

经常会听到有人在抱怨，说自己老是感觉睡不醒的样子，虽然每天晚上不到 10 点就上床，并且入睡也挺快的，每天都该睡足 10 小时了，可是就是不知道为什么，自己却一直都感觉睡不醒。做什么事情都没精打采的。如果你出现了以上这种症状的话，那便很有可能是患上了嗜睡症。

嗜睡常指患者本人抱怨过度嗜睡至少 1 个月，差不多每天的睡眠时间都延长，或者白天也禁不住想睡觉，并且这样的情况并不是因为前一天晚没睡好，或是睡眠不足所造成的，也不是因为使用药物或身体状况不佳所导致的，而是一种过度的白天睡眠或者是睡眠发作。嗜睡通常最初发生在 15 ~30 岁的年龄段，但也有的人出现嗜睡现象的时间比较早或比较晚。一旦出现嗜睡的现象，它会伴随你终生。男人和女人受影响的程度一样。

一、嗜睡症的特征

嗜睡症的特征总结起来共有三点，判断自己是否患上了嗜睡症时，可以参照以下几方面。

（1）白天睡眠过多或睡眠发作，睡眠发作不能用睡眠时间不足来解释，清醒时达到完全觉醒状态的过渡时间延长。

（2）每天出现这种睡眠障碍，持续 1 个月以上或反复睡眠发作，引起明显的苦恼或影响工作或家庭生活。

（3）排除各种器质性疾病引起的白天嗜睡和发作性睡病，嗜睡的发病多与心理因素有关。

一半以上患有嗜睡的人都会记忆力下降或发生记忆中断，这是由闯入清醒状态的"微睡眠"引起的。在这些阶段中，当行走或驾车时他们会不知所措，胡说或胡写，放错东西或撞上东西。有代表性的是他们在这些阶段中不能控制自己的行为，而且事后记不清发生的事。所以说嗜睡症给人带来的危害还是挺大的，如果患上了嗜睡症的话，一定要注意寻求一种安全、有效的治疗方法。

中医学认为嗜睡症病机大多是由中气不运所引起的，中气即是脾胃之气，有"脾困人则困"之说，所以，想要治疗嗜睡症，便可以通过按揉具有补中气作用的穴位来进行。

取主穴百会、天柱穴，配穴足三里穴。

按摩手法取点按、拿捏和揉法。

百会穴位于头部，当前发际正中直上 5 寸，或两耳尖连线的中点处。头顶正中线与两耳尖连线的交叉处。

天柱穴位于颈部，大筋（斜方肌）外缘之后发际凹陷中，约当后发际正中旁开 1.3 寸。

而屈膝，当犊鼻下 3 寸，距胫骨前缘一横指（中指）距离的便是足三里穴。

二、嗜睡症的具体的按摩步骤

1. 点按百会穴

用拇指指腹在穴位点按 30 秒至 1 分钟，手法轻重适度。

2. 拿捏双天柱穴

用三指拿捏法在两侧天柱穴（两侧斜方肌）操作治疗，手法不宜太重，时间控制在 3～5 分钟。

3. 揉按足三里

用拇指或者是示指的指腹较有力地在此处进行揉按，因为这个部位的肌肉较为丰厚，所以揉按的力道要稍重，以达到刺激穴位的目的。

三、嗜睡症按摩技巧

除去按摩上面所说的这三个穴位之外，还有一些小技巧，可以帮助嗜睡患者赶走"瞌睡虫"。

（1）做两条腿下蹲运动，每次 50 个，每天早晚各 1 次。

（2）做腹式呼吸 5 分钟，每天早晚各 1 次。晚上临睡前做效果最好。

当困倦袭来时，反复按揉位于中指指尖正中部的中冲穴，或用中指叩打眉毛中间部位（鱼腰穴），反复数分钟。

赶走午后"瞌睡虫"还有一个绝妙的办法，就是不捶胸，要顿足，因为足底有很多穴位，站起来，使劲跺几下脚可以振奋精神。

四、嗜睡症的预防

其实，对于嗜睡症来说，并不是一定等到发现自己患上了这种病再采取措施进行治疗。日常生活当中适当加以注意，是可以在一定程度上对这种症状进行预防的。

（1）现代医学研究认为，嗜睡与人体蛋白质缺少、机体处于偏酸环境和维生素摄入不足有关，因此要注意调理饮食并注意增加蛋白质的摄入。

（2）要多参加体育、集体活动，要有积极的生活态度，从而保持身心健康，使自己的精力充沛。

（3）在饮食上，维生素是真正的清醒剂，不妨多吃些胡萝卜、大白菜、韭菜、马铃薯、柑橘之类富含维生素的食物。碱性食物能中和肌肉疲倦时产生的酸性物质，使人消除疲劳，例如苹果、海带及新鲜蔬菜。

视疲劳

现代社会中的办公族，在工作的时候免不了要长时间面对着电脑屏幕，这样的话便非常容易出现眼部疲劳、眼睛干涩的情况，这个时候再多的滴眼液也解决不了什么问题。如果这种情况不能够加以改善的话，便很容易引起视力模糊、下降，甚至会使眼睛失去往日的光彩，逐渐变得污浊黯淡，严重影响着上班族的身心健康。

为了防止这种可怕的事情发生，我们在平日里便要注重对眼睛进行保护。这种保护不需要昂贵的药物，也不需要复杂的器械，只是通过我们自己的双手便可以轻轻松松完成，简便的按摩法便能够拯救我们的眼睛，让我们的"心灵窗口"恢复昔日的光彩。具体的做法如下。

1. 指压、按摩眼周

（1）在眼睛上方，从眼角朝眼尾处缓缓移动手指。用大拇指的指腹按摩太阳穴处，每按一处便深呼吸一次。

（2）将中指放在眼尾处，朝外侧轻轻地进行提拉按摩。

（3）将手指放在眼睛下方，从眼尾向眼角处慢慢移动，用示指和中指（或者是中指和无名指）的指腹按压眼睑。

2. 按摩脸颊及眉头

（1）在眉头上方附近以画圆圈的方式，稍微用力进行按摩。

（2）在颧骨上方处以画圈的方式进行按摩，这个步骤再加上一步眉头按摩，平均约按 3 分钟即可。

3. 让眼睛做操

眼睛过于疲劳时也需要做些眼部运动来对疲劳进行一下缓解。

（1）将双眼闭上，持续 2~3 秒。

（2）尽量睁大眼睛，持续 2~3 秒。

（3）眼球分别向左、右移动，各停 2~3 秒。

（4）眼睛向上看，保持 2~3 秒。

（5）眼睛向下看，保持 2～3 秒。

总之，眼部按摩对保护眼睛、增进视力、消除眼部疲劳具有很重要的意义，是简便、行之有效的措施，必须持之以恒。操作时注意力要集中，全身肌肉放松，呼吸要自然，选择穴位要准确，手法要缓慢，旋转幅度不宜过大，由轻到重，速度要均匀，以感到酸胀、略痛为宜。

另外，还可以每天坚持按摩内关、合谷和足三里各 120 下，每天做两次，这样也可以缓解眼部疲劳，使你更愉快地投入到工作中去。

身体困乏

总觉得很疲倦、身体慵懒时，首先应检查是不是前一天的疲劳一直存到早晨。睡了一晚疲劳仍然未消除，就是过度疲劳。

要想将这种身体困乏的状态摆脱掉的话，首先必须要注意的是，要保证充分的休息和睡眠，注意饮食的营养和均衡。如果在身体出现了困乏的状况时，还没有进行充分休息以及营养的补充，同时还没有减少工作或者是运动量的话，这种身体困乏就会逐渐变成慢性疲劳。如果生活没有太大改变，最近却突然觉得很疲劳、身体慵懒的话，可能是有内脏疾病。即使没有其他的自觉性症状，还是应接受内科诊断才比较放心。

没有病因却容易疲劳时，应该利用穴道刺激以便早一点消除疲劳，直至完全恢复体力。现在，因为精神上疲劳、不安以及多欲等紧张情绪，而感觉疲劳的人越来越多。消除这样的紧张情绪，也可以利用穴道刺激法。

1. 对症的穴位

位于颈后的天柱穴，背部的身柱、肝俞，腰部的肾俞，腹部的中脘，足部的足三里等。

2. 对症按摩疗法

当感觉到全身疲劳的时候，所要刺激的穴位位置遍及颈部、腹部、背部、脚等。

颈后的天柱位于发根两条粗肌肉（僧帽肌）外侧的凹陷处。用拇指或四指以画"9"的方式指压此处。长时间使用电脑或打字机，引起用眼过度疲劳时，刺激天柱穴非常有效，但在对这个穴位进行刺激的时候，必须要特别仔细地进行。

背部的第三胸椎棘突下方的身柱穴，也需要用四指或者拇指用力进行按压。当颈部向前弯的时候，会有两块很大的骨头隆起来，由下方固定不动的骨头算起的第三块背骨，就是第三胸椎棘突。肝俞位于背部、第九胸椎棘突下方外侧 1.5 寸处。由于位置在背骨两侧，所以用要使用拇指进行按压。

肾俞位于第二腰椎棘突下的外侧 1.5 寸处。此处也和肝俞一样用拇指对其进行按压。

腹部的中脘位于心窝和肚脐正中央，腹部中心线通过处。此处以仰躺姿势用示指和中指按压。乏力、食欲减退、下腹部摸起来没有力者，除了以中脘为重点进行刺激之外，还要每天持续用手贴紧腹部，以肚脐为中心画 "9" 转动摩擦。足三里位于胫骨外侧、膝下 3 寸处。此处用拇指或四指以画 "9" 的方式指压。尤其是脚部觉得困乏时，除了仔细刺激足三里之外，还要好好指压脚底。有助于消除疲劳，帮助入睡。

除去上面提到的穴位之外，头部也有一些穴位可以用来缓解身体困乏。当人们用脑过度、精神疲惫的时候，往往会不由自主地按揉前额，或是用拳头轻轻地敲打。其实，这就是刺激面部的两个重要穴位：印堂穴和神庭穴。指压这两个穴位对消除头痛、头昏，恢复大脑的活力同样具有非常好的效果。同时对这两个穴位进行按摩，令其互相补益，会收到更佳的效果。按摩时将中指放在印堂穴上，用较强的力量点按 10 次。然后再分别顺时针、逆时针揉动 20 ~ 30 圈。神庭穴在印堂穴上面，前发际正中直上半寸，按摩的时候一定要找准位置。

第二节
迅速缓解8种骨肌疼痛

颈椎病

颈椎病又称为颈椎综合征，是由于颈椎增生刺激或压迫颈神经根、颈部脊髓、椎动脉或交感神经而引起的综合征。根据压迫的不同部位和临床症状，颈椎病可以分为神经根型、脊髓型、椎动脉型、交感神经型和混合型五种类型。其中以神经根型最为多见，约占颈椎病的65%。主要症状有颈项僵硬、活动受限、有一侧或两侧颈肩臂放射痛，并伴手指麻木、肢冷沉重、感觉迟钝等。

造成颈椎病的原因绝大多数是长时间的伏案工作、学习，姿势不正确，让颈部的气血流通不顺畅，因为颈部是连接大脑唯一的通路，所以颈椎病对人体的影响是非常明显的。还有当人心理压力过大的时候，压力会损坏人的心神，然后导致阳气不振，颈项自然不自然地就会向前倾，这就是颈椎病的最大成因。有很多上班族和年纪大一点儿的学生，尤其是学历越高的人，颈椎没有问题的人很少。也就是说，这部分人群最易得颈椎病，只是大家改变的程度有深有浅。有人有颈椎病，只要用手拨拨脊椎两侧的肌肉，便会明显感到筋结一棱一棱的，这全是郁结不散的气血。所以，凡是颈椎病病人，在颈椎附近都会出现筋结，一般把这些筋结揉散揉开就行了。

其实有一种简便易行的治疗颈椎病的方法，只要多压一压脚上的四个点就好。只要分别在脚的四、五趾后边和第三、四脚趾后边各取两个点，在脚踝与脚跟腱的中点内侧与外侧各取一个，这样就一共有了四个点，分别对应的是颈椎的各个阶段，每次用手指按压住四个点，并保持5分钟以上，在按压的过程中，可能会觉得几个点上的感觉不一样，有的感觉强烈

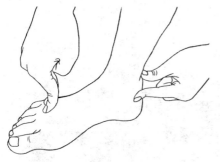

按压法治颈椎病的四个点

一些，有的感觉则很微弱。那么就说明自己颈椎有哪些位置发生了病理性的改变，记住感觉最强的那个点，回过头来重新进行按压。

治疗颈椎病再配上耳穴的方法，效果便会显得非常神奇。治疗时虽然会有点疼，但揉过之后，便会很明显地感觉到整个脖子和后背都轻松了，头脑也清醒了许多，一种久违了的神清气爽的感觉便会重新出现。揉开颈部的筋节，可以缓解颈椎病的痛苦，但却不能够对其进行根治。

根据全息理论，手腕与颈项也是相对应的，所以还可以增加取手腕上的太渊、列缺等穴。但是太渊、列缺穴不适合进行按揉，最好采取拨动的手法，用拇指像拨琴弦那样拨动太渊、列缺穴位置。每天早晚各一次就可以了。

另外，手部按摩配合功能锻炼对于治疗颈椎病的疗效也非常好，对神经根型疗效尤佳，手部按摩可以解除患部肌肉和血管的痉挛，改善血液循环，增强局部的血液供给，促进病变组织的修复；同时有利于消除肿胀，缓解神经根或其他组织的压迫，从而减轻或消除临床症状，不过对于脊髓型颈椎病，手部按摩的效果却会显得欠佳。

手部按摩选区的经穴有列缺、后溪、内关、合谷、外关、三阳络、外劳宫等，选取的反射区有颈椎、颈项、大脑、肾、输尿管、膀胱、肺、肩、斜方肌、头颈淋巴结、胸椎、腰椎、骶骨、尾骨、甲状腺、甲状旁腺等。

按揉或拿捏列缺、后溪、合谷各100次；点按颈椎、颈项、大脑、肾、输尿管、膀胱、肺、肩、斜方肌各100～200次。如果有时间的话，还可以加按内关、外关、三阳络、外劳宫、头颈淋巴结、胸椎、腰椎、骶骨、尾骨、甲状腺、甲状旁腺各50～100次。按摩上述穴位的同时轻轻地、慢慢地向各个方向转动头部，幅度由小渐大，这样效果会更好，每天按摩2次，10天为1个疗程。

如果能够配合适当的颈部功能锻炼，如颈部的前屈、后伸、左前伸、右前伸及环转等运动，治疗效果便会更好。每天早晚各进行1次，每次10分钟。患者可以自用双手拿捏颈肩部的肌肉，以消除酸痛和紧张。

颈椎病在刚开始出现的时候，仅仅是一个警告，督促人们要赶紧进行治疗调理。但是太多的人都没有感觉或者认为这并不是什么严重的病，就这样让人浑然不觉的，颈椎病潜伏在气血通向头部的交通要道上了，偷偷消耗着人体大量的能量，并且阻碍气血上行到大脑。

因此，一旦患上了颈椎病，便一定要注意，不宜低头过久，也要避免不正常的体位，如躺在床上看电视等，避免头顶或手持重物。睡枕不宜过高、过低、过硬，并要注意局部保暖。颈椎牵引和颈托对颈椎病的治疗有一定帮助，可以在医生的指导下运用。反复落枕，即为颈椎病的先兆，落枕的治疗与颈椎病的治疗大同小异。可以选择颈项、颈椎、肩、斜方肌等反射区和上述经穴进行反复按压，在按压时，患者应该缓缓转动颈项，这样效果会更好，每次进行 20 分钟左右，每天 1~2 次。另外，还要注意睡眠姿势和局部保暖，避免颈部受凉受风。

落　枕

在生活当中，我们经常会遇到这样的情况：某天早晨起床突然感到脖子痛，头只能歪向一侧，不能自由地旋转后顾，如向后看时，必须要向后转动整个躯干。这时我们就知道自己"落枕"了。

落枕又被称为"失枕"，是一种常见病，好发于青壮年，以冬春季节多见。它一方面可因肌肉扭伤所致，如夜间睡眠姿势不良，或睡眠时枕头不合适使头颈处于过伸或过屈的状态，引起颈部一侧肌肉紧张，时间较长即发生静力性损伤，从而导致肌筋强硬不和，气血运行不畅，局部疼痛不适，动作明显受限等。另一方面可因外感风寒所致，如睡眠时受寒，使颈背部气血凝滞，筋络痹阻，以致僵硬疼痛，动作不利。

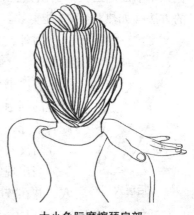

大小鱼际摩擦颈肩部

对于"落枕"来说，有一种最佳的治疗方法，那就是按摩，有一套专门用来治疗"落枕"的按摩手法，运用这种手法在半个小时之内就能够解除患者的痛楚。这套手法共分为三个步骤，操作起来非常简单，即使没有医学背景的人也能够应用自如，下面我们就来介绍给大家。

第一步，先用拇指指肚或大小鱼际在患侧的颈肩部作上下来回较大面积的推按摩擦，手法要轻，动作要柔和一些，必须使患侧肩颈部的皮肤潮红有热感。这样做的目的在于促进患部的血液循环，活跃经络气血。

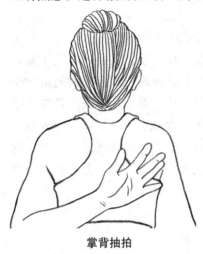

掌背抽拍

第二步，在患部寻找痛点。落枕患者，必然在患处有一个或多个痛点，痛点下面大多有筋结，是由风寒湿热瘀等因素痹阻经脉，肌肉痉挛收缩而导致的，筋结的形成，必然会产生痛点，出现痛点。找到痛点之后，便用手指对痛点下的筋结进行提拉弹拨，点揉推按，各种手法可交替进行，由轻渐重，再由重转轻，施行手法时间视病情轻重而定，务必使筋结变软松解，疼痛消失。

第三步，收功手法，可用掌背抽拍患侧肩颈背部，此法可与第一步的手法相结合，交替各做二三次便可收功。

这套手法，使用务必要及时，一旦发现落枕立即施法，效果极为神速，但如果临证拖延，牵引出其他症状的话，效用就会降低，则需要配合其他的方法（如热敷），方能奏效。

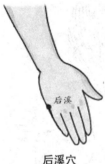

后溪

后溪穴

另外，人体上还有一个后溪穴可以用来治疗"落枕"。

古医书说"后溪专治督脉病"，就是说后溪专治督脉上的问题，只要是督脉上的问题便都可以找后溪穴来配合治疗，所以后溪穴就是专门为督脉提供水源的地方。

后溪穴最擅长治疗脖子上的问题，如颈椎病、落枕等。当出现了落枕的症状时，我们可以轻轻地按摩后溪穴，并在按摩的时候轻轻转动脖子，一直到脖子可以自由转动的时候停下来就可以了。

后溪穴在手掌尺侧，微握拳，在第五掌指关节尺侧后方，第五掌骨小头后缘，赤白肉际处取穴，便是后溪穴。

通过揉法对本穴位进行按摩，用拇指与示指外侧捻住，上下快速进行揉捻即可。每次施治的时间为 2～3 分钟，每天进行 2～3 次。

急性腰扭伤

扭伤你有没有遇到过啊？比如弯腰搬重物的时候，不小心扭了一下腰，或者走路的时候不小心崴了一下脚等。有的时候很幸运，没什么事，稍微活动活动就好了。有的时候就没那么幸运了，受伤的部位马上就肿起来了，疼得要命，根本没法动。特别是当扭伤了腰的时候，稍微一碰疼痛难忍，整个人也根本就没有办法动弹了，这个时候到底应该怎么办呢？

不管是哪个关节受伤了，首先应该去医院检查一下，看看骨头有没有问题。如果没问题，再用下面的这些办法进行治疗。

首先，不管是哪里扭伤，如果有条件的话要用冰袋冷敷，这样可以减少渗出，肿得也就不那么厉害了。这时候要是没搞清楚状况，用了热水，那问题可就严重了，第二天这里肯定是变成紫色了，而且肿一定也没有消。

这时，疼痛肿胀的地方我们不能碰，但是我们可以在对侧的相应部位找解药。当腰扭伤了的时候，如果是左部扭伤了的话，便可以在右侧寻找敏感点，然后在这个敏感点上进行按摩，一般几分钟以后那个受伤部位的疼痛就会减轻很多，20分钟后基本上就能好得差不多了。除去用这个"左病治右，右病治左"的办法以外，还可以选择后溪、天柱、志室、肾俞、委中、合谷等穴位来进行按摩。按摩的时候刺激强度要较大才好，每个穴位按摩3~5分钟，按摩后让患者下地活动活动，一般很快腰痛的症状就会明显好转。

另外需要提醒的是，急性期的时候为了减少渗出，所以要用冷敷。如果经过按摩，疼痛还没有完全缓解，等过了24个小时，就应该用热敷了，这样可以促进局部血液循环，加速康复。

腰椎间盘突出

腰椎间盘突出症是临床上比较常见的一种腰部疾患，也是骨伤科的常见病和多发病。腰椎间盘在腰椎的各个椎体之间都有分布，是腰椎关节的组成部分，对腰椎椎体起着支撑、连接和缓冲的作用，它的形状像个压扁的算盘珠，由髓核、软骨板、纤维环三部分组成。当由于外伤、退变等原因造成纤维环后凸或断裂，髓核脱出，就称为腰椎间盘突出。由于脊髓由间盘的后方经过，当突出的间盘压迫脊神经或马尾神经引起腰腿痛或大小便失禁、甚至引起瘫痪时，就称为腰椎间盘突出症。

1. 诊断要点

腰椎间盘突出症在青壮年人中常见，尤以体力劳动者或长时间坐立工作者多发，发病率男女无明显差别。当出现以下症状时，可怀疑出现腰椎间盘突出。

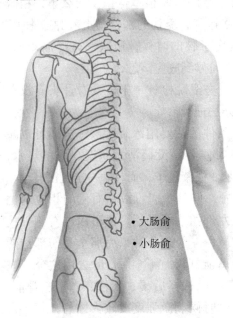

大肠俞穴、小肠俞穴

（1）腰部以上在外伤后出现腰部疼痛或者是单侧下肢疼痛。

（2）腰疼部位多位于下腰部偏一侧，腿疼多为一侧由臀部向远端的放射性疼，同时还会伴有麻木感。

（3）腰或者是腿出现疼痛的症状，卧床休息之后大多可以缓解，不过在下床活动一段时间后便又会出现疼痛。

临床上以第四、第五腰椎之间，第五腰椎和第一骶椎之间的椎间盘脱出最为多见，患者经常会感到腰部以及下肢出现麻木和疼痛的感觉。按摩腰背部的肾俞穴、大肠俞穴、小肠俞穴以及手背部的腰痛点，有助于通利关节，恢复腰部肌肉的弹性，改善腰部的僵紧状态；对腿部委中穴、阳陵泉穴的按摩，有助于改善患者腿脚麻木的症状。

肾俞穴位于第二腰椎和第三腰椎棘突之间，旁开 1.5 寸，左右各有一穴。

大肠俞穴位于第四、第五腰椎的棘突之间，旁开 1.5 寸，左右各有一穴。

小肠俞穴位于第一骶椎的棘突下方，旁开 1.5 寸，左右各有一穴。

委中穴位于膝后部皱纹的中央处。

而屈膝时，膝盖下方的骨突下 1.5 寸的凹陷处，即为阳陵泉穴。

腰痛点共有两个，并排分布于手背上。其中一个位于示指下方，第二、第三掌骨之间，当腕桡侧；另一个则在无名指下方，第四、五掌骨之间，当腕尺侧处。

2. 具体按摩方法

（1）双手拇指分别按压两侧的肾俞穴 20 次。

（2）双手拇指分别按压两侧的大肠俞穴 20 次。

（3）双手拇指分别按压两侧的小肠俞穴 20 次。

（4）用拇指点按委中穴 30 次，力度以可以耐受为度。

（5）用拇指点按阳陵泉穴 30 次，力度适中。

（6）疼痛发作时，用拇指揉按示指下方的腰痛点 3 分钟。

3. 预防

如果日常生活当中时刻保持注意，腰椎间盘突出是完全可以预防的。

（1）保持良好的生活习惯，防止腰腿受凉，防止过度劳累。

（2）站或坐姿要正确。脊柱不正，会造成椎间盘受力不均匀，是造成椎间盘突出的隐伏根源。正确的姿势应该"站如松，坐如钟"，胸部挺起，腰部平直。同一姿势不应保持太久，适当进行原地活动或腰背部活动，可以解除腰背肌肉疲劳。

（3）锻炼时压腿弯腰的幅度不要太大，否则不但达不到预期目的，还会造成椎间盘突出。

（4）提重物时不要弯腰，应该先蹲下拿到重物，然后慢慢起身，尽量做到不弯腰。

腰肌劳损

腰肌劳损的最主要表现便是腰痛，这种腰痛通常在劳累时加重，休息时减轻；适当活动和经常改变体位的时候减轻，活动过度便又会加重。腰肌劳损患者一般不能够坚持弯腰工作，经常会被迫时时伸腰或者是以拳头击腰部以缓解疼痛。腰肌劳损患者的腰部具有压痛点，这种压痛点大多是在骶棘肌处，髂骨脊后部、骶骨后骶棘肌止点处或者腰椎横突处。腰部外形及活动多无异常，也不会出现明显的腰肌痉挛，少数患者的腰部活动会稍微受到一些限制。

一般来讲，劳累得多了腰部就会感到很沉重，尤其是对于经常进行体力劳作的人。

具体来讲，一般情况下，造成腰痛的原因共有 3 个：一是由于寒湿邪气阻滞经络，这种腰痛是慢性的；二是如果遇到阴雨天腰疼便会更为明显的话，便是因为肾虚，这种腰痛起病缓慢，隐隐作痛，连绵不已；三是因为扭伤。当然，腰上寒湿凝滞、气血不通的人或者肾虚的人，更容易扭伤腰；反过来，扭伤了腰部或腰部气血不通也会对肾造成伤害；肾虚或腰扭伤的人也更容易气血不通，因此，这3个病因有时候是夹杂交错的。

中医里讲，"腰为肾之府"，肾气的盛衰直接决定腰的灵活性、健康度。大多数人年轻的时候，肾气旺，腰椎一般没有问题，但一旦上了年纪，人体的气血和先天活力都在走下坡路了，就会出现不同程度的肾虚，腰的毛病也就花样百出了，轻则腰酸、腰痛、弯腰困难，重则腰椎间盘突出，更要命的是，腰老是容易闪着、扭着。

肘部和腿弯处就是现成的治疗各类腰痛的穴位。但凡腰部的疾病，都可以在双手和双膝上寻找治疗的穴位。比如，腰椎病可以在双臂肘后侧部和双腿弯后中部各取一个点进行按压。但不管是什么原因引起的腰痛，都可以用同一种方法选取人体的反射区来调治。但凡腰部的疾病，都可以在双手和双膝上寻找，比如，腰椎病可以在左右臂肘后侧中部和左右腿弯后中部备取一个点进行按压。不通则痛，腰痛最直接的原因就是腰部气血出现阻滞，所以在按压反射区的时候，要边按压边揉动。这是一般性腰椎病的取穴治疗方法。如果是肾虚或腰肌劳损引起的慢性腰病，则选择在四、五手指和脚趾后，相当于手背与脚背1/2交界处的中点。如果是急性腰扭伤，就在双手手背和双脚脚背的中间部位上取穴，以压痛感最强处为准。肾在腰部，与之相对应的肘部和膝部的穴位大多能养肾。如肺经上的尺泽就是补肾要穴，按压尺泽穴当然也可以治疗腰痛。

手部按摩对于腰椎是大有裨益的。其中，手背上有合谷、后溪等穴位，还有对应腰的反射区，手掌上则是内合谷、内后溪、腰点的反射区。这两组完全是里外对应的，所以组合起来使用，用一只手的拇指和示指去捏另一只手的内外两个穴。按捏的次序按照合谷与内合谷，后溪与内后溪，腰的反射区。按捏的时间可以适当长一些，力度以有酸痛感为宜。这样按捏过后，手会发红发热。最后，十指交叉，第二指关节相交，这样就是在按压手指上的整个头部的反射区了。因为刺激大脑就是在刺激脊髓，所以按压可以增强脑髓、脊髓和骨髓的活性，能健脑强腰。

手部反射区治疗腰痛有三个关键。第一，偏于示指一侧的腰腿点，是腰痛和坐骨神经痛的有效穴位；第二，偏于无名指一侧的腰腿点，是专治闪腰的特效穴位，手疗刺激应以柔为宜；第三，位于小指与无名指交界处手臂侧有一个穴位叫作坐骨神经点，是专治坐骨神经痛的特效穴位。

多对于这三个地方进行指压按摩，每次压1秒钟，松一下再压，反复进行多次，便可以治疗腰痛。

做这个按摩的运动，一定会获益匪浅。但是很多腰痛的人老是以工作太忙为借口，三天打鱼，两天晒网，或者是年纪大，总是记不住。所以进行哪一种保健的方法都需要长时间的坚持，要有一种持之以恒的精神。

类风湿性关节炎

类风湿性关节炎是一种自身免疫性疾病，患者以 20～45 岁的青壮年为主，女性约为男性的 3 倍，儿童和老年患者则很少见。病变部位一般多在手指、手腕这些小关节部位，但是大关节也会受到影响。病变的关节部位会出现肿胀疼痛，全身也会有发热、贫血等许多表现，而且关节会不断遭到破坏，最后患者会出现关节畸形、关节功能丧失，生活不能自理的现象。类风湿性关节炎的患者十分痛苦，生活质量和生命质量都会受到严重的影响，很多人把它称为"不死的癌症"。

说到癌症大家都会觉得这没办法了，类风湿性关节炎之所以被称为不死的癌症，就是因为大家拿它没办法，治不好，但是因为它直接导致死亡的人也极少，所以就有了这种说法。在治疗方面，西医确实没什么好办法，因为他们对这个病究竟是怎么发生的，目前还没有弄清楚，治疗的时候就只能是吃点止疼药，或者抑制人体的免疫功能，但是没有办法从根本上治愈。

中医认为，类风湿性关节炎属于"痹证"，早在 2000 多年前的《黄帝内经》中就提出了"风寒湿三气杂至合而为痹也"，很明确地指出了这个病是由于机体感受风寒湿邪气所引起的。中医还讲"邪之所凑，其气必虚"，意思是说人之所以会得病，是由于这里的正气不足。看到了吧，中医很早就明确指出了外因和内因共同作用于人体，才导致了这个病的发生。

既然是感受风寒湿邪引起的病，我们治疗时也要从这里着手。小腿外侧的丰隆穴是祛痰湿的一个很重要的穴位。闲来无事，可以用手握拳来对这个穴位进行敲打，这样可以舒筋活血，促进腿部的血液循环。外关这个穴位在手背部的腕横纹上 2 寸的地方，具有很好的祛风解表、通经活络的作用，可以帮助祛风止痛。中医上讲不通则痛，阿是穴就是疼痛的反应点，所以也可以在疼痛部位寻找阿是穴，对其进行按揉来疏通经络，帮助止痛。阳池穴可以帮助身体驱赶寒邪，按摩的时候最好慢慢地进行，时间宜长，力度要缓。

邪气赶走不等于疾病就没有了。外因通过内因起作用，所以强身壮骨还是很重要的。这时可以选择的穴位有很多，比如说关元、足三里、涌泉、三阴交、阳陵泉等都可以，只要有强壮作用的穴位就行。

此外，也可以选择面部、手部、足部或者耳部的四肢、肝、脾、肾等部位的反射区进行按摩。尤其是手部按摩，可以调整机体的免疫功能，改善患部血液循环，消除局部炎症，从而减轻症状。选取的经穴有合谷、八邪、内关、外关、阳溪、外劳宫等，选取的反射区有垂体、肾、输尿管、膀胱、肺、甲状旁腺、脊椎各反射区、各淋巴结反射区等。

按揉上述经穴各 50 次；点按或推按上述反射区各 100 次。每天按摩 1 次，1 个月为 1 个疗程。治疗本病要有恒心，要坚持长期运用手部按摩。当然，由于本病是一个全身性疾病，因此在全手按摩的基础上，再重点按摩上述穴位，疗效会更好。捻按指间关节对预防手部病变的关节变形有好处。患部热敷可以改善局部血液循环，有利于消除局部肿胀，缓解疼痛。

本病是较顽固的慢性疾病，早期治疗干预以及适度的锻炼，预后尚好，一般能恢复或基本恢复病变关节的活动功能，当晚期骨性僵直后则预后较差，一般只能基本控制病情的发展或减轻局部症状，而病变关节的功能很难恢复。患者进行适当的体育锻炼是极为重要的，但不宜过度疲劳，平时注意保暖，不宜食用寒性食物。

对于疼痛比较明显的患者还可以选择中药泡脚的方法，用桂枝、伸筋草、乌头、红花等药物加水煮沸后晾温后泡脚，每次泡 20～30 分钟，方法简单而且有效。如果泡脚后适当按摩涌泉、昆仑等脚上的穴位，那效果自然就更好了。

类风湿性关节炎的患者在平时要注意保暖，避免去阴冷的地方，一般外敷可以帮助缓解疼痛，同时也要注意营养，适当进行体育锻炼，不可过度。类风湿性关节炎虽然目前是没有彻底治愈的办法，但是我们可以控制住症状，不让它疼，也不让关节变形，在这里需要提醒大家一点的是，类风湿性关节炎的患者，尤其是晚期的患者，经常会伴有骨质疏松，所以按摩时用力不要太大，以免造成骨折。

骨质增生

骨质增生是中老年的常见病和多发病，严格说来，骨质增生不是一种病，而是一种生理现象，是人体自身代偿、再生、修复和重建的正常功能，属于保护性的生理反应。单纯有骨质增生而临床上无相应症状和体征者，不能诊断为骨质增生症。只有在骨质增生的同时，又有相应的临床症状和体征，且两者之间存在必然的因果关系，才可诊断为骨质增生症。

骨质增生症属中医的"痹证"范畴，亦称"骨痹"。

中医认为"肾主藏精，主骨生髓"，若肾经精气充足则身体强健，骨骼外形和内部结构正常，而且不怕累，还可防止小磕小碰的外伤。而"肝主藏血，主筋束骨利关节"，肝经气血充足则筋脉强劲有力，休息松弛时可保护所有骨骼，充实滋养骨髓；运动时可约束所有骨骼，避免关节过度活动屈伸，防止关节错位、脱位。如果肾经精气亏虚，肝经气血不足，就会造成骨髓发育不良甚至异常，更厉害的会导致筋脉韧性差、肌肉不能丰满健硕。没有了营养源泉，既无力保护骨质、充养骨髓，又不能约束诸骨，防止脱位，久之，关节在反复的活动过程中，便会渐渐老化，并受到损害而过早、过快地出现增生病变，所以防治骨质增生就要常敲肝肾两经。

骨质增生是肾经所主的范围，肾经起点在足底。中医认为热则行，冷则凝，温通经络，气血畅通，通则愈也。敲肾经及热水泡脚就可以产生温通经络、行气活血、祛湿散寒的功效，从而达到补虚泻实、促进阴阳平衡的作用。所以敲肾经及热水泡脚是预防和辅助治疗骨质增生的好方法。

另外，除了常敲经络，平时还要注意避免长期剧烈运动。因为，外伤是造成人体组织增生的重要因素。人体有了外伤，其外伤部位的软骨组织同样会受到伤害，并有可能导致软骨组织的病变或坏死，致使骨端裸露而增生。

走路是预防骨质增生症的主要举措，走路可以加强关节腔内压力，有利于关节液向软骨部位的渗透，以减轻、延缓关节软骨组织的退行性病变，以达到预防骨质增生症的目的。但应避免做以两条腿为主的下蹲运动，对于老年人膝关节来说摩擦力太大，易于使骨刺形成，骨刺刺激关节囊，很容易引起关节肿胀。

还要注重日常饮食，平衡人体营养的需要。专家认为，阴阳平衡、气血通畅是人体进行正常生理性新陈代谢的基础。人体正气虚弱，经络不畅，势必导致气血凝涩而成病变。

此外还要预防寒凉，《黄帝内经·痹论篇》说："风寒湿杂至，而为痹也……以冬遇此病为痹也。"所以，保暖对预防骨质增生也是非常重要的。

腰腿痛

老年人腰腿疼痛是比较常见的事情，时间久了也就没办法忍受了，也有很多人认为年纪大了嘛，必然要出现腰疼腿疼的现象。其实年纪大了也可以不受腰腿痛的煎熬，这是完全可以自我治疗的一种病症。一般老年人的腰腿痛是由于腰部软组织的积累性损伤、超负荷劳动、维持一种姿势过久及姿势不良引起局部负荷过大或受风寒潮湿等因素导致的一种疼痛性疾病。老年性骨质疏松症、腰椎骨质增生也可引起腰腿痛。

腰腿疼的主要症状：腰腿疼痛、弯腰过度、咳嗽、喷嚏、大声说笑、腹部用力、天气变化等因素都可使疼痛加剧。

1. 治疗腰疼有特效——腰阳关

对于腰痛有一个效果很好的穴位，腰阳关。它就好像是腰部的一个咽喉要道，找到腰阳关就找到了治疗腰痛的重要战略要地，腰阳关位于髂骨的位置上，关于髂骨就是每天系腰带的地方，用手从腰向下摸，在腰下方的那块骨头就是髂骨。然后拇指按在髂骨边缘，示指向后交会在背上中点就

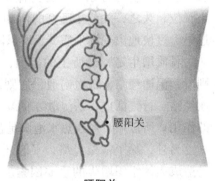

腰阳关

是腰阳关穴了。因为腰阳关是督脉上的一个穴位，所以腰部的所有疾病都有不错的效果，例如坐骨神经痛、腰的急性扭伤等都能明显缓解。

2. 手疗法

可以分成 5 个方面来区分，对症治疗。

（1）能伸不能弯，以"伤气"为主的腰痛，要重在调督脉：胸椎、腰椎、骶椎各向心推按 50 次，加腰椎手部牵引，同时活动腰部，牵引左手腰椎反射区时腰部向左转 10 圈，牵引右手腰椎反射区时腰部向右转 10 圈，两肾分离按揉 72 次，肝逆时针按揉 49 次，脾顺时针按揉 64 次，胭窝滚动 3 分钟。

（2）能弯不能伸，以"伤血"为主的腰痛，重在调任脉：中指下方手掌中心上敏感点用重力点按 24 次，骶椎离心推按 50 次，再加骶骨反射区牵引，疼痛点再按揉 81 次，两肾相对按揉 72 次，肝逆时针按揉 49 次，脾顺时针按揉 64 次，大腿内侧向心推按 50 次。

（3）腰肌劳损引起的腰痛：胸椎、腰椎、骶椎各离心推按 50 次，同时让其前俯后仰 10 次，腰椎两侧离心推揉 64 次，两肾点按 72 次，肝逆时针按揉 50 次，脾顺时针按揉 64 次。

（4）妇科病引起的腰痛：脑垂体点按 81 次，肾上腺点按 81 次，两肾向心推揉 72 次，子宫顺时针按揉 120 次，骶骨向心推按 59 次，同时加骶椎牵引，并在骶椎疼痛敏感点按揉，肝逆时针按揉 49 次，脾顺时针按揉 64 次。

（5）下肢肌肉酸痛：脑垂体点按 81 次，肾上腺点按 81 次，甲状腺捻揉 5 分钟，两肾相对按揉 72 次，肝逆时针按揉 49 次，脾顺时针按揉 72 次，腿部捻揉 5 分钟，然后用指背从腿根到脚部拍打 5 分钟。

3. 足疗法

肾、输尿管各推按 1 分钟，膀胱点按 1 分钟，心脏轻按 1 分钟，胸椎、腰椎、骶椎、髋、膝、臀、坐骨神经各推按 3 分钟，肝、胆、脾、胃、小肠、大肠各推按 1 分钟，子宫、卵巢或男性前列腺、睾丸各推按 1 分钟，甲状腺区刮按 1 分钟，腹腔神经丛区旋揉 1 分钟，甲状旁腺、肾上腺各按揉 1 分钟，上、下身淋巴结及腹股沟各点按 1 分钟。

4. 耳压疗法

耳压疗法相对简单，只要选择神门、皮质下。如果腰部疼痛者加腰痛点，腰骶部疼痛者加腰椎、骶椎，腿部疼痛者酌情加髋关节、膝关节、踝关节。

第三节
对症治疗 10 种常见病

糖尿病

糖尿病是一种有遗传倾向的、内分泌失常的慢性代谢性疾病。主要表现为血糖升高。临床上主要出现多饮、多尿、多食和体重减轻的症状。本病相当于中医"消渴"病。

糖尿病的致病因素有很多种，首先一个便是遗传因素。举世公认，糖尿病是遗传性疾病，遗传学研究表明，糖尿病发病率在血统亲属中与非血统亲属中有显著差异，前者较后者高出 5 倍。在糖尿病 1 型的病因中，遗传因素的重要性为 50%，而在糖尿病 2 型中，其重要性达 90% 以上，因此引起糖尿病 2 型的遗传因素明显高于糖尿病 1 型。

其次还有精神因素。近 10 年来，中、外学者确认了精神因素在糖尿病发生、发展中的作用，认为伴随着精神的紧张、情绪的激动及各种应激状态，会引起升高血糖激素的大量分泌，如生长激素、去甲肾上腺素、胰升糖素及肾上腺皮质激素等。

肥胖因素也是一个很常见的致病因素。目前认为，肥胖是糖尿病的一个重要诱发因素，有 60%～80% 的成年糖尿病患者在发病前均为肥胖者，肥胖的程度与糖尿病的发病率呈正比，有基础研究材料表明：随着年龄增长，体力活动逐渐减少时，人体肌肉与脂肪的比例也在改变。自 25～75 岁，肌肉组织逐渐减少，由占体重的 47% 减少到 36%，而脂肪由 20% 增加到 36%，此系老年人，特别是肥胖多脂肪的老年人中糖尿病明显增多的主要原因之一。

糖尿病是继恶性肿瘤、心血管病之后又一危害人类健康的重大疾患，它治疗时间长，并发症多，对身体危害极大。目前，全世界各个国家的糖尿病患病率都在明显上升，在中国，这一问题尤为严重。如何让困扰人们的糖尿病得到及时和行之有效的治疗是人们所关注的问题。药物降糖和饮食降糖虽有一定的作用，但受到药量、种类的限制，而且多数降糖药有不同程度的毒、副作用。因此，人们很自然地倾向于非药物疗法，而自己可以操作的自我按摩疗法，则越来越被人们所认可。

通过自我按摩可达到调整阴阳，调和气血，疏通经络，益肾补虚，清泻三焦燥热，滋阴健脾等功效。具体手法如下。

1. 抱腹颤动法

双手抱成球状，两个小拇指向下，两个大拇指向上，两掌根向里放在大横穴上（位于肚脐两侧一横掌处）；小拇指放在关元穴上（位于肚脐下4个手指宽处）；大拇指放在中脘穴上（位于肚脐上方一横掌处）。手掌微微往下压，然后上下快速地颤动，每分钟至少做150次。此手法应在饭后30分钟，或者睡前30分钟做，一般做3~5分钟。

2. 叩击左侧肋部法

轻轻地叩击肋骨和上腹部左侧这一部位，约为2分钟，右侧不做。

3. 按摩三阴交法

三阴交穴位于脚腕内踝上3寸处，用拇指按揉，左右侧分别做2~3分钟。

泡脚和泡腿配合按摩效果会更好，可以增加按摩的作用。以上疗法每天做1~2次。只要能长期坚持就能有效防治糖尿病。

除去以上所说的按摩方法之外，手部按摩也是治疗糖尿病的好方法。手部按摩对糖尿病的治疗主要是调节中枢神经系统的功能，通过神经—体液调节机制，激发各内分泌腺功能的活性，特别是胰岛分泌功能的活性，使其分泌功能得到较好的恢复或完全恢复。运用手部按摩治疗的糖尿病患者多数是轻型或中型的，重型的较少。疗效都较为满意，需坚持长期治疗。原来使用降糖药的绝不可以断然停药，可逐步减少药量，停用胰岛素应十分慎重，要根据病情好转的情况逐步减少至停止。

按摩之前要注意选取下面这些穴位和反射区。

经穴和经外奇穴：曲泽、间使、内关、合谷、曲池、中泉等。

反射区：胰腺、胃、十二指肠、大肠、小肠、垂体、肾、输尿管、膀胱、甲状腺、腹腔神经丛等。

反射点：脾胃穴、心肺穴、肾穴等。

具体的按摩方法为：推按或点揉胰腺、胃、十二指肠、大肠、小肠、垂体、肾、输尿管、膀胱、甲状腺、腹腔神经丛各300次；按揉内关、脾胃穴、肾穴各100~300次；其余各穴备用，如有时间可每穴按揉30~50次。每天按摩1次，持续3个月为1个疗程。3个月后如基本恢复正常，手部按摩可改为隔天1次；如无明显改善，休息3天后，继续第2疗程。胰岛素注射可根据好转情况，在医生指导下逐渐减量。

糖尿病患者应控制饮食，少食含糖食品，多食动物胰脏；积极治疗并发症；进行适量的锻炼，如简化太极拳、内养功等。

高血压

高血压病是当今世界引人注目的流行病，而且越是工业发达的国家患病率越高。高血压病与生活方式密切相关。喜欢吃咸的人、饮酒多的人、精神长期紧张和性子急的人容易得高血压。高血压病人的调养十分重要，用药治疗的同时，辅以生活、环境、精神等方面的治疗。

高血压这种目前世界上流行非常广泛的心血管疾病，是以体循环动脉血压高于正常范围为主要临床表现的。它的发病主要原因与高级神经活动障碍有关。高血压病的早期症状为头晕、头痛、心悸、失眠、紧张、烦躁、疲乏等。以后可逐渐累及心、脑、肾器官，严重时可并发高血压性心脏病、肾衰竭、脑血管意外等病变，所以这种病也被人们称为"无声的杀手"。

高血压多发生于脑力劳动者中，因为脑力劳动者长期精神紧张，又缺乏体育锻炼。高血压所带来的并发疾病是不容忽视的，如脑出血、脑梗死、心脏病等。

现在，越来越多的人患了高血压，在中医看来，人之所以会出现高血压，是跟人体元气虚弱和脏腑功能衰退密切相关的，这也是在提醒人们应该注意休息，进行适当的调整了。

高血压一般分肝阳上亢和肝肾阴虚两种证型。肝阳上亢的人经常脸色发红，脾气也相对比较暴躁，特别容易着急，这种人血压的波动比较大。肝肾阴虚的人经常会觉得口渴、腰酸腿软、头晕耳鸣等，一般血压波动不大。

高血压多由肝肾两脏引起，按揉太冲、太溪和曲池三个穴位，疏肝平气，能改善病症。

太冲穴可以疏肝理气，平肝降逆，不让肝气升发太过；肾经上的太溪穴补肾阴就是给"肝木"浇水；大肠经上的曲池穴可以扑灭火气，降压效果最好。如果坚持每天按揉这3个穴位3～5分钟，每次不低于200下，两个月就会有效果。

手疗治疗高血压要因地制宜，辨证论治，以降压为唯一目标。方法是刺激手背上血压反应区，必须按步骤进行。

（1）早期高血压降压穴位是"血压反应区"下端小指侧的阴谷穴。

（2）血压升高到180毫米汞柱时，降压穴位反应区升至阴谷穴。

（3）血压升高达200毫米汞柱时，降压穴位继续上行至落零五穴。

具体方法：将牙签10个为一组捆扎起来分别刺激相应的穴位。

除去按摩穴位之外，还有一种方法可以让你既远离大把大把的苦药，又摆脱经常跑医院的困扰，那就是敲经络。中医经络学说认为，高血压发病的原因是经络失控引起肝阳上亢和肾气阴虚。既然这样，只要通过敲肝经和肾经，就能使血气畅通，使失控的经络恢复其调控作用，使高亢的肝经阳气下降，心情平和，同时肾阴逐渐充实，阴升阳降，实现阴阳平衡，血压自然会下降。所以只要你每天敲肝经和肾经，同时操作方法得当，辅以良好的心情与合理的膳食，不用多久就可以实现治疗高血压的梦想，重新获得健康的体魄。

除了敲小腿内侧的肝经和肾经外，还可捏颈后肌肉，手向后伸就能捏到——多数经络可以直接或间接地与颈项发生关系，有数十个重要的腧穴分布在颈部，形成了一个相对独立的人体全息胚——所以捏这里也可达到降低血压的目的。

另外，用中药泡脚也是比较简易有效的降压方法：取钩藤30克剪碎，放到盆里煮，不要大火，10分钟以后端下，稍微凉一点的时候加一点儿冰片，然后把双脚放进去，泡20分钟。长期坚持，就会有明显的降血压作用。

在饮食上，高血压患者一定要戒掉一切寒凉的食物，多吃补肾补肝的食品。平时保持心情舒畅、豁达，也能让心经、心包经畅通，有助于血压的控制。

总之，高血压是需要从日常生活入手，精心进行调养的病，患者本人一定要注意防治结合。

高血脂

高血脂也就是经常说的胆固醇、三酰甘油、脂蛋白这三项指数都比较高，现在高血脂已经和高血压一样，成为重点预防的中老年人常见病。衡量一个人的身体是否健康也会同时关注血压和血脂的。

一般高血脂的人都会手掌发红，而掌心有星星点点的白色脂肪点，最突出的是双手的大鱼际非常饱满，明显比小鱼际高出很多。这是因为高血脂的人体内的脂肪代谢有问题，所以有些人也会说高血脂是富贵人才会得的病。

其实说到富贵病就让人一下子联想到糖尿病，好像富贵病都一定会治不好。其实高血脂并不能算真正的富贵病，也不是不能治好的。脂肪如果堆积在身体的某个地方，就会形成很厚的赘肉，脂肪如果堆积在血液中就形成了高血脂。实际血脂就好像是身体中多余的垃圾，跟饮食的过剩是有一定关系的。既然知道是饮食的过剩那就要想办法把它代谢掉。

想要降血脂，促进身体内部的代谢就要知道一个很重要的穴位，那就是丰隆。看到这个名字就会知道，丰隆穴就是管理人体哪些地方出现了堆积的现象。它就好像一个电梯升降的管理员，如果身体出现了过盛，那么它就会促进身体把多余的排泄出去，如果身体出现了不足，它也会促进身体多做一些补充。因为现代生活的物质充沛，所以丰隆穴已经更多地被用在减肥的方面，肥胖也是一种脂肪堆积的疾病。当然血脂的升高丰隆也能很好的控制。

定位丰隆就要知道和它关系特别密切的一个穴位，条口。条口穴与丰隆穴离得非常近，又是同一条经上的穴位，所以刺激按摩丰隆可以一起按摩条口，这两个穴位就像好朋友一样，可以起到相类似相补充的作用。条口穴就在内膝眼和内踝尖的连线中点，而向外一横指的地方就是丰隆穴。用拳头直接在条口和丰隆的穴位处进行敲打，两个穴位都会受到刺激。降血脂就在这里完成了。

因为血脂是通过饮食导致偏高的，当然也可以通过饮食把血脂再降下来。一个对降血脂非常有效的食物就是洋葱，它能够促使血脂分解代谢，也能在一定程度上帮助加快血液的运行。所以高血脂患者平日可以多吃一些洋葱。

另外，高血脂病人在日常生活当中也是需要一些忌口的，下面这些东西要少吃，其他的食物就不必限制了。那么，高脂血症病人为了有效控制胆固醇，应忌食哪些食物呢？

（1）忌食含脂肪高的食物，如肥猪肉、肥羊肉、肥鸡、肥鸭、肥鹅；忌食含胆固醇高的食物，如猪皮、猪蹄、带皮蹄膀、肝脏、脑髓、鱼子、蟹黄、蛋黄等。

（2）忌食精制糖，如白砂糖、绵白糖、冰糖等。宜选用含灰分高的红糖、糖蜜，或用玉米糖、蜂蜜等。

（3）严格忌食富含油脂类成分的黄油、奶油、乳酪等添加类食品。

（4）忌暴饮暴食，食物宜清淡。

（5）忌酒。饮酒可能使血中的高密度脂蛋白升高，饮葡萄酒较合适，但必须严格限制摄入量。如有高血压、糖尿病与肝胆疾病等则宜戒酒。但饮酒对三酰甘油升高者不利，酒精除供给较高的热量外，还使三酰甘油在体内合成增加。因此，权衡利弊，对防治心血管病而言，专家们多力主限酒或戒酒。

冠心病

冠心病是中老年人的一种常见病，对人的伤害也比较大。因为患上这种病的病人的心脏随时随地都有可能会出现故障。一般的人都会这样认为，心脏的疾病很难治，而且中医的方法更加没有什么效果。其实这种看法要纠正，千万不要认为中医是慢功夫，根本解决不了心脏的问题。

人体其他的器官和组织都可以适当地休息，唯独心跳和呼吸是不能停止的，呼吸当然简单了，只要能维持气流的通畅，在体内很好地交换带来氧气就行了。但是心脏就不同了，即便是一时一刻也不休息的话，也要很好地工作。否则身体就能感觉到，供血一差，任何地方都不能好好地工作了。

所以出了心脏的疾病以后，一定要及时地调整。有很多年轻的人愿意过夜生活，而且会玩得很晚，那其实就是对心脏的伤害。忙了一天本来在夜晚的时候应该减轻一下工作量了，但是反而更加重了，长时间下去心脏病就会随之而来。

治疗冠心病并不是西医的专利，中医的一些方法也是非常好的。比如说有一些中药对冠心病的调理是非常出色的，例如非常有名的速效救心丸里就有中药的成分。还有就是一些传统的物理方法，能在冠心病发作的时候直接作用，让症状尽可能地缓解，像按摩针灸的方法。所以对于冠心病的调理，中医是一个很重要的手段。

在人体的两乳头中点的位置，有一个穴位叫作膻中。它是对心脏，或者说是对冠心病有非常好的作用效果的。人体的胸部就像一个大房子，在这个房子里面最核心的就是心脏，而房子就是对心脏的保护。如果房子出现了漏洞，心脏就会出现疾病。膻中穴就是控制这个房子的开关。

一般都会认为，心脏的最主要功能就是运行血液。但是能推动血液运行的是气，气一旦缺失了，血液的循环就会出现没有力量的状况。在所有的穴位当中，膻中穴是脏腑之气汇集的地方，所以膻中又被称为气会。心脏出现了毛病，按压膻中穴，立刻就能调兵遣将，让身体所有的气都来保护心脏。

具体按摩膻中穴的方法有很多，最好就是能坐下来，用拇指轻轻地按揉，这样膻中穴就会收到信号，来解决出现的问题。

足部的反射区和耳朵上的反射点，都是能保护心脏的卫士。如果有了冠心病，经常按摩一下反射区的相应部位，就能天天做保健。但是可以注意一下，心脏是身体的核心，所以在选反射区的时候，可以以心脏为中心，把身体其他的地方都按摩到。还有最重要的就是心脏出现了问题，一般都和过度的劳心有关系，所以按摩切记不能用大力，只需要轻轻地按揉就能收到效果，即便是肌肤的感觉不强也可以。

冠心病是中老年人的一种常见病，是冠状动脉粥样硬化性心脏病的简称。它是由于脂肪物质的沉积，使冠状动脉管腔变窄或梗死，影响冠状动脉的血液循环，使心肌缺血、低氧而造成的高血压、高血脂、内分泌疾病，生气、劳累、紧张、失眠、过饥过饱、气候变化等均可诱发本病，此外也与遗传有关。临床上主要表现为心绞痛、心律失常、心力衰竭、严重时发生急性心肌梗死或突然死亡（猝死）。按摩内关穴对症状的缓解和消除也有一定的作用。

具体操作方法：以一手拇指指腹紧按另一前臂内侧的内关穴位（手腕横纹上3指处，两筋间），先向下按，再做按揉，两手交替进行。对心动过速者，手法由轻渐重，同时可配合震颤及轻揉；对心动过缓者，用强刺激手法。平时则可按住穴位，左右旋转各10次，然后紧压1分钟。

按压内关对减轻胸闷、心前区不适和调整心律有帮助，摸胸和拍心对于消除胸闷、胸痛有一定效果。

另外，做两腿下蹲运动，每次5~10分钟，就可以调动全身经脉；增加腹式呼吸的次数，可降低交感神经兴奋性，减少收缩血管物质的产生，对改善冠状动脉的血液供应和促进侧支循环，有非常重要的作用。

当突发心律不齐时，拇指、示指同时从手掌的正、反两面按住劳宫穴，用力向下压，左右手交替进行，各60~80次，心律会很快恢复正常。

冠心病的患者除了对一些方法的掌握之外，平时还应该多注意饮食，保持清淡适中的饮食结构是最好的。

肩周炎

肩周炎是以肩关节疼痛和活动不便为主要症状的常见病症。本病是一种中老年的常见病，好发年龄为50岁左右，因此俗称"五十肩"。如果不幸得了肩周炎的话会让人感到活动十分不便，一旦劳累，或者遇到天气变化，肩周炎的患者就会感觉肩背部酸、重、闷，有时感觉像是始终有一个人把手按在自己的肩头一样，十分不舒服，更有严重者甚至到了双臂都无法举过头顶的程度。如得不到有效的治疗，便有可能会严重影响到肩关节的功能活动，妨碍日常生活。

治疗肩周炎的最好方法莫过于进行针灸了，很多患者都是经过几次治疗就会让肩部的不适彻底改善。所以大多数人出现了肩周炎等肩部疾病的时候，就会直接选择针灸的方法进行治疗。但是针灸的疗效其实也需要及时的巩固，并且治疗起来比较麻烦。其实，在肩周炎还不是很严重的时候，是完全能够通过自我按摩的方式来将其解决掉的，即便是到了很严重的程度，平时经常做做自我按摩，也有助于令针灸的效果最大化。

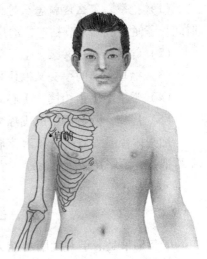

肩前穴

肩部周围的穴位都可以用来进行按摩治疗肩周炎，但是这中间的肩前穴却是最有用的。因为当患者的肩周炎发作起来时，疼痛的位置便是肩前穴所在的位置，刺激这个穴位可以最有效地对疼痛进行缓解。还有一些老年人由于年纪比较大，全身的骨骼发生了一定的退化，导致手臂和双腿活动出现了微微的障碍，在这种情况下，选择肩前穴也可以帮助手臂和双腿恢复运动的功能。现代研究发现，肩前穴的作用并不是仅仅局限在肩部，而是对四肢都有不错的作用。在生活当中，自己找到肩前穴，每天进行按压，让穴位得到一定的刺激，这样就可以达到无病健身的效果。

肩前穴位于肩部，在腋前的褶皱顶端，与肩髃穴连线的中点上就是肩前穴。取穴时采取正坐的姿势，自然下垂双臂，在腋前的褶皱顶端取穴即是。每天以柔和、适中的力度对这个穴位进行 3～5 分钟的按摩，每日按摩 2～3 次即可。按摩这个穴位可以有效地缓解肩臂疼痛和手臂不能上举的病症。

除去肩前穴之外，还有其他一些穴位也可以用来治疗肩周炎。用示指和拇指按住印堂穴，旋转揉动，每次 1 分钟，每日 3 次。然后配合按摩手三里，用左手拇指指腹按住右手手三里穴，揉动 1 分钟，换手，每日 3 次。还可以点压肩背上局部的阿是穴（即肩背部按压疼痛之处），用力深压，并向前、后、左、右揉动 1 分钟，每日 2 次。

自我功能锻炼对于肩周炎的治疗也是必不可少的。具体的锻炼方法如下。

（1）抡拳。怎么疼就怎么抡，不要怕疼。如果因为怕疼而不活动的话，时间长了便会造成关节粘连，治疗起来会更加痛苦。

（2）耸肩。双手叉腰，上下前后缩头耸肩，每次 15 下。

（3）揪耳郭。两手交叉揪住耳郭，连揪 15 下。

（4）举手。十指相挟，手心向上，举过头顶，上下前后摇动 30 下。

（5）展翅。双臂平抬成飞翔势，上下扇动 30 下。

加强体育锻炼是预防和治疗肩周炎的有效方法，但贵在坚持。如果不坚持锻炼，不坚持做康复治疗，肩关节的功能就难以恢复正常。

老年痴呆

老年痴呆是老年人大脑功能失调的一种表现，最初表现就是记忆力和计算能力的衰退，随着病情的发展，患者会出现人格异常，变得自私、冷漠，甚至会丧失自尊、道德感和责任感，到完全失去工作与生活能力。这种病的可怕之处就在于它会逐渐吞噬正常人的记忆、情感、理智和人格。所以，预防老年痴呆就显得尤为重要了。

其实，要预防老年痴呆并不难，只要在日常生活中多做一些点穴推拿，平时注意饮食的摄取，就能收到很好的效果。

引发老年痴呆的最主要原因便是肾虚，大多数的老年痴呆都是因为肾精不足、神明无主所引起的，所以在平时应该以补气益血、补肾健脑为主，此外还要注意保持肾水充盈，不要纵欲、熬夜。其中，每天按摩关元穴，是简单的预防老年痴呆的方法。

关元穴位于人体下腹部前正中线上，从肚脐到耻骨上方画一条线，把这条线分成 5 等分，肚脐往下 3/5 处就是关元穴。将两手掌搓热，然后叠扣于关元穴，闭目反观，配合赤龙搅海（舌在口腔内舔摩内侧齿龈，由左至右、由上至下为序划两个 36 圈；然后，舌以同一顺序舔摩外侧齿龈 36 圈）、鼓漱（口中含占口腔 2/3 的水，然后咬紧牙齿，鼓起腮部若干次，然后再把水吐掉）、吞津（静心呼吸，然后用舌头搅拌舌下的唾液，并徐徐下咽），具有益肾健脑、预防老年痴呆的作用。如果双手温度不够，也可以采用艾灸关元穴的方法。

除了关元穴之外，合谷穴也是一个预防老年痴呆中常用的穴位。合谷穴位于手背第一、二掌骨之间，近第二掌骨之中点；或当拇、示指并拢时，在肌肉最高处。或将拇指和示指张成 45° 角，骨头延长角的交点处即是合谷穴。

中医认为，合谷穴能够调节人体生命活动的原动力。坚持按揉刺激合谷穴，可以获得自然治愈疾病的功效。可疏风止痛，通络开窍。经常对其进行按摩，能够有效地预防脑中风及老年痴呆。在对这个穴位进行按摩的时候，只要用对侧拇指按揉即可，也可用三指拿捏合谷穴处皮肤，随时随地都可以操作，力量可以大些，没有副作用和危险。以感到酸胀且能够忍受为度。

不过体质较差的病人，不宜对合谷穴进行较强的刺激，孕妇一般不要按摩合谷穴。

除去通过穴位按摩来预防老年痴呆之外，经常按摩头面和五官也同样具有预防老年痴呆的作用。具体操作方法如下。

（1）头面推拿比较简单，按摩时以双手揉脸、用手指梳头、用巴掌拍后颈及轻摩前额等，都可以收到按摩的效果。每次以指代梳梳头 32 下，能够直接刺激脑部神经，降低患上痴呆症的风险。

（2）五官按摩则主要是利用双手的拇指或示指，挤压或点按五官上的迎香及眼睑等穴位，促进面部血液的循环，刺激脑神经。

这些方法主要能刺激脑神经，使其活跃，促进血液循环，并可提供更多氧气给大脑，这些都有利于预防或延缓老年痴呆症。在进行操作时，力度要拿捏得非常好，以达到刺激穴位及经络的功用，但又不至于出现疼痛。

老年性痴呆至今尚无可靠的治疗方法恢复其功能，因此，预防就显得尤为重要。老年痴呆症的病因尚未完全阐明，目前已知道一些危险因素对导致痴呆的形成和促进其恶化有重要影响。所以，积极控制这些危险因素，对预防痴呆的发生具有重要作用。

铝锅、铝制餐具是家庭中常见的厨房用具。但对于老年人来讲，不宜常用铝制品餐具。

铝可使脑内去甲肾上腺素、多巴胺和5-羟色胺的含量明显降低，并使神经递质传导阻滞，因而引起脑功能衰退，导致老年痴呆症。老年人肠壁屏障功能降低，吸收量大为增加；老年人的肾功能减退，排泄又大为减少；再加上老年人机体衰老后，大脑防御能力减退，尤其是人血脑屏障失调时，铝很容易进入脑神经细胞内，对脑神经造成伤害。

因此，老年人应尽量不使用铝或铝合金餐具，特别不要用铝制餐具长时间存放咸、酸、碱性食物及菜肴，以减少铝元素的摄入。

老年人也可以通过一些轻柔和缓的运动，如散步、慢跑、打太极等方式来延缓大脑衰老及防止患上老年痴呆症。

另外，老年人在饮食上，应多吃含不饱和脂肪酸及微量元素的食物，如核桃、芝麻、松子、瓜子、杏仁等，这些食物能够延缓人体器官的老化速度，同时也含有大量人体需要的营养，有助于预防老年痴呆症。

老寒腿

人进入中老年以后，元气逐步上冲，就会形成"上盛下虚"的情况，这也是"人老腿先老"的原因。而下蹲能使人体的经络相互挤压，有利于气血的下行。

有句话说："人生十岁，五脏始定，血气已通，其气在下。"人在少壮的时候，元气处于充实的状态，但进入中老年以后，气逐步上冲，就会形成"上盛下虚"的情况，其实这也就是"人老腿先老"的原因。而下蹲能够令人体的经络相互挤压，从而有利于气血的下行。

练习下蹲时，先自然站立，在身体自然放松的前提下慢慢往下蹲，次数不限。熟练后，再根据自己的情况循序渐进地增加次数。需要特别提到的是，老年人在锻炼的时候，一定要扶着栏杆、树木或者墙壁等，不能操之过急。

生活中练习下蹲的方法有以下三种，大家可根据自身的情况适当选择。

1. 太极蹲

双脚尖并拢，脚跟紧靠在一起，双膝弯曲，直到大腿腿腹与小腿腿腹紧贴在一起为止。

2. 八卦蹲

八卦蹲是从太极蹲演化而来的。只要将太极蹲的"肢并拢"变成两脚平行分开与肩同宽即可。同时，双膝弯曲要小于90°，臀部也不要左右扭曲，以距离地面不超过10厘米为佳。

3. 弓箭蹲

练习时，左脚着地，右脚以前脚掌着地，然后缓缓下蹲。下蹲的时候，要将身体的重量落到右脚上。每练习30秒钟掉换一次左右脚。

这三个动作，每天早晚各做15~30次，可以根据自己的身体条件量力而行。刚开始下蹲时，以15次为宜，等时间长了，再逐渐增加次数。下蹲的动作也不要做得太急，以免引起眩晕。

另外，还有一些防治老寒腿的自我按摩小方法，效果也都不错。

（1）干洗腿：用双手先紧抱一侧大腿根，稍用力从大腿向下按摩，一直到足踝，后再从足踝往回摩擦至大腿根。用同样的方法再摩擦另一条腿，重复10~20次。

（2）甩腿：手扶树或扶墙，先向前甩动小腿，脚尖向前向上抬起，向后甩动，将脚尖用力向后，脚面绷直，腿亦伸直。两腿轮换甩动，一次80~100下为宜。

（3）揉腿肚：以两手掌紧挟小腿肚旋转揉动，每侧揉动20~30下，两腿交换6次。此法能疏通血脉，加强腿部的力量。

平时多练习上面的这些小动作，能够收到意想不到的效果。

脑中风

脑中风，又称脑卒中，也称脑血管意外，是由于脑部血液循环发生急性障碍所导致的脑血管疾病。也就是说，因为大脑血管破裂出血，或血栓形成以及血块等堵塞脑血管，造成部分脑组织缺血和损害，从而发生猝然昏倒，不省人事，或半身瘫痪、口眼㖞斜、言语不利等现象。脑卒中是急性脑血管疾病的总称，包括脑出血、脑血栓、脑栓塞等，发病时会出现口眼㖞斜、言语不清甚至偏瘫、昏迷等危急症状，严重者治疗不及时会导致死亡，是目前危害人类生命的最主要三大杀手之一。脑卒中多发于40岁以上的中老年人，此病发病急，病情重或变化快，危险性较大。

脑卒中是具有高患病率、高发病率、高死亡率、高致残率的"四高"疾病。脑卒中发病既有年龄、性别、遗传因素等无法干预的高危险因素，又和吸烟、高脂血症、高血压、心脏病、糖尿病、暂时性脑缺血发作等可以干预的高危险因素有关。要摆脱这些可以干预的高危险因素，人们必须建立科学健康的生活方式、戒烟限酒、平衡膳食、增加体育锻炼、调节心理平衡，发现预警信号，及时就医，积极有效地降低脑血管病的危险因素，脑血管疾病就会离开远去。

没有体检习惯是造成"健康者"突然发病的关键。脑血管疾病是一种由于各种原因引起的脑血管循环障碍，表现为局灶性神经功能缺失，甚至伴发意识障碍，因其发病突然亦称为脑血管意外或脑卒中。它是以猝然昏倒、不省人事，伴发口眼㖞斜、言语不利、半身不遂或无昏倒而突然出现半身不遂为主要症状的一种疾病。

引起脑中风的危险因素有：年龄、遗传、高血压、心律失常、眼底动脉硬化、吸烟、饮酒、肥胖、口服避孕药，饮食因素如高盐、多肉、高动物油饮食、饮浓咖啡浓茶、体力活动过量等，均被认为是脑卒中的危险因素。

中风往往被认为是突然发生的疾病，实际上中风是有很多前期征兆的，如突然无故流鼻血就是其中之一。此外，很多患者在发病前有短暂性脑缺血发作现象，往往有下列几种表现。

1. 麻木、刺痛或软弱无力

这几种症状如果发生在手臂、腿部或半边脸上，多数是表示流到脑中某一部分的血液已经减少。

2. 短暂的失明

这种情况也许只持续数秒钟或几分钟，它往往是脑部血管严重狭窄的警告信号，对这种现象不应置之不理。

3. 短暂的说话困难

气候变化、情绪激动、过度疲劳、用力过猛、饮食不节及体位变化等均可诱发脑卒中这种由于脑部血液循环系统的破裂或闭塞而引起的局部血液循环障碍，进而导致的脑部神经功能障碍病症。想要预防脑卒中，便要在日常生活当中注意疏通经络，行气活血。这时候，自我按摩便又派上了用场。通过自我按摩能够有效地有疏通堵塞的经络，实现行气活血的目的，进而控制或者是消除脑卒中症状。

督脉上的哑门、百会和囟会；手少阳三焦经上的外关；足少阳胆经上的风池和肩井；手阳明大肠经上的手三里和合谷；手厥阴心包经上的内关；

手太阴肺经上的天府和足太阳膀胱经上的天柱、委中、膀胱俞、大肠俞、三焦俞都是防治脑卒中的特效穴位。

患者取坐位，用双手拇指指腹按揉头部的百会、囟会、印堂和太阳穴。用力要适中，每穴每次按揉3分钟。

患者仍取坐位，用双手拿捏肩颈部的斜方肌，以及膀胱俞、大肠俞和三焦俞等，用力稍重，以被按摩部位感到酸胀为度。

接下来仍旧取坐位，用单手拇指指腹按揉肩颈部的肌肉和肩井，天柱、哑门、风池、廉泉等穴，用力适中，每穴每次按揉3分钟。

再用单手拇指的指腹捏揉上肢的肌肉和手三里、天府、外关、内关、合谷等穴，用力稍重。

另外，每天都坚持梳头也是一种最为简单易行的预防脑卒中的好办法。

骨质疏松症

骨质疏松症是老年人的最大困扰，中医认为骨质疏松症是肝肾不足的表现之一，所以按摩疗法从补益肝肾着手，是防治老年骨质疏松症的常用方法之一。

按摩选穴：肺俞、心俞、肝俞、脾俞、肾俞、关元、合谷、内关、曲池、肩井、风池、涌泉、太溪、太冲、足三里、上巨虚、下巨虚、三阴交等。

具体按摩方法为：

（1）掌摩关元5～10分钟；

（2）点按肺俞、心俞、肝俞、脾俞、肾俞各50～100次；

（3）拿捏关元、合谷、内关、曲池、肩井、风池、太溪、太冲、足三里、上巨虚、下巨虚、三阴交各5～10次；

（4）虚掌拍击全身1～2遍；

（5）缓慢伸屈活动各关节3～5次；

（6）擦涌泉100～200次。坚持按摩每日1次，按摩手法不要过重。

科学研究表明，唯有运动锻炼才是防治骨质疏松症的有效方法。适当的运动对骨骼系统有良好的刺激作用。一定的应力刺激所产生的生物电能帮助钙离子沉积于骨骼，防止骨质脱钙，促进骨的代谢。同时还可牵伸肌肉、韧带及关节囊，防止肌肉萎缩。起到保持运动功能，减少骨折的作用。但是，病人在选择运动疗法时需要遵循一定的章法。具体讲，应注意以下三点。

一是量力而行。骨质疏松症多发于老年人及绝经后妇女，病人多伴有全身退行性变化，表现为机体细胞、组织和器官的结构和功能不断减退。故首先应考虑正确选择运动项目。超负荷的运动量或不当的运动形式对病人往往是负担，能造成不良后果。这就要求病人结合自己的体质、病情及年龄等，选择相宜的锻炼形式。病情较轻、体质较好的可采取跑步、乒乓球、羽毛球，也可借助某些健身器材如跑步机、划船机等进行锻炼。这种形式对骨质疏松症的治疗效果更显著；体质较差的可采取散步、慢跑、太极拳、气功、体操等。通过有节奏的、持续的呼吸运动，可使人体获得更多的氧并加以充分的运用。同时对全身负重关节的持续刺激，较适合骨质疏松症的治疗和预防。运动量由小而大，循序渐进。经过一阶段的锻炼，再根据各自的条件和习惯缩短或延长时间，或适当加大运动强度和运动量。病情较重或体弱者，运动时间和量应酌情减少。

二是持之以恒。科学研究认为，骨质疏松症的运动疗法以天天进行最好，隔天或每周3次也能使身体达到相当健康的水准。但不可三天打鱼、两天晒网，否则，效果将不明显。风雨雪天或酷热天气可在室内小范围进行，以保持锻炼之连续性。一般情况较好的病人，可选择一些自己感兴趣的运动项目，这样较易做到持之以恒，并不断取得锻炼效果。

三是自我监测。病人在锻炼中要注意自我保护，学会自我监测，以防止运动损伤或骨折的发生。进行自我监测时应对呼吸、脉搏、血压、休息、情绪、疼痛、疲劳、大小便等指标进行综合评价，不可仅以某项指标的好坏作出片面的结论，必要时应征询医生的意见。锻炼过程中，病人还应根据自己的体质、健康状况进行自我调节和控制，一般衡量运动量是否适合，常以脉搏数作为标准，步行活动后5～10分钟，脉搏数恢复正常为适度。

白内障

白内障是严重影响视力的一种疾病，严重的甚至还能导致失明，分为先天性和后天性两种，其中由于年龄增长而引起的白内障又是后天白内障中最常见的。任何人都无法阻止时间的流逝，谁都有老去的那一天，那个时候身体的各个零件可能都不会像从前那么好用了，许多疾病都会找上门来，白内障就是其中之一。

白内障是眼睛里的晶状体代谢紊乱，结果使晶状体发生混浊。常见的症状有视物模糊、怕光、看物体颜色较暗或呈黄色，甚至复视（也就是看东西有两个影）及看物体变形等。

对于白内障的治疗，西医目前尚无疗效肯定的药物，以手术治疗为主。眼科医生手术治疗白内障，就是要通过手术将混浊的晶状体摘除。那么，摘除了自身的晶状体对眼有什么影响呢？手术摘除晶状体以后会造成高度远视。人眼的晶状体除了有透光作用外，还有一个作用是起一个凸透镜，即放大镜的作用。人缺少了晶状体这个凸透镜，即形成高度远视状态，看东西就会不清楚，所以手术摘除晶状体后，还必须要植入一个人工晶体，也就是人们常说的人工晶体植入术，用它来矫正视力。

中医古籍中虽然没有白内障这个名字，但是也有类似的疾病，如圆翳内障、银内障证等。一般认为，白内障这个病以虚证居多，与肝、肾、脾三脏有关，其中与肝肾阴虚最为密切。由于年老体衰，肝肾亏损，精血不足，不能上养目窍，或者脾虚失运，脏腑精气不能上荣于目，或者肝气失和，肝经郁热，上扰目窍，都可以造成白内障的发生。所以，在平时预防保健的时候就要从肝、脾、肾入手。

平时要多按摩眼部周围的穴位，如丝竹空、攒竹、睛明、承泣、瞳子髎等。不仅眼睛周围的穴位可以治疗白内障，全身上下还有很多穴位都有治疗白内障的作用，比如说天柱、肝俞、肾俞、光明等穴位都可以。

平时还可以选用入肝经而且能明目的药物泡水喝。因为肝开窍于目，所以眼睛的病可以通过治肝来治疗。比如说枸杞、菊花都是不错的选择。同时还可以配合车前子、石斛、黄芪、何首乌等。

除此之外还要多吃深绿色蔬菜，如菠菜、青椒、芥蓝等，它们中含有的叶黄素和玉米黄质的物质，具有很强的抗氧化剂作用，可以吸收进入眼球内的有害光线，并凭借其强大的抗氧化性能，预防眼睛的老化，延缓视力减退，达到最佳的晶状体保护效果，从而预防白内障。

老年人由于晶状体的弹性减弱，睫状肌的调节力减弱，看书或写字的时间稍长一些就会引起眼球胀痛，甚至头痛不适。因此，阅读和看电视的时间应控制，每隔 1 小时应到户外活动或闭眼休息 10 ~ 15 分钟。晚上或光线较暗时，看书时间不应过长，应合理安排阅读和休息。老年人一定要及时配戴合适的远视镜和老花镜，以减少视疲劳。

同时老年人还应该尽量避免食用以下食物。

（1）油炸食品以及人造脂肪、人造黄油、动物脂肪，因为这些食物会加速氧化反应，使人容易患白内障。

（2）全脂奶粉、牛奶、奶油、奶酪、冰淇淋等含乳糖丰富的乳制品，如牛奶中含有的乳糖，通过乳酸酶的作用，分解成半乳糖，一些人对牛奶中的半乳糖的代谢能力下降。另外，半乳糖会干扰奶制品中维生素 B_2 的利用，使其沉积在老年人眼睛的晶状体上，蛋白质易发生变性，导致晶状体透明度降低，容易诱发或加重白内障。

（3）酒对视力有很大伤害，不仅酒能生湿，而且还会化痰生火，加剧眼晶状体混浊和视力模糊。

第四节
有效改善4种呼吸系统症状

感　冒

　　感冒俗称"伤风"。一年四季均可发病，以冬春寒冷季节最为多见，是一种特别常见的呼吸系统疾病。一般多因受凉、过度疲劳、汗后着凉、气候突然变化等因素，再加上机体抵抗力下降，令病毒或者是细菌感染上呼吸道所引起。这种病一般起病较急，症状也有轻有重，开始先会出现鼻塞、流涕、咽痛、打喷嚏、怕冷，继而又会出现头痛、发热、咳嗽、全身酸痛等症状。

　　感冒虽然算不上大病，但是却也是绝对不可轻视的。它能够诱发肺炎、支气管炎、心肌炎等诸多疾病。因此，在得了感冒之后应该积极地予以治疗。

　　除去一些传统疗法之外，还可以采用按摩的手法治疗感冒。因为按摩不仅能够消除一些感冒的症状，同时还可以增强机体的免疫力，使机体抵抗疾病的能力得到提高。

　　在进行按摩之前，一定要先选好穴位，用来治疗感冒的穴位主要有：印堂、迎香、太阳、百会、风池、膻中、肺俞、风门、大椎、合谷和曲池。

　　本病一般以对症治疗为主。如头痛为主症的话，则要按揉印堂、百会、太阳、风池、合谷各穴，以穴位出现热胀为度。打喷嚏如出现及关节酸痛、食欲减退等。分推额部，由前至后指压头顶部督脉和膀胱经侧线3~5遍；如伴有咳嗽，则点按膻中、风门、肺俞。如有发热，则按掐大椎、曲池，重手法点按合谷，并用小鱼际擦法在脊柱两侧操作数遍。如伴有鼻塞流涕的话，则可以点按迎香，最后用拿法在颈部操作数次即可。

除去以上的穴位之外，手部还是用来治疗感冒的一个好部位，在手上有一系列的穴位、反射区和反射点，通过对这些部位进行按摩，不但能够增强人体免疫功能，而且还可以增强机体的各项生理功能，令机体发挥其自身的抗病能力，来抵抗病毒和细菌的感染，以达到治病的目的。这可是单纯药物疗法所不能实现的。

经穴：合谷、列缺、外关等。

反射区：肾、输尿管、膀胱、鼻、头颈淋巴结、肺与支气管、胸腺淋巴结、喉、脊柱等。

反射点：头穴、心肺穴、颈肩穴。

对上述经穴各自进行 30 ~ 50 次的拿捏或者按揉；推按肾、输尿管、膀胱和肺反射区各 100 次；点按其他反射区穴位各 50 次；向掌心方向掐按或用按摩工具按揉各反射点 200 ~ 300 次；推按肾、输尿管、膀胱和肺反射区各 100 次，每天按摩 2 次，按摩后以微汗出，自觉舒适为宜，切勿发汗太过。

每次按摩之后都应该盖上被子保温，避免再次感染风寒。治疗期间应该注意休息，多喝白开水。夏天的时候可以用藿香、佩兰泡茶饮用，以加强发汗解表的作用；冬季可以煮生姜、大枣、红糖水，以助于祛寒解表。

患者平时还应该注意经常锻炼身体，以增强抗病邪的能力；还要注意保持室内空气的流通；随着气候的改变要随时增减衣服，不要在出汗的时候吹风。饮食要清淡，多吃新鲜水果，不要食用辛辣的食物。

哮　喘

哮喘是一种慢性支气管疾病，病者的气管因为发炎而肿胀，呼吸管道变得狭窄，因而导致呼吸困难。

1. 主要症状

哮喘的高发人群一般是中老年，每个哮喘患者的症状都不相同，即使同一个病人，也可因发作的程度不同而显现出不同的症状，其主要症状特点有以下几个方面。

（1）哮喘病的症状有时是多样性的，有些哮喘患者不具有喘息症状，而单纯以反复发作的阵发性咳嗽为主要症状。

（2）哮喘往往会伴有过敏性鼻炎，过敏性鼻炎的发作往往是哮喘发作的先兆，症状包括较频繁的打喷嚏、流清涕、鼻痒和咽痒等，出现这些症状便提示着病人有哮喘发作的可能，应该及时给予治疗。

（3）反复的、突然性发作的喘息、胸闷、咳嗽和咳出白色黏液痰，这些症状可随着使用止喘药或激素类药物而很快缓解，也可自行缓解。

（4）症状的发作多由接触变应原、吸入油漆、杀虫剂、烟雾或冷空气而引起。

哮喘具有很大的危害性，如果不注意的话就会危及生命。哮喘的发病与气候的变化有着密切的关系。不同的季节，哮喘的发病率有较大的差异。哮喘症状发作多在气温骤变的时候，如每年的四五月份（春末）和九十月份（秋初），这个时候气温的变化幅度较大，哮喘的发病人数也明显增加。气温骤变对人体来讲是一种刺激因素，它可以影响到神经、内分泌以及免疫系统的功能，老年人对外界气温突变的适应能力较差，因此更容易发病。有资料表明，当平均气温在21℃的时候，哮喘最容易发作。此气温正值季节交替，即春末夏初和夏末秋初时。不同类型的哮喘，易发季节也有不同，花粉吸入型哮喘好发于春秋季，感染型多发于冬季，混合型在秋冬季和夏季均可发作。

空气湿度的变化对哮喘发病也有影响，湿度过高或过低对患者均不利，最适宜的相对湿度为60%～70%。一方面，湿度过高可影响人体体表水分的蒸发，为促进水分的排出，人体只能通过加快呼吸频率来代偿，结果加重了气道的阻力，容易诱发哮喘。另一方面，湿度太高能促进细菌的繁殖，有利于尘螨的滋生，这些致病微生物侵入气道后也容易诱发哮喘。病毒或者细菌的感染会使哮喘的发作变得更加难以控制。相反，湿度过低时，可使呼吸道黏膜干燥，气道上皮细胞损伤，上皮表面的纤毛运动障碍，则会影响到气道的排痰排异功能，也能加重病情。

气压对哮喘的发作也有一定的影响。目前认为气压过低，对哮喘患者不利。低气压可使各种变应原如花粉、尘螨、动物皮毛、细菌、灰尘与工业性刺激物不易向高处飘逸扩散，而易于向低处散落被吸入呼吸道。气压骤然降低时可使支气管黏膜上的细小血管扩张，气管分泌物增加，支气管管腔变得狭窄，易发生气管痉挛而激发哮喘。

2. 治疗

对于哮喘的治疗，有一个简便易行的方法，那便是对手部反射区进行按摩。

（1）咳喘点是治疗哮喘病的特效反射区，哮喘发作时，首先刺激此处。具体方法：用热灼法。用艾炷熏咳喘点，当患者手感到灼热时抬离一下，然后再进行下一次热灼。每次持续 3 ~ 5 分钟为 1 个疗程。反复多次，疗效显著。

（2）刺激呼吸区和肺穴。呼吸区位于手掌拇指丘外侧，刺激方式与咳喘点稍有不同，只需对其进行轻柔按摩、指压等。这两个反射区对于预防哮喘是非常有效的。

慢性支气管炎

支气管炎是由炎症所致的呼吸系统疾病，分为急性和慢性两种类型。急性支气管炎是由于病毒、细菌感染，物理和化学性刺激或过敏反应等支气管黏膜造成的急性炎症。本病多发于寒冷季节，受凉和过度疲劳均可削弱上呼吸道的生理性防御机能，造成感染得以发展的机会。一般感染急性支气管炎的人，先有鼻涕、流涕、咽痛、声音嘶哑等上呼吸道感染症状。全身症状较轻微，仅有头痛、畏寒、发热、肌肉酸痛等。

咳嗽为主要症状，开始为干咳，伴有胸骨下刺痒闷痛，痰少。1 ~ 2 天后咳嗽松动，痰由黏液转为黏液脓性。在晨起、晚睡体位变化时，或吸入冷空气及体力活动后，有阵发性咳嗽。

慢性支气管炎是由于感染或非感染因素引起气管黏膜的炎性变化，黏液分泌增多，临床出现咳嗽、咳痰、气急等症状。早期症状轻微，多在冬季发作，晚期炎症加重，炎症可常年存在。病情进展可并发肺气肿、肺动脉高压、右心肥大等疾病。

本病以咳嗽、咳痰和气急为主要临床表现。多发生于中老年人，尤以嗜烟者为甚。其病因有污染、感染、吸烟、过敏、自主神经紊乱等诸多因素。轻者仅有轻微咳嗽和少量黏痰，重者咳嗽剧烈、痰量多。继续发展则终年咳嗽不断，尤以清晨和夜间为重。四季均发，但以冬季为甚。若伴有感染则痰变黄。本病若控制不住，多发展成肺气肿，甚至肺心病。

目前临床上无治疗慢性气管炎的特效药；自我按摩可缓解症状，提高免疫力，控制复发率。

具体的治疗手法如下。

（1）擦胸骨：取坐位或仰卧位，用大鱼际紧贴胸骨柄，上下来回擦动，约 2 分钟。

（2）擦侧头，揉风池、揉颈肌：取坐位，二、三、四、五指半弯曲成弓状，从太阳穴至风池穴，用四肢的指腹用力擦侧头，来回 20 余次后，在风池和颈后肌群揉捻，约 2 分钟。

（3）按揉梁门、气海、关元：取坐位或仰卧位，用掌根分别在梁门、气海、关元穴揉动，每穴 1 分钟，以有热感为宜。

（4）揉肺俞、肾俞：取坐位，闭目宁神，用双手中指，揉捻两侧肺俞约 2 分钟；然后，双手放于腰部，用双拇指点揉两侧肾俞穴约 2 分钟。

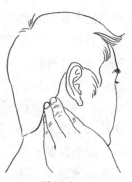

擦侧头

（5）拿合谷、曲池：用一手拇、示二指分别拿捏另一手的曲池、合谷穴，各 2 分钟。

在日常生活当中，慢性支气管炎患者的饮食宜清淡，平时可多食富含维生素和矿物质的食物，如蔬菜（萝卜、白菜、茄子、西红柿、冬瓜、丝瓜等）、水果（梨、橘子、柚子等）、坚果（核桃、杏仁）等；鱼类、鸽肉及猪、牛、羊的内脏，宜常吃；常吃米、面及各种杂粮，以全面获取各种人体所需的营养成分；宜经常饮用绿茶（但不宜太浓），因为茶叶中所含的茶碱能兴奋交感神经，扩张支气管，缓解咳喘症状。

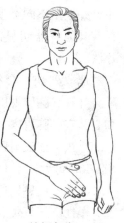

按揉气海

慢性支气管炎患者应忌食辛辣刺激性食物，如辣椒、大蒜、生葱等；彻底戒烟；忌饮白酒等烈性酒；忌食各种海鲜，如虾、蟹等；忌食油腻、煎炸食物。

平时还要注意合理调节室温，预防感冒，冬季室内温度不宜过高，否则与室外温差大，易患感冒。夏天，不宜贪凉，使用空调温度要适中，否则出行易患热伤风诱发支气管炎发作，流感流行季候，尽量少到人群中去，大量出汗不要突然，以防受凉，注意随季候改变增减衣服，老年人可注射流感疫苗，减少流感感染机会。

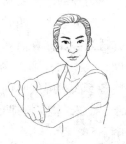

拿曲池

咳　嗽

咳嗽是秋冬季节的常见病症，也是人身体的保护性反应，如吃饭时不小心，米粒呛入喉管时可通过剧烈的咳嗽将异物排出；再有发生气管炎、肺炎时，通过咳嗽、咳痰，可以把肺内的细菌及组织破坏产物排出体外。

咳嗽是人体清除呼吸道内的分泌物或异物的保护性呼吸反射动作。虽然有其有利的一面，但剧烈长期咳嗽可导致呼吸道出血。正确区分一般咳嗽和咳嗽变异性哮喘，而对于咳嗽的治疗如果用药不当的话，不仅不能够止咳，反而会加重病情。

作为肺、支气管和气管等脏器病变的常见症状之一，咳嗽常见于急、慢性气管炎，哮喘，肺气肿，肺炎等疾病中。咳嗽虽多由肺、气管和支气管疾患所引起，但其他脏腑病变也可累及肺、气管和支气管而发生咳嗽。咳嗽一症与肺、脾、肾三脏关系最为密切。

手部按摩止咳化痰有较好的效果。治疗时主要以宣肺、健脾、补肾为主，并根据不同类型的咳嗽进行适当的加减。如果患者症状较为严重，并伴有其他脏器明显的病变，应考虑药物治疗为主，手部按摩可作为辅助疗法。

选取列缺、合谷、外关、内关等穴位；肺、肾、脾、输尿管、膀胱、喉与气管、胸腺淋巴结、上身淋巴结、肾上腺、胸腔呼吸器官区等反射区和心肺穴、脾胃穴、肾穴等反射点。

点按上述反射区各 200 次。拿捏上述经穴各 50 次，掐按上述反射点各 300 次，每天按摩 1～2 次，5 天为 1 个疗程。

注意：由感冒所致的咳嗽，按摩至咳嗽停止后，再按摩 2 周，以巩固疗效。慢性支气管炎、哮喘、肺气肿等肺系疾病和其他脏器所致的咳嗽，按摩作为辅助疗法要长期使用。

咳嗽患者，四时起居要顺应气候，谨防受寒，调适饮食，戒绝烟酒，并适当参加体育锻炼，以增强体质，提高抗病能力。慢性咳嗽，在缓解期间，应注意补虚固本，防止复发。气功锻炼也有帮助，可练习深呼吸，早晚各 5 次，屏气时间不要过长；另有"练精法"配合习练，效果更好。即于早上未起床时，叩齿 27 遍，再以舌上下搅动口腔 3 遍，令津满口，然后咽下。

俗话说："三分治，七分养。"对咳嗽的治疗，应加强饮食调护，注意食补养肺。可以适当进食一些养阴生津之品，如百合、蜂蜜、梨、莲子、银耳、葡萄，及各种新鲜蔬菜等柔润食物，少吃辛辣燥热之品。银耳大米粥、莲藕大米粥、山药大米粥、大枣银耳羹，调入适量白糖或冰糖可供选用。

绝大部分咳嗽是由于呼吸道疾病引起的，因此预防呼吸道疾病是防治咳嗽的关键。预防措施有以下几种。

（1）加强锻炼，多进行户外活动，提高机体抗病能力。

（2）气候转变时及时增减衣服，防止过冷或过热。

（3）经常开窗，流通新鲜空气。家人有感冒时，室内可用醋熏蒸消毒，防止病毒感染。

（4）及时接受预防注射，减少传染病发生。

（5）感冒流行期间可服中药预防。

第五节

缓解8种消化系统症状

腹 泻

腹泻，就是俗称的拉肚子，这是一种非常常见的临床症状，是指排便次数增多。大便稀薄，甚至泻出如水样而言。腹泻超过2个月的则称为慢性腹泻。

身体再好的人，经常腹泻也会对身体健康产生很大的影响。通常情况下，如果一天去三次以上的厕所就应当算是腹泻了。很多人都认为腹泻算不上什么大病，可能很快就好了，或者说有一点腹泻也是可以承受的。其实腹泻对身体的损伤也是不小的，严重的腹泻可以引起脱水，对老年人和儿童来讲，腹泻更是会引起很多不良的反应。

所以一旦出现了腹泻的情况首先就要找到什么是引起身体腹泻的原因，到底是因为吃了不容易消化的东西，还是因为着了凉。如果是因为这两个原因引起的腹泻的话，首先要避免的就是再吃难以消化的食物，或者是注意胃肠的保暖。其次就是要在足底的反射区寻找治疗腹泻的地方，一般当趴在床上的时候，两个脚的脚后跟便会直接露出来，然后在脚跟中间又靠近里面的位置，对腹泻的反射区进行寻找，用一个比较细又比较硬的东西充当探具，一下一下地点按足跟的区域，直到出现了一个非常疼的地方，这个位置便是腹泻的反射区。一般情况下，在对这个位置按压了几十次的时候就会感觉到肚子没有以前那么难受了，腹泻也就开始减缓，根本用不着去那么多次的卫生间了。这个地方便是人体的止泻点。一般来说人体的止泻点会比任何药物都管用得多，它能够直接到达有问题的地方，在内部起效，所以对这个位置多进行几次按压一定会将腹泻止住。

除了按压反射区的方法，还有几个非常有效的方式可以缓解腹泻。一个是摩腹，这个需要从左下腹开始，逆时针进行缓慢的按摩，直到腹部能够感到暖暖的温热，再继续摩挲。按摩的时候要让手掌保持一定的柔软性，令其跟随着手腕进行不断的移动，这个时候力量便会慢慢地渗透进腹部的肌肤之中。然后再进行穴位的按压，选取比较重要的足三里、天枢，还有气海和关元。足三里是治疗腹泻比较有效的一个穴位，因为它的功能作用比较多，所以现在也把足三里作为一个养生保健的穴位。在遇见腹泻的时候，按压足三里是能够让腹泻很快止住的。关元有温阳的作用，受凉而引起的腹泻通过它来治疗最有效果，气海能够补气，对于老年人的习惯性腹泻，气海具有比较好的效果。而天枢就是大肠经的总枢纽，无论是胃肠道出现了腹泻还是便秘，都要选用天枢穴进行治疗。

另外，腹泻还可以通过手部按摩的方法来治疗调理。选取的经穴为三间、合谷、温溜等，选取的反射区则包括肾、输尿管、膀胱、肺、脾、胃、小肠、大肠各区、十二指肠、肝、胆、上身淋巴结、下身淋巴结等。

推按或点按上述反射区各 100~300 次；按揉三间、合谷、温溜各 50次。每天按摩 1~2 次，10 天为 1 个疗程。通过手部按摩进行治疗往往需要持续 3~4 个疗程。等大便完全成形以后，仍需巩固 1~2 个疗程，然后改为隔天进行 1 次，操作次数减半。

另外，平时还要注意自己的饮食习惯，尤其是到了夏季，吃凉的东西和生的东西就会比较多，这时候就要特别保护自己的胃肠。不要因为不注意而让不卫生的东西进入口中，俗话说病从口入，最要当心的就是饮食上需要注意，否则就会反复地出现腹泻等现象。

需要注意的是，在腹泻期间忌食含淀粉（山芋之类）和脂肪过多的食物，忌一切生冷刺激与不易消化的食品。患者应注意保暖，不要过度疲劳，饮食生活要有规律性。

便　秘

便秘之类的病症通常是不被人们所重视的，除非已经持续半个多月了还没能正常排便，才会想起来看医生。平时，大多数便秘患者也就是会买一些通用的药物，例如牛黄解毒片之类的来对自己进行医治。其实，产生便秘的原因各有不同，只有对症下药，才能产生疗效。如果随便乱吃药，很可能会增加体内的毒素，在一病不好的情况下，再来一病。

有很多人都是已经形成了顽固性的便秘，常年大便不通，自己也感到非常的难受。那么究竟怎样才能够彻底地解决常年的老毛病，让身体内的毒素都排泄出去呢。

在推荐治疗便秘的方法之前先介绍一个小技巧，那就是推按手指。每天沿着示指的根部向示指中间的方向进行推按，在推了几百次的时候，也许你就会发现肠蠕动好像变强了。这个手部的反射治疗可以帮助便秘患者改善便秘的情况，但是一般需要多次进行推按，并且坚持每天都推才会见效。有便秘的人可以留意一下这个方法，在有时间的时候经常双手互相推一下示指。

另外一个治疗便秘的重要方法就是揉肚脐。人体肚脐这个位置是神阙穴的位置，神阙穴对于人体来说是相当重要的，它被认为隐含着许多先天的信息，所以在日常的时候，多揉一揉肚子，点一点神阙穴会对身体十分有益。具体的方式是在肚脐的上边盖一层薄布，用手指一上一下地进行点按，然后再轻微地揉动，绕着肚脐慢慢揉动。随着点按和揉推，便秘状况就会有所改善。

另外在肚子上选择几个穴位进行点按也是有帮助的，例如天枢和中脘。其实按压天枢穴可以说是最好的排便方法，在临床上是治疗消化系统疾病的常用要穴之一，它具有调中和胃、疏调肠腑、理气健脾的作用。所以适当地在这个穴位处进行按压，就是解决便秘的最佳方法。

现在还有一个非常好的治疗便秘的办法，那就是给肠道洗洗澡，通过洗澡把体内的毒素都排出体外。那么便秘的人应该怎么给肠子洗澡呢，其实给肠子洗澡，只要在足底的反射区上做文章就可以了。因为双脚的足底有肠道的反射区，所以按照一定的顺序对这个反射区进行刮按就等于在给肠道洗澡。每天晚上用温热的水泡脚之后，先从右脚开始，升结肠到横结肠，然后是左脚的横结肠，再到降结肠，乙状结肠，直至肛门。依次对这些反射区进行刮按，最后将脚趾蜷缩，再在小肠的反射区域进行从上到下的刮按即可。

这种有次序的刮按足部反射区的方法有利于加速肠道的蠕动，当然一些排不出去的宿便也就会被清理出来。而即便是没有便秘的人这样的做，也会让肠道转弯处的垃圾清理出去的。但是需要注意的是，刮按的时候要遵守两点规则，一是力量要足够，另外是顺序要一定。保证了这两方面才会使身体出现真正的改变，便秘问题也就能够被轻轻松松地解决了。

需要注意的是，便秘患者平时应该多吃富含纤维素的食品，特别是要养成良好的大便习惯，定时排便。如果便秘是其他疾病的一个并发症，那么一定要去医院积极治疗原发病症。

痔 疮

痔疮是由肛管和直肠末端静脉丛曲张引起的，医学上分为内痔、外痔、内外混合痔。此病多见于坐立过久、经常便秘或妊娠者，以内痔、外痔或块状突出为主要症状，内痔便秘时会出现便血。痔疮患者平时除注意饮食、起居规律外，不妨做自我按摩，能为患者减轻痔疮带来的痛苦。

"十人九痔"这个说法可能是有些过于夸大，但是痔疮的确是大多数人都患有的一种常见病。现代得痔疮的人中有很大比例的一部分的病因都是便秘，所以痔疮的根源就在于习惯性便秘，当然坐久了也会使肛门局部的血液循环阻滞，从而把痔疮给坐了出来。

痔疮发作时也让很多人感到非常的困扰，因为对于这些人来说，得了痔疮本来就是一种非常难以启齿的事情，所以发作了就只能自己忍着，无论有多难受，都会一直坚持硬扛着，直到无法忍受时才会去医院进行治疗。可是即便是到了医院，治疗痔疮也没有什么特效方法。有的采用了手术治疗之后，没过多久就又复发了。所以就造成了对痔疮一忍再忍，忍不了也只能继续忍的状况。

痔疮容易复发的最根本原因还是因为没有解决局部的循环，气血不能够得以通畅，再加上饮食、生活习惯的刺激，就导致痔疮一而再，再而三地发作，并且愈演愈烈。那么得痔疮的人或者是痔疮的高危人群，是不是可以通过掌握几个治疗痔疮的特效方，在痔疮发作的时候便可以自己进行治疗，以减轻痔疮所带来的痛苦，如果没有出现痔疮，也能够用这些特效方对痔疮进行很好的预防呢？答案是，有的。

首先利用足部的反射区是公认的具有显著疗效的调节痔疮的方法，在足底肛门的反射区内重点寻找痛点，因为痔疮就是肛门这里出现了问题，所以直接在这里找问题就很简单了。一般痔疮患者都能够在肛门反射区找到一个明显的疙瘩，或者是发现明显疼痛的地方。这时记住要对这个地方进行强化的刺激，稍稍用力去进行按揉，顺时针按揉后再逆时针按揉。直到疼痛减轻了，或者是疙瘩消失了，痔疮的症状也就会减轻了。

除去足部反射区之外，针对痔疮还有一个非常重要的穴位——长强。长强是人体督脉上的第一个穴位，我们都知道督脉是从下至上穿行在背部

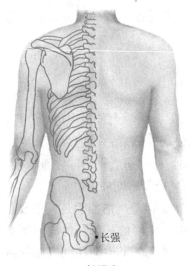

长强穴

中央的，它统领着人体的阳气。长强穴就在后背的正下方，是尾骨于肛门之间的中点，也就是俗称的尾巴尖与肛门的连线中间位置。长强是督脉上的第一个穴位，整个脉络的阳气都是从这个穴位发起的。那么为什么长强穴就可以治疗痔疮呢，这主要有两个重要的方面，一方面是因为长强对人体的阳气具有很强的刺激作用，当人体的阳气振奋了，各个部位的循环也就会加速，代谢提速了，导致痔疮的很多病因也就得到了根治。还有一方面就是长强可以说是离肛门最近的一个穴位，刺激长强就会迅速地刺激到肛门周围的组织，那样的话，痔疮的疼痛就可以明显地降低，甚至是消失。

对长强穴进行刺激的时候要借助推拿按摩的方法，以为"长强为纯阳初始"，当局部的阳气没有振奋的时候，可以用手法来刺激它并令它变得强壮起来。在很多武侠小说当中都有打通任、督二脉的说法，先不说任、督二脉打通这种说法是否正确，就是在道家练习小周天的养生健体中，也会重视起始的位置长强的。

具体是怎样对这个穴位进行按摩并令其发挥作用的呢？其实很简单。每天晚上在睡觉之前，可以趴在床上，先把双手搓热，然后用保持着一定热度的双手沿着腰椎向长强穴的方向进行推按，一边推一边搓。反复地推按要达到一百次以上，这样就会对长强以及肛门周围产生足够的作用，每天进行一刻钟，让长强穴感到温热，这样逐渐地身体的气血升降也就顺畅了，痔疮慢慢就会好起来。

另外还要嘱咐一句，无论采用哪种方法来治疗痔疮，都需要良好的饮食和生活习惯来进行配合，这就需要对那些不良的饮食习惯和生活习惯进行纠正。例如不要吃过辛辣的食物，养成一个按时排便的习惯等。这样对痔疮形成一个综合的调理，多管齐下，那么痔疮就再也不会成为难言之隐了。

食欲不振

每个人都想吃得香，但是现代人越来越觉得吃到嘴中的食物没有味道，也经常会感到到了应该吃饭的时候却说什么也没有胃口。简单地说这全都是食欲不振的表现，但是究竟是什么引起了食欲不振呢，这种食欲不振说麻烦不算麻烦，因为它不痛不痒，只是不想吃饭，也没有感到饥饿；说不麻烦可事实上又非常麻烦，在初期还只是在自己吃不下东西的时候，看着别人胃口大开而感到难受，等到这种状况持续久了就会感到自己的身体缺乏营养，疲劳消瘦等状况便都可能出现了。

有没有一种方法可以迅速地改善食欲不振的情况，让人食欲大增呢？在回答这个问题之前首先让我们再来进行一下细致的分析，看看这种食欲不振都是由哪些不同的原因造成的。

第一方面就是因为现在的生活水平提高了，物质也开始丰富，那么相应的，吃的好了，营养过剩的现象也就自然出现了，而且现代人普遍都缺乏运动，经常地坐在一处动也不动。这样就会使脾胃的功能一点一点地被蚕食，身体的精气也就开始逐渐地下降。

另外一种情况则是由于情绪引起的，有很多人都是因为出现了极不愉快的事情，或者是悲伤忧郁过度，使身体非常的压抑，这样脾胃的功能也便受到了抑制，体内的阳气无法振奋起来。

综合这两种情况就可以总结出，现在的一些食欲不振都是因为对身体的两方面造成了影响，一个是脾胃的功能，一个是体内的阳气。

对于这两方面的原因，是有一个可以一箭双雕的解决方法的，那就是进行穴位按摩。

患者仰卧在床上，用四指慢慢按压巨阙。

巨阙位于腹部心窝的中央，胸骨下端向下 2 寸处。

然后再以同样的方式按压天枢。天枢位于肚脐外侧 2 寸处。发生便秘时，可以按摩大巨。大巨是治疗便秘的特效穴道，

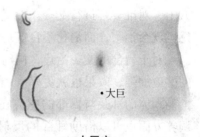

大巨穴

要对其进行充分的按压。大巨位于天枢下 2 寸，腹正中线旁开 2 寸。

这 3 个穴道刚好在心窝，肚脐旁边，下腹部，由左向右转，经过对这 3 个位于腹部的穴道进行按摩，可以强化胃肠功能。

对于食欲不振的情况，无论是哪种原因引起的，都应该适当增加每天的活动量。这样一方面能促进一些多余热量的消耗，使饥饿感更强，另一方面可以使身体内气血津液的运行加快，改善代谢瘀滞的现象。

恶心、呕吐

胃部有毛病的话就会出现恶心、干呕、闹肚子等不舒服的表现，尤其是在受寒之后，例如通常在每年的十月份里，人的胃部是最难受的。生活中有一些很传统的养胃方法，例如多喝稀粥，吃一些醪糟饭等。但是如果每天都喝稀粥或者吃醪糟，会让人感到无法长时间坚持下去。可不可以通过其他的方法来改善一下胃的功能呢。

这种方法就是艾灸，其实艾灸是一种很古老的方法。但是因为使用起来有一些局限性，有些人会认为味道太刺激，有些人会认为烟太重，还有些人会感到不好操作，经常烫到。但是对于改善胃的功能，艾灸还是效果非常明显的一种方法。

用艾条直接在中脘穴位置灸半个小时，或者是用暖水袋在中脘穴处捂半个小时。相对长期肠胃不适的人就要坚持调理，每隔几天就要艾灸一次，连续1个月左右就可以感到胃部舒适感增强了。

一些上了年纪的人会觉得胃肠的功能特别的差，吃什么也不消化，还会感到胃部经常地出现疼痛，或者是恶心干呕，闹肚子也是家常便饭了。这种情况就需要艾灸了，因为老年人一般都会阳气不足，而对寒凉的刺激就会非常敏感。所以在艾灸的时候一定要选择隔姜灸，选择比较新鲜的姜，切成合适的薄片，不要太薄，然后在姜片上扎几个孔，选在中脘穴和神阙穴上，对准姜片进行艾灸。随着姜的药气进入到体内，到达胃部，寒凉的感觉就会消失，而消化不良等现象就逐渐得到改善。

对于胃部的艾灸治疗，同时应该配合上足部的反射疗法，这样会使胃的感应加强，效果也就更好。

人体的耳朵与胃部的感应在反射区中应该是比较明显的，在对胃部的调养方面也可以借助耳部的反射点来治疗。因为对于胃病的话，在耳朵上会有特别明显的疼痛点，尤其是在一开始进行刺激的时候，通常都会难以忍受的疼痛。这时选择胃、食道、贲门、幽门、十二指肠的反射点进行整体的刺激，尤其是在胃反射点，即便是非常的疼痛，也要坚持一下，因为越疼痛说明胃病越严重。慢慢地刺激得耳朵都热乎起来了，胃部也会随即感到温热和舒服，这就是反射点在改善胃的功能。

因为大多数人对于贲门疼痛、胃的疼痛以及十二指肠的疼痛难以区分，疼痛的时候只知道是胃部不舒服，并不知道确切的位置。所以在采用耳穴治疗的时候，一定要将整个消化道的反射点都刺激到了，在哪个地方疼痛剧烈就多进行刺激。千万不要误以为只是胃的问题，就只在胃的反射点刺激，这样一旦出现偏差也很难找到问题出在哪里。

如果短时间的强刺激非常难以忍受的话，或者是自己难以下手，那就直接选择用王不留行子在反射点处贴豆。这样就用长时间的刺激，代替了短暂的点压。一般 3 到 5 天更换一次即可。

慢性胃炎

胃黏膜处出现的慢性炎症被称为慢性胃炎，这种病的病因未明，可能是由于营养缺乏，长期服用刺激性食物引起，也可能是急性胃炎胃黏膜的遗患，另外，口腔、鼻咽部慢性病灶的病菌或者是毒素吞入胃内等因素也都可能引起慢性胃炎。慢性胃炎的临床表现为起病缓慢，反复发作，脘腹胀痛，食欲减退、恶心、呕吐、嗳气等。

慢性胃炎在中老年人中尤为常见，并且随着年龄的增长，其发病率也会随之增高，本病多由于长期饮用烈性酒、吸烟、吃辛辣食物，或者是饮食失调，生活无规律、狼吞虎咽等，使粗糙食物损伤胃黏膜而导致。慢性胃炎，轻者可以毫无症状，只是会在胃部有一点饱胀的感觉，偶尔还会打嗝，如果逐渐发展下去的话，便有可能出现腹痛、腹胀、食纳不香、恶心欲呕、泛酸水、疲乏无力、消瘦，甚至还会有消化道出血的现象出现。慢性胃炎如果久患不愈的话，还有可能会发展成为溃疡或者癌变。

因此，如果出现了上面所说的这些症状的话，便一定要去医院进行彻底的检查，千万不能够掉以轻心。一旦确诊为慢性胃炎的话，除去使用药物之外，按摩也是一种极为有效的治疗方法。如果能够持之以恒地坚持进行按摩的话，仅用按摩疗法也是有可能将慢性胃炎治愈的。

具体有以下几种治疗方法。

（1）摩上腹：上腹是指肚脐以上的腹部。患者取仰卧位，以中脘穴为圆心，用掌根在腹部摩动大约 3 分钟。

（2）捏腹直肌：患者取仰卧位，两手分别从两旁夹住一侧的腹直肌，进行提拿，由上到下慢慢行进，一侧完毕后转为另外一侧，共持续 2 分钟。

（3）按揉曲池：患者取坐位，曲肘，以一手的中指指腹在另外一只手的曲池穴上进行按揉，按揉 1 分钟之后，再换另外一侧操作 1 分钟。

在手部还具有一系列的穴位和反射区、反射点，通过对这些部位进行

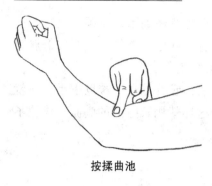

按揉曲池

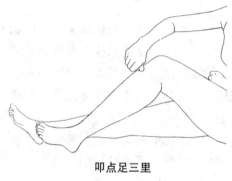

叩点足三里

刺激，同样可以辅助治疗慢性胃炎，并且具有较好的疗效，可以加强药物的治疗效果，明显改善症状，手部按摩具有疏肝理气、健脾和胃等功效。

（4）揉天枢：患者取仰卧位，两手的示指分别抵住腹部的天枢穴，开始稍微用力揉动，渐渐地开始加力，以自己能够忍受为度。大约进行2分钟。

（5）叩点足三里：取坐位，拇指在外握拳，用拇指的指间关节背敲击同侧的足三里穴位，每侧敲击1分钟，共敲击2分钟。

选取内关、间使、大陵、劳宫、合谷、中魁等穴位。

选取胃、肝、脾、十二指肠、小肠、大肠、胃脾大肠区、肾、输尿管、膀胱、肺、胆囊、胰腺等反射区和脾胃穴、肝胆穴、十二指肠穴、腰腹穴、肾穴等反射点。

按揉内关、合谷、中魁各100次；推按胃、肝、脾、胃、脾大肠区、肾、输尿管、膀胱、肺各100～300次；按揉脾胃穴300次。其余选穴作为备用穴，可依类别选择1～2组配合使用，每穴按摩50次。每天按摩1次，每2周为1个疗程。

在治疗的过程中宜少食多餐，进食容易消化并且无刺激性的食物。戒绝烟酒。

胃酸低且胃内菌量大者可口服抗菌药物，如庆大霉素、小檗碱、呋喃唑酮等。胃酸高者应用制酸剂，如复方氢氧化铝凝胶等。

萎缩性胃炎伴重度不典型增生患者，则需要考虑接受手术，通过手术来对病症进行治疗。

胃溃疡

胃溃疡是一种慢性的常见病，各个年龄段的人都可能患过本病，但是以45～55岁的患者为最多见，胃溃疡大多是由于不注意饮食卫生、偏食、挑食、饥饱失度或者过量进食冷饮冷食，或是嗜好辣椒、浓茶、咖啡等刺激性食物而造成的。

胃溃疡患者经常会有胃部泛酸、灼热等不适感觉，严重者还会恶心、呕吐、呕血、便血等，非常痛苦。

胃溃疡所引发的疼痛的特点是周期性、节律性、长期性，上午 11 点和下午 4 点左右发作，进餐后症状较轻。此病多发于春、秋两季，发作一段时间后可缓解，之后还会再次发作，周而复始。如果不进行治疗的话，便会长期不愈，因此该病不可等闲视之。严重者可并发胃穿孔、胃出血等疾病。

胃溃疡如果不能得到治愈的话，则有可能会反复发作，因此，治疗便是一个长期的过程。患者要在饮食方面多加注意，除此之外，还要注意，一定要配合医生进行治疗。

除去配合医生的治疗之外，胃溃疡患者还可以通过穴位按摩来进行自我治疗。

在治疗胃溃疡的时候，首选的穴位便是梁门穴。这个穴位位于上腹部。梁，就是横木的意思；门，则是出入的门户的意思。梁门穴有一个很大的作用就是用来治疗胃病，尤其是胃溃疡。胃溃疡是一种慢性病，需要长期疗养。所以，有胃溃疡病的患者可以按摩刺激梁门穴，可以选择在每天早晨还没起床的时候，在梁门穴上按揉 3 ~ 5 分钟，这样非常有助于巩固胃部的治疗效果。

梁门穴位于脐中上 4 寸，前正中线旁开 2 寸的位置。在通过这个穴位治疗胃溃疡的时候，一定要注意，要以沉稳的力量对本穴进行按压，以便能够使力道得以渗透。

施治时间为 3 ~ 4 分钟，每天进行 3 次左右。

由于胃溃疡是一种多发病、慢性病，并且非常容易反复发作，呈慢性经过，所以要想治愈胃溃疡，便需要一个较为艰难持久的历程。患者除去配合医护人员进行积极的治疗外，还应做好自我保健。

1. 必须坚持长期服药

由于胃溃疡是慢性病，且非常容易复发，所以要想使其完全愈合的话，必须坚持长期服药。

切不可在症状稍有好转的时候，便骤然停药，也不可以朝三暮四，服用某种药物刚过几天，见病状没有得到改善，便马上又换了另外一种药。一般来说，一个疗程要服药 4 ~ 6 周，疼痛缓解后还得巩固治疗 1 ~ 3 个月，甚至是更长的时间。

2. 避免精神紧张

胃溃疡是一种典型的身心疾病，心理因素对胃溃疡的影响很大。精神紧张、情绪激动，或者是过分忧虑都会对大脑皮层产生不良的刺激，使丘脑下中枢的调节作用减弱或者是丧失，从而引起自主神经功能紊乱，不利于食物的消化和溃疡的愈合。保持轻松愉快的心情，是治愈胃溃疡的关键。

3. 讲究生活规律，注意天气变化

胃溃疡病人的生活要有一定的规律，不可以过分疲劳，劳累过度不但会影响食物的消化，还会妨碍溃疡的愈合。溃疡病人一定要注意休息，生活起居要有规律。溃疡病发作与气候变化具有一定的关系，因此溃疡病病人必须注意气候的变化，根据天气的冷暖，及时添减衣被。

4. 注意饮食卫生

不注意饮食卫生、偏食、挑食、饥饱失度或过量进食冷饮冷食，或嗜好辣椒、浓茶、咖啡等刺激性食物，均有可能会导致胃肠消化功能紊乱，不利于溃疡的愈合。平时注意饮食卫生，做到一日三餐定时定量，饥饱适中，细嚼慢咽，是促进溃疡愈合的良好习惯。

5. 避免服用对胃黏膜产生损害的药物

有些药物，如阿司匹林、地塞米松、泼尼松、吲哚美辛等，对胃黏膜都会有刺激作用，可能会加重胃溃疡患者的病情，所以应该尽量避免使用。如果因为疾病的需要而非得服用这些药物的话，或向医生说明，改用他药，或遵医嘱，配合一些其他的辅助药物，或是将这些药物放在饭后服用，以减少其对胃的刺激。

6. 消除细菌感染病因

以往认为胃溃疡与胃液消化作用有关，与神经内分泌机能失调有关，因而传统的治疗胃溃疡的疗法便是制酸、解痛、止痛。近年据有关学者研究发现，有些胃溃疡是由细菌感染引起的，最常见的是幽门螺杆菌。这类病人必须采用抗生素进行治疗。

消化不良

消化不良是一个医学术语，用于描述进食后的腹部不适。上腹正中部位的疼痛是消化不良的典型症状。消化不良是一种由胃动力障碍引起的对摄入的营养物质消化和吸收不足。消化不良患者常表现出腹泻、腹痛、腹

胀、体重减轻、饱胀、心灼热等，另外，患者常会因为胸闷、早饱感、腹胀等不适而不愿进食或尽量少进食，夜里也不易安睡，睡后常做噩梦等。

　　引起消化不良的原因可能是没有充分咀嚼，通常是由于吃得过快，咀嚼是消化过程中一个极重要的步骤，不充分咀嚼将影响消化的进行，降低消化的效率。也可能是由于进食过多，消化系统在一定时间内可以消化的数量是有限的，吃得越多，消化系统越难以应付。进食的同时饮用了大量的汤水，会稀释胃酸、消化酶和胆汁等负责消化的分泌液，消化液被稀释后，消化的效率降低，干扰了消化的过程。夜间消化系统也处于休息状态，因此深夜进食也常会引起消化方面的问题。此外，心理压力也会损害消化的功能。除此之外，胃、肠炎和精神不愉快、长期闷闷不乐或者是受到剧烈的精神刺激等均可引起消化不良。

　　发生了消化不良的话，未充分消化的食物便不能被吸收入血，大部分都滞留于消化道，无法转运到机体的细胞以产生热量，这便造成了热量不足。生命所必需的维生素和微量元素均来源于饮食，因此食物消化和吸收的障碍很可能会导致多种营养成分的缺乏。这些营养万分地缺乏便会带来影响深远的、长期的后果，从普通的疲劳，到增加患冠心病和癌症等疾病的风险。如果消化系统的工作效率不足，未消化或部分消化的食物就会在消化道残留、发酵并产生气体，从而出现胀气、多屁和腹部不适。消化不良还常常会导致便秘和腹泻，有时还会出现腹泻与便秘交替发作的现象。

　　消化不良是大致分成两种情况的，一种是吃的不合适了导致的短时间消化不良，另一种是长期的消化不良，吃什么都吸收不了。这两种情况看似是不一样的，但是分析起来都是因为人体的小肠出现了问题，所以导致吃不下什么东西，吃进去的东西无法消化，大便溏泄。所以抓住这个最关键的点就很容易解决消化不良的问题了。

　　在足部选择小肠和心脏的反射区，每天进行半个小时的刺激按摩，这样小肠的功能就可以得到恢复，当然消化不良的情况就得到调理了。一定有人会问，难道治疗消化不良就这么简单吗。其实消化不良还有其他的一些消化系统的疾病，最关键的就是慢慢地调理，方法都很简单，关键就是需要时间，让受伤害的脏器逐步地恢复到正常的水平，这里面当然也包括饮食上的调养。

第六节
解除 4 种神经系统疾病困扰

神经衰弱

神经衰弱症是一类以精神容易兴奋和脑力容易疲乏，常有情绪烦恼和心理症状的神经症性障碍。神经衰弱是由于长期情绪紧张和精神压力，使大脑精神活动能力减弱，病情迁延，时重时轻，病情波动。患者的性格特点是：胆怯，自卑，敏感，多疑，依赖性强，缺乏自信，任性，急躁，自制力差。社会心理因素是神经衰弱的主要病因。如工作学习负担过重、持续的精神过度紧张、考试压力大、学习目标超过实际能力、人际关系紧张、竞争激烈、亲属死亡和生活受挫等。社会心理因素是否会致病，取决于刺激的性质、强度和作用的时间，还与个人性格有关。神经衰弱症是一类以精神容易兴奋和脑力容易疲乏，常有情绪烦恼和心理症状的神经症性障碍。

一、临床症状

通过对患者讲述的症状范围进行归纳，可以看出神经衰弱的具体症状有以下几个方面。

1. 衰弱症状

稍微一活动，甚至是在早上起床后尚未开始活动的时候就会感到脑力和体力都十分不足，非常疲乏；工作或阅读时注意力不容易持续集中；记忆力差；但进行自己感兴趣的活动时却能拥有较好的精力。

2. 兴奋症状

有些病人表现得容易兴奋、容易激动；不能忍受通常的声、光刺激，还经常会因为一般的喧闹而烦恼或者是发脾气。但是这类症状一般都不会严重到影响社会生活的程度。

3. 睡眠障碍

白天的时候困倦欲睡，夜间则不容易入睡、多梦、易醒，需要经常服用安眠药才可以维持睡眠。

4. 其他躯体症状

最常见的为头昏、头痛、肌肉酸痛，夜间失眠后这些症状就显得更为严重。

5. 继发性焦虑

神经衰弱是比较迁延的疾病，患者经常会因为上述症状长期不愈而感到焦虑，甚至是产生继发的疑病或者抑郁症状。诱发因素明显而又能够及时获得治疗者，病程通常较短；个性或遗传因素较明显者病程便会较长。不过不管病程多长，患者的病情一般都会维持在某一水平而不发生进行性恶化。

二、按摩疗法

神经衰弱这种人人皆知并且病因尚不明确的精神系统疾病，为人们带来的痛苦是无尽的，甚至还会引起气促、胸闷、呼吸困难、腹胀、便秘或是腹泻等其他症状，所以，能够早日摆脱神经衰弱的束缚，便成了神经衰弱患者的心声。除去一些常规的治疗方法之外，神经衰弱还可以通过按摩疗法进行治疗。

1. 点攒竹、揉前额、按百会

取坐位或卧位，先用拇指抵住双侧攒竹穴，慢慢用手点约 1 分钟，以局部出现酸胀感为宜；继而用大鱼际揉法，施于前额部，约 2 分钟，最后双中指在百会处，用力揉捻 1 分钟。

2. 揉内关，神门

取坐位，以一手拇指指腹在另一手的内关、神门处揉动，各穴 1 分钟；然后再换另外一只手。

3. 五指拿头

张开五指，由前额部始，至后颈部，用力拿头，往返数十次。

4. 运腹

取坐位，示、中二指蘸清凉油或者酒精类，贴紧腹部皮肤，做弧形划动约4分钟，操作时，指力应透到皮下。

5. 点揉气海、关元

取坐位或者是仰卧位，用拇指或者示指抵住气海、关元穴，缓慢揉动，每穴大约揉动1分钟。

6. 按揉三阴交

取坐位，微弯腰，用双手拇指分别按住双三阴交穴，用力按揉约2分钟。

7. 滚涌泉

把一圆球或小木棍放在脚心下，来回搓动，每脚约2分钟。

除去治疗之外，神经衰弱患者在日常生活当中还要注意随时对自己的心理进行调节，这样才能从根本上降低神经衰弱的发作频率。

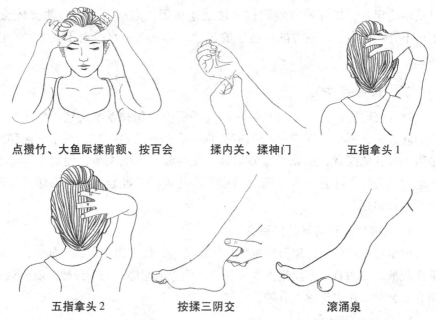

点攒竹、大鱼际揉前额、按百会　　揉内关、揉神门　　五指拿头1

五指拿头2　　　　　按揉三阴交　　　　　滚涌泉

三、自我调整法

神经衰弱患者具体要从以下几方面进行调整。

（1）正确认识自己：对自己的身体素质、知识才能、社会适应力等要有自知之明，尽量避免做一些力所不能及的事情，或避免从事不适合自己的体力和精神的活动。

（2）学会自我调节，加强自身修养，以适当的方式来宣泄自己内心的不快和抑郁，以解除心理压抑和精神紧张。家人及周围的人要努力给其创造一个和谐的环境，使其生活得以轻松、愉快，减少思想负担，有利于早日治愈。

（3）张弛有度，缓解工作压力：对于工作过于紧张、过于繁忙，或者学生学习负担过重以及生活压力很大的人，有必要进行自我调节，合理安排好工作、学习和生活的关系，做到有张有弛，劳逸结合，这样做还能提高工作效率。

（4）培养豁达开朗的性格：自己的脾气、性格一旦形成，一朝一夕是很难改变的。天下无难事，只怕有心人。只要你对培养良好的性格有心有意，良好的性格自然会对你有情有义。

（5）提倡顾全大局：凡事都要从大局出发，明事理、辨是非。在对人际关系进行处理的时候，应该做到严于律己、宽以待人，彼此之间相互理解和体谅，这样能够有效地防止人际关系紧张。在处理其他的诸如家庭关系、同事关系、邻里关系或者是上下级关系的时候，也应该这样。

坐骨神经痛

坐骨神经病变，沿坐骨神经通路即腰、臀部、大腿后、小腿后外侧和足外侧发生的疼痛症状群便是通常所说的坐骨神经痛。坐骨神经是支配下肢的主要神经干，所以坐骨神经痛又属于腰腿痛的范畴，有部分是由于腰椎突出压迫到坐骨神经所导致的。坐骨神经痛患者以男性青壮年多见，近些年来尤其常见于办公室工作人员和使用电脑时间过长的人群。

出现了坐骨神经痛症状的患者也不必太烦恼，因为这种病通过一些简单易行的按摩方法就可以得到有效的缓解，自己没事多做做按摩就会好很多。

坐骨神经痛在体内各种神经痛中居于首位，是常见病。坐骨神经痛患者往往表现在右腿疼痛，从大腿外侧到脚部，疼得厉害的时候一秒钟都坐不下去。中医认为"不通则痛"，坐骨神经痛就是经络不通造成的。大腿外侧只有胆经一条经络，所以可以说，胆经不通是造成坐骨神经痛的原因。所以在治疗上，疏通胆经才是根本。

具体疏通胆经的方法很简单，那就是拍打。胆经在人体的侧面，拍的时候从臀部开始一直往下就可以了，每天拍300下。

坐骨神经痛还是身体排出寒气时的症状之一。当肺排出寒气时，会使

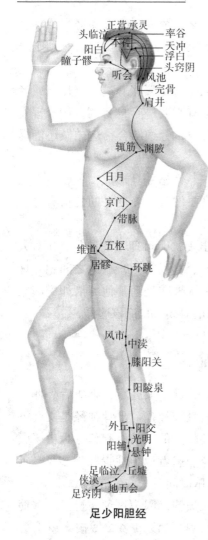

足少阳胆经

胆的功能受阻，当胆经受阻的情形严重时，就会造成胆经疼痛，也就是坐骨神经痛。由于疼痛是由肺热引起的，因此，按摩肺经可以疏解肺热，肺热消除了，胆经立即就不痛了。

当胆经发生疼痛时，按摩肺经的尺泽穴会感觉非常痛，压住正确的穴位后，停留在穴位 1 分钟可以立即止住疼痛。为减少发病的概率，平时可以经常按摩尺泽穴。每日睡前用热毛巾或布包的热盐热敷腰部或臀部，温度不可太高，以舒适为宜。

由于肺和胆的问题通常都不是短时间形成的，当发生胆经疼痛症状时，问题必定已经相当严重了。因此，不可能在短期内完全祛除疾病，必须先培养气血，气血能力达到相当充足的水平，人体才有能力逐渐祛除肺中的寒气。寒气祛除了，胆功能才能逐渐恢复。

许多坐骨神经痛的患者都可以清楚地诉述发病是与一次突然的腰部"扭伤"有关，如发生于拎举重物，扛抬重物，长时间的弯腰活动或摔跌之后。因此，当需要进行突然的负重动作前，应该预先活动腰部，尽量避免腰部"扭伤"，平时多进行强化腰肌肌力的锻炼，并改善潮湿的居住环境，这样就可以降低本病的发病率。

已经出现了坐骨神经痛的患者则更要注意自己的生活方式，努力为自己的康复创造条件。首先要注意改变生活方式，平时应多做康复锻炼；生活中尽可能避免穿带跟的鞋，重心的稍许前移都会使疼痛症状加重，有条件的可选择负跟鞋；日常生活中应卧硬板床，取平卧位，保持脊柱的稳定，减少椎间盘承受的压力。运动后要注意保护腰部和右腿，内衣湿后要及时换洗，防止潮湿的衣服在身上被焐干。出汗后也不宜立即洗澡，待落汗后再洗，以防受凉、受风。

偏头痛

偏头痛是反复发作的一种搏动性头痛，属于众多头痛类型中的"大户"。发作前常有闪光、视物模糊、肢体麻木等先兆，同时可能还会伴有神经、精神功能障碍。它是一种可逐步恶化的疾病，发病频率通常越来越高。

在生活当中，可能很多人都有过这样的经历：突然间莫名其妙地便出现了偏头痛，这种头痛发作起来非常痛苦，痛处可以局限在某一点，也可以是半个头，疼得厉害的时候甚至想用头去撞墙，吃药也不怎么管事。偏头痛患者不仅自己痛苦，连周围的亲朋好友也都跟着着急。

一、形成原因

一般来讲，造成偏头痛的原因共有以下几点。

1. 长期伏案或操作电脑造成了颈椎问题

办公室职员、教师、IT 职业者等白领人士是偏头痛的高发人群，他们的偏头痛很可能与长时间伏案或者是操作电脑而造成的颈椎肌肉紧张有关。

2. 封闭的办公环境所致

在办公的写字楼里面都安装有空调，为了保持办公室内温度的恒定，办公室的门窗总是紧紧关闭，这样就形成了一个密闭的办公环境，空气不流通，因为办公室内的设备如复印机、电脑和激光打印机在使用过程当中会产生高浓度的臭氧和有机废气；办公室内的装饰材料、空调系统会产生多种污染物质，这样就造成了办公环境空气质量的严重下降，还有空调机如果不经常清洗的话，里面可能会滋生细菌、霉菌和病毒，这些致病微生物随空调风进入办公室，使空气进一步混浊，长期处在这样的办公环境里，必然会导致身体抵抗力下降，偏头痛的发病概率也就大大地增加了。

3. 压力增大

白领群中出现的偏头痛，会在压力增大时显得尤为明显。这种偏头痛是由过分紧张造成的。

二、调整行为

针对以上这些造成偏头痛的主要原因，一定要注意在日常生活中对自己的行为习惯进行调整，这样才能防患于未然。

1. 注意不要"卑躬屈膝"

也许你从不在意你的坐姿，但是实际上由于坐姿不好而开始头痛或使头痛变得更厉害的例子非常多。如果你能抬起头，让头部和身体基本成一直线，身体各部分的肌肉就不容易疲劳。最好的解决办法就是经常改变姿势，每隔45分钟左右休息3~5分钟，哪怕只是在办公室里倒杯水，稍微活动一下也好。

2. 改善办公环境

为了减少头痛的发生，一定要注意开窗换气，空调定期清洗。在崇尚工作、生活快节奏的今天，人们总是习惯于"忍痛负重"，在此要提醒大家，一旦出现了偏头痛的症状要及时采取有效的治疗措施，只有这样才能拥有高品质的健康生活。

3. 别"压"出头痛来

不知大家有没有注意到，偏头痛往往是同焦虑、压力、紧张、疲倦同时出现的，尤其是压力太大的话更可以使人感到头痛。这种紧张性头痛通常是整个头部及颈部感到疼痛，而且很少只痛一边。如果你能把压力分散开来，让"忙"不要太忙，见缝插针地娱乐一下，肯定会有助你远离头痛。

三、自我按摩除头痛

除去这些预防措施之外，当偏头痛发作起来疼痛难忍的时候，便可以求助于自我按摩了，选择合适的按摩方式，可以帮助患者缓解痛苦。

1. 敲胆经

足少阳胆经走行在人体头部的侧面，正好经过偏头痛的位置，所以敲胆经可以使胆经的经络通畅，气血调和，这样可以缓解偏头痛的症状，长期坚持就可以治愈。

2. 揉穴位

每天清晨醒来后和晚上临睡以前，先推神庭，用双手拇指交替进行，从头发尖过神庭穴，直至入发际1寸，用力推10次；然后推太阳穴，双手拇指分别用力按住太阳穴，用力推到耳尖为止，共推10次；最后推头维穴，双手拇指分别用力推头维穴10次。连续数日，偏头痛可大为减轻。

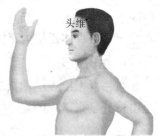

头维穴

3. 梳摩痛点

以手指代替梳子，放在头部最痛的地方，像梳头那样进行轻度的快速梳摩，每次梳摩一百个来回，每天早、中、晚饭前各做一次，可以促进局部血液循环，达到止痛目的。

除了在头上做按摩以外，你还可以通过手上几个特效点对症治疗。

在手上示指的第二指指关节，靠近拇指的一侧用指甲掐，专治前额痛；在中指的指关节桡侧掐，专治头顶痛；在无名指的尺侧掐，专治对侧头的颞部疼痛；在小指的尺侧掐，专治后脑勺疼。

不过，使用这个方法要遵循"左病右治、右病左治"的原则，右侧的偏头痛要靠左手的这些部位来治，左侧的偏头痛要靠右手的这些部位来治，不要做反了。

在此，还要提醒大家一点，眼睛的问题也可能是偏头痛的罪魁祸首。所以，偏头痛的患者最好先去验眼。如果验眼没什么问题，或者验眼后配上眼镜把视力矫正了，再用上述方法治疗偏头痛，效果就会很好。如此双管齐下，偏头痛自然也就销声匿迹了。

眩 晕

到目前为止，还没有人能说清楚眩晕症的真正成因，但却有无数人深受其害。中医认为，眩晕是由于风、火、虚、瘀引起清窍失养，从而出现头晕、眼花症状的一类病症。眩即眼花，晕是头晕，两都常同时并见，故统称为"眩晕"。通常被称为头昏眼花，是一种常见的症状。当它发作起来的时候，患者或感觉头晕目眩，或感觉天旋地转，轻者闭一会儿眼睛就好了，重者如坐舟车，站立不稳，同时还会伴有恶心、呕吐、出汗、面色苍白等症状。多数病人的病情时轻时重，兼见其他症状而持续很长一段时间。多见于高血压、动脉硬化、贫血、神经官能症、耳源性眩晕等疾病。

患有眩晕并且反复发作的患者，不宜从事高空或者水上作业。高血压者如突发眩晕，则应该考虑中风的先兆。

出现了眩晕症状的时候，一定要及时找医生查明原因，并积极治疗原发病，在对眩晕进行治疗的时候，还可以采用手部按摩作为辅助方法。

对眩晕症治疗有效的穴位主要在头部，包括睛明、印堂、太阳、听宫、翳风、风池、百会等。

找到这几个穴位后，就可以按照以上的顺序进行按揉。需要提起注意的是，在按揉睛明穴的时候，最好还连带着按揉一会儿眼睑；在按揉太阳穴的时候，最好还连带着推抹一下前额，这样的话，会收到更好的效果。

以上方法要反复进行，每次应坚持 10 分钟左右。

经过按揉之后，如果眩晕症状有所改善，就可以进行一些辅助治疗。对于眩晕症有辅助疗效的穴位有合谷、内关、外关、足三里、三阴交等。对它们进行按压时，没有什么顺序要求，时间长短不限，只要手法轻柔就行。

除去按摩治疗之外，眩晕患者在日常生活当中要注意饮食起居，调摄寒温，避免过度疲倦；定期测量血压，戒烟酒，慎房事，保持情绪稳定，避免精神刺激。眩晕发作时，宜平卧闭目，保持环境安静，饮食以清淡易消化为宜，少食多餐。具体来说，要从以下三个方面进行努力。

1. 要进行饮食调养

眩晕症病人的饮食应该富有营养，并且新鲜清淡。要多食蛋类、瘦肉、青菜及水果。忌食肥甘辛辣之物，如肥肉、油炸物、酒类、辣椒等。营养丰厚的食物，可以补充身体之虚，使气血旺盛，脑髓充实。对因贫血、白细胞减少症或慢性消耗性疾病所引起的眩晕症，尤应以营养调理为主。肥甘辛辣之品，能生痰助火，会使眩晕加重。因此，患高血压病、脑动脉硬化症的人应当谨慎食用肥甘辛辣之物。在眩晕症的急性发作期间，应该适当控制水和盐的摄入量。现代医学认为，这样可以减轻内耳迷路和前庭神经核的水肿，从而使眩晕症状得到缓解或者是减轻其发作。

2. 要进行精神调养

眩晕症病人的精神调养也是不容忽视的。忧郁、恼怒等精神刺激可致肝阳上亢或肝风内动，而诱发眩晕。因此，眩晕病人应该胸怀宽广，精神乐观，保持心情的舒畅和情绪的稳定，这对预防眩晕症发作和减轻其发作次数是十分重要的。

3. 要注意休息起居

过度疲劳或睡眠不足是眩晕症的诱发因素之一。不论眩晕发作时还是发作后都应该注意休息。在眩晕症急性发作期间应该卧床进行休息。如椎底动脉供血不足引起的眩晕，站立时症状会加重，卧床时症状便可减轻。卧床休息还能够防止因晕倒而造成的身体伤害。眩晕症病人保证充足的睡眠是非常重要的。在获得充足的睡眠之后，其症状便可以减轻或者是消失。再者，眩晕症病人应该尽量避免头颈进行左右前后转动。如有内耳病变，可因头位的改变影响前庭系统的功能而诱发眩晕。颈椎病患者进行颈部转动或者是仰俯时，可使椎动脉受压而影响脑部血液循环，这样的话脑供血不足便会诱发眩晕。声光的刺激也可能会加重眩晕，所以居室内宜安静，光线要暗淡。

第四章

刮痧速效自疗

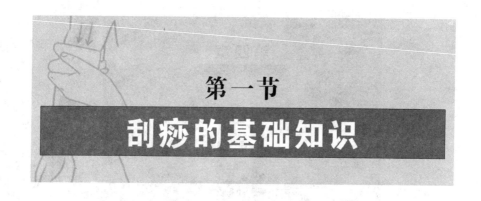

第一节
刮痧的基础知识

底蕴深厚的刮痧疗法

刮痧疗法可追溯到旧石器时代，人们患病时往往会本能地用手或石片抚摩、捶击体表某一部位，竟使疾病获得缓解。通过长期的发展与积累，逐步形成砭石治病的方法。砭石是针刺术、刮痧法的萌芽阶段，刮痧疗法可以说是砭石疗法的延续、发展或另一种存在形式。随着历史的演变和发展，医学书籍中逐渐出现了刮痧的记载。

传统的刮痧疗法主要适应证为痧病，所用工具有瓷器类（碗盘勺杯之边缘）、金属类（铜银铝币及金属板）、生物类（麻毛棉线团、蚌壳）等，刮痧部位为脊背、颈部、胸腹、肘窝。所用润滑剂为植物油类、酒类、滑石粉和水，在皮肤特定部位进行刮、挤、拍等手法，至出现紫黑色痧点为度的一种民间疗法。

随着刮痧技术的发展，中国刮痧健康法逐步兴起发展起来，它是在古代传统刮痧疗法的基础上发展演变而来的。中国刮痧健康法是以中医脏腑经络学说为理论指导，集针灸、按摩、点穴、拔罐等中医非药物疗法之所长，所用工具是水牛角为材料制作的刮痧板，对人体具有活血化瘀、调整阴阳、舒筋通络、调整信息、排出毒素、自家溶血等作用，既可保健又可治疗的一种自然疗法。它是中医学的重要组成部分，其内容包括刮痧方法、经络、腧穴及临床治疗等部分。刮痧由于具有适应证广、疗效明显、操作方便、经济安全等优点，已经越来越多地受到广大患者的欢迎。

中国刮痧健康法是在传统刮痧疗法基础上的继承发展。现代科技的发展使刮拭工具外部构造、表面光洁等方面更加适合人体各部位刮痧的需要，而且以水牛角为材料的刮痧板更加体现了刮痧自然之法的特点。水牛角质地坚韧、光滑耐用、加工简便，避免了金属类器械所造成的疼痛、易伤皮肤、产生静电等不良反应，亦避免了瓷器类、生物类器械易碎、不易携带等缺点，还避免了现代化学用品如塑料品给人体皮肤上造成的危害。

中国刮痧健康法不仅在刮痧工具选择上更为合理，更在刮痧手法上结合按摩、点穴、杵针等手法，使刮痧成为不直接用手便有按摩、点穴的作用，不用针刺入肉便可起到针刺的效果，不用拔罐器便有和拔罐类似的疗效。由于不断地完善和改进，中国刮痧健康法的治疗范围在传统刮痧疗法主要治疗痧病的基础上扩大，已能治疗内科、妇科、男科、儿科、外科、皮肤科、伤科、眼科等十一大类400多种病症。在理论方面，中国刮痧健康法是以中医脏腑经络学说为理论指导，较传统刮痧疗法之经验方法亦有系统提高。

刮痧疗法经过漫长的历史发展，已由原来粗浅直观单一经验的治疗方法发展到今天有系统中医理论指导，有完整手法和改良工具，适应病种广泛，既可预防保健又可治疗的一种自然疗法。中国刮痧健康法以其易学、易会、易行、疗效明显的特点必将为人类健康事业做出卓越的贡献。

刮痧疗法的作用机理

刮痧，是用刮痧板蘸刮痧油在人体选取一定的部位反复刮动，摩擦患者皮肤，以治疗疾病的一种方法。

刮痧是根据中医十二经脉及奇经八脉，遵循"急则治其标"的原则，运用手法强刺激经络，使局部皮肤发红充血，从而起到醒神救逆、解毒祛邪、清热解表、行气止痛、健脾和胃的效用。

刮痧施术于皮部对机体的作用大致可分为两大类，一是预防保健作用，二是治疗作用。

刮痧是如何预防保健的

刮痧疗法的预防保健作用又包括健康保健预防与疾病防变两类。刮痧疗法作用部位是体表皮肤，皮肤是机体暴露于外的最表浅部分，直接接触外界，对外界的湿、热、风、寒等毒邪起适应与防卫作用。皮肤所以具有这些功能，主要依靠机体内卫气的作用。卫气出于上焦，由肺气推送，先循行于皮肤之中，卫气调和，则"皮肤调柔，腠理致密"（《灵枢·本脏》）。健康人常做刮痧（如取背俞穴、足三里穴等）可增强卫气，卫气强则抵御外邪能力强，外邪不易侵表，机体自可安康。若外邪侵表，出现恶寒、发热、鼻塞、流涕等表证，及时刮痧（如取肺俞、中府等）可将表邪及时祛除，以免表邪不祛，蔓延进入五脏六腑而生大病。

痧是什么？刮痧时，刮板向下的压力会使微循环障碍部位瘀滞的血液从毛细血管壁的间隙渗出于血脉之外，暂留在皮下组织和肌肉组织之间，这些含有体内毒素的离经之血就是我们看到的痧。

刮拭瞬间所出现的痧迅速改变了血管腔内血液的瘀滞状态，减轻了血管腔内的压力，使含有营养物质的新鲜血液畅行无阻，也将代谢废物及时带走。局部组织不再受代谢废物瘀滞和新鲜营养无法获得之苦，就可维持良好的内循环和生命活力，远离疾病了。

机体在亚健康的未病状态或脏腑器官有病理改变时，相关部位的微循环均会有异常改变。只要出现微循环障碍，无论有无自觉症状，刮痧都可起到保健作用。

刮出之痧颜色逐渐变浅，最后消失，皮肤恢复正常颜色。刮出的痧哪里去了？用现代医学免疫学的理论来分析退痧的现象和过程：痧的消失不是毒素被身体吸收了，而是毒素被身体内具有免疫功能的细胞分解排出体外了。

痧是渗透到血脉之外，存在于组织之间、皮肤之下的离经之血。这些离经之血被身体视为异物，交给具有免疫功能的淋巴细胞及血液中的吞噬细胞来识别、化解，最终通过呼吸、汗液、尿液等途径排出体外。

免疫系统是身体的防卫部队，免疫力低下是身体生病的主要原因之一。而刮痧正可以增强免疫力，经常刮痧，清除痧的过程可以激发免疫系统的功能，使体内免疫细胞得到锻炼，排异能力增强，可以有效、快速地清除病理产物，提高机体的应激能力和组织创伤的修复能力。这是刮痧的另一个重要的保健作用，这一点对免疫机能逐渐下降的现代人尤为重要。

刮痧治病的科学机理

"痧证"是中医书上常见的病名。现代认为"痧"，就是用特定的工具在病人身上循经走穴刮拭后，皮肤很快出现一些紫红颜色，类似细沙粒的点，人们据此将其取名为"痧证"。"痧"就是体内毒素郁积、阻塞，一旦"不通"，病症便随之而来。"痧毒"由无法消化的食物或无法排出的代谢废物累积而成，人体痧毒郁积到一定程度，除了血液循环可能受阻外，还有许多液体的循环也可能受阻，如淋巴液、细胞外液、组织间液等。用西方医学的观点解释，一旦液体流动受阻，就容易产生慢性筋膜炎，会感觉局部肌肉僵硬。而刮痧就如同按摩，可以促进体内液体的循环，避免阻塞。

早在明代医学家张凤逵的《伤暑全书》中，对于"痧证"这个病的病因、病机、症状都有具体的描述。他认为，毒邪由皮毛而入，可以阻塞人体的脉络，阻塞气血，使气血流通不畅，毒邪由口鼻吸入的时候，就阻塞络脉，使络脉的气血不通。这些毒邪越深，郁积得越厉害，发病就越剧烈，对于这种情况，就必须采取急救的措施，即可以用刮痧放血的办法来治疗。

刮痧疗法就是将刮痧器皿在表皮经络穴位上进行刮治，刮出皮下出血凝结成像米粒样的红点为止，通过这种出痧的方式来排出体内毒素。刮痧后通过发汗使毛孔张开，痧毒（也就是体内毒素）随即排出体外，从而达到预防和治愈疾病、增强体质的目的。

刮痧疗法的六大治疗作用

刮痧的治病作用可表现在以下六个方面。

1. 活血祛瘀

刮痧可调节肌肉的收缩和舒张，使组织间压力得到调节，以促进刮拭组织周围的血液循环。增加组织的血液流量，从而起到"活血化瘀""祛瘀生新"的作用。

2. 调整阴阳

刮痧对内脏功能有明显的调整阴阳平衡的双向作用，如肠蠕动亢进者，在腹部和背部等处使用刮痧手法可使亢进者受到抑制而恢复正常。反之，肠蠕动功能减退者，则可促进其蠕动恢复正常。这说明刮痧可以调整脏腑阴阳的偏盛偏衰，使脏腑阴阳得到平衡，恢复其正常的生理功能。

3. 舒筋通络

肌肉附着点和筋膜、韧带、关节囊等软组织受损伤后，可发出疼痛信号，通过神经的反射作用，使相关组织处于警觉状态，肌肉的收缩、紧张甚至痉挛便是这一警觉状态的反映，其目的是为了减少肢体活动，从而减轻疼痛，这是人体自然的保护反应。此时，若不及时治疗，或是治疗不彻底，损伤组织可形成不同程度的粘连、纤维化或瘢痕化，以致不断地发出有害的刺激，加重疼痛、压痛和肌肉收缩紧张，继而又可在周围组织引起继发性疼痛病灶，形成新陈代谢障碍，进一步加重"不通则痛"的病理变化。

临床经验得知，凡有疼痛则肌肉必紧张；凡有肌肉紧张又势必疼痛。

它们常互为因果关系，刮痧治疗中我们看到，消除了疼痛病灶，肌紧张也就消除了；如果使紧张的肌肉得以松弛，则疼痛和压迫症状也可以明显减轻或消失，同时有利于病灶修复。

刮痧是消除疼痛和肌肉紧张、痉挛的有效方法，主要机理有：

一是加强局部循环，使局部组织温度升高，增加组织血液循环；

二是在用刮痧板为工具配用多种手法直接刺激作用下，提高了局部组织的痛阈；

三经脉的分支为络脉，皮部又可说是络脉的分区，故《素问·皮部论》又说："凡十二经络脉者，皮之部也。"皮部之经络的关系对诊断、治疗疾病有重要意义。《素问·皮部论》："皮者脉之部也，邪客于皮则腠理开，开则邪客于络脉，络脉满则注于经脉，经脉满则舍于府藏也。"这是指出病邪由外入内，经皮部积聚于经脉之中。通过用刮痧板为工具配用多种手法刺激皮部，刺激通过皮部传导到深部静脉之中，从而解除深部肌肉的紧张痉挛，以消除疼痛。

4. 信息调整

人体的各个脏器都有其特定的生物信息（各脏器的固有频率及生物电等），当脏器发生病变时，有关的生物信息也会随之发生变化，而脏器生物信息的改变可影响整个脏器系统乃至全身的机能平衡。

刮痧可以产生各种刺激或各种能量，并以传递的形式作用于体表的特定部位，产生一定的生物信息，通过信息传递系统输入到相关脏器，对失常的生物信息加以调整，从而起到对病变脏器的调整作用。这是刮痧治病和保健的依据之一。如用刮法、点法、按法刺激内关穴，输入调整信息，可调整冠状动脉血液循环，延长左心室射血时间，使心绞痛患者的心肌收缩力增强，心输出量增加，改善冠心病心电图的 ST 段和 T 波，增加冠脉流量和血氧供给等。如用刮法、点法、按法刺激足三里穴，输入调整信息，可对垂体、肾上腺髓质功能有良性调节作用，提高免疫能力和调整肠运动等作用。

5. 排出毒素

刮痧过程（用刮法使皮肤出痧）可使局部组织形成高度充血，血管神经受到刺激使血管扩张，血液及淋巴液流动增快，吞噬作用及清除力量加强，使体内包含毒素和废物的离经之血加速排出，组织细胞进一步得到营养，从而使血液得到净化，全身抵抗力得到增强，从而达到减轻病势，促进康复的目的。

6. 行气活血

气血通过经络系统的传输对人体起着濡养、温煦等作用。刮痧作用于肌表，使经络通畅，气血通达，则瘀血化散，凝滞固塞得以崩解消除，全身气血通达无碍，局部疼痛得以减轻或消失。

现代医学认为，刮痧可使局部皮肤充血，毛细血管扩张，血液循环加快；另外刮痧的刺激可通过神经-内分泌调节系统改变血管舒、缩功能和血管壁的通透性，增强局部血液供应而改善全身血液循环。刮痧出痧的过程是一种血管扩张渐至毛细血管破裂，血流外溢，皮下局部形成瘀血斑的现象，血凝块（出痧）不久即能溃散，起到自体溶血作用，这时候便形成一种新的刺激素，能加强局部的新陈代谢，有消炎的作用。

自家溶血是一个延缓的良性弱刺激过程，其不但可以刺激免疫机能，使其得到调整，还可以通过向心性神经作用于大脑皮质，继续起到调节大脑的兴奋与抑制过程和内分泌系统的平衡。

刮痧保健的五大特点

用刮痧治疗常见病有五大特点：简便；安全；疗效迅速；性价比高；应用范围广。下面逐一介绍之。

简便

所用工具简单：只需一块薄厚合适、材质无害、表面光滑、使用起来顺手的小刮痧板和适量润滑剂。

操作方法简单：只需掌握人体各部位的基本刮拭操作，随时随地可以进行，受限少。

安全

俗话说"是药三分毒"，刮痧不用针药，只需在皮肤表面刮拭身体的特定部位，就可达到改善微循环、活血化瘀、防治疾病的效果，对身体没有任何损伤，更不会出现由某些药物导致的副作用。

疗效迅速

"不通则痛，通则不痛"这是中医对疼痛病理变化认识的名言。"不通"指经络气血不通畅，实践证明，经络气血不通畅不仅可以引起疼痛，也是众多病症的原因。刮痧以出痧速通经脉的治疗方法可以形象地感知这句至理名言。刮拭过程中随着痧的排出，经脉瞬间通畅，疼痛及其他不适感立刻减轻，甚至消失。人们常常用立竿见影来形容刮痧的效果。

性价比高

刮痧只需一块板、一小瓶刮痧油即可，花费不过百元，疗效却很显著。特别是对于疼痛性疾病和神经血管功能失调的病症，效果迅速，对各种急、慢性病也有很好的辅助治疗效果。而且一次投资，多次享用。

适应范围广

目前刮痧已广泛用于治疗各种常见病，凡适用于针灸、按摩、放血疗法的病症均适应于刮痧疗法，以血液循环瘀滞为特征的各种病症更是刮痧的最佳适应证，而且对某些疑难杂症也有意想不到的疗效。

刮痧的器具

选择刮痧的工具

刮痧工具包括刮痧板和润滑剂。工具的选择直接关系到刮痧治病保健的效果。古代用汤勺、铜钱、嫩竹板等作为刮痧工具，用麻油、水、酒作为润滑剂。这些工具虽然取材方便，能起到一些刮痧治疗作用，但因其简陋、本身无药物治疗作用，均已很少应用。现多选用经过加工的有药物治疗作用并且没有副作用的工具。这样的工具能发挥双重的作用，既能作为刮痧工具使用，其本身又有治疗作用，可以明显提高刮痧的疗效。

1. 刮痧板

刮痧板是刮痧的主要工具。目前各种形状的刮痧板、集多种功能的刮痧梳子相继问世，其中有水牛角制品，也有玉制品和玛瑙制品。水牛角质地坚韧，光滑耐用，药源丰富，加工简便。药性与犀牛角相似，只药力稍逊，常为犀牛角之代用品。水牛角味辛、咸、寒。辛可发散行气、活血润养；咸能软坚润下；寒能清热解毒。因此水牛角具有发散行气，清热解毒，活血化瘀的作用。玉性味甘平，入肺经，润心肺，清肺热。据《本草纲目》介绍：玉具有清音哑、止烦渴、定虚喘、安神明、滋养五脏六腑的作用，是具有清纯之气的良药，可避秽浊之病气。古人常将玉质品佩戴在手腕、颈部及膻中部位，若将玉质刮痧板佩戴在膻中部位，不仅方便使用，通过其对局部的按摩和某些成分的慢性吸收，还可养神宁志，健身祛病。水牛角及玉质刮痧板均有助于行气活血、疏通经络而没有副作用。

刮痧板一般加工为长方形，边缘光滑，四角钝圆，弧度自然。刮板的两长边，一边稍厚，一边稍薄。薄面用于人体平坦部位的治疗刮痧，凹陷的厚面适合于按摩保健刮痧，刮板的角适合于人体凹陷部位刮拭。

水牛角刮板如长时间置于潮湿之地，或浸泡在水里，或长时间暴露在干燥的空气中，容易发生裂纹，影响使用寿命。因此刮毕洗净后应立即擦干，最好放在塑料袋或皮套内保存。玉质板在保存时要避免磕碰。

为避免交叉感染，最好固定专人专板使用。水牛角刮痧板可以使用1：1000的新洁尔灭、75%的酒精或者0.5%的碘伏擦拭消毒。玛瑙和玉制品的刮痧板，除了擦拭消毒外还可以使用高压或者煮沸消毒。

2. 润滑剂

刮痧治疗的润滑剂应为有药物治疗作用的润滑剂，这种润滑剂应由具有清热解毒、活血化瘀、消炎镇痛作用，同时又没有毒副作用的药物及渗透性强、润滑性好的植物油加工而成。药物的治疗作用有助于疏通经络，宣通气血，活血化瘀。植物油有滋润保护皮肤的作用。刮痧时涂以润滑剂不但减轻疼痛，加速病邪外排，还可保护皮肤，预防感染，使刮痧安全有效。比如活血润肤脂和刮痧活血剂两种。活血润肤脂的作用较为广泛，因为活血润肤脂为软膏制剂，不但润滑性好，涂抹时不会因向下流滴而弄脏衣服，易被皮肤吸收，活血润肤作用持久，特别适合于面部美容刮痧，可作刮痧和美容护肤两用。

刮痧板什么材质最好

常用的多功能刮痧板主要材料为砭石与水牛角两种，其结构包括面、厚边、薄边和棱角部分。治疗疾病用刮法时多用薄边，保健多用厚边，关节附近穴位和需要点按穴位时多用棱角刮拭。

1. 砭石刮痧板

（1）砭石质感非常细腻、柔和，摩擦皮肤时有很好的皮肤亲和力，受术者感觉非常舒服。

（2）砭石刮痧板刮拭人体皮肤时，可产生丰富的超声波脉冲，每刮拭一次可产生的平均超声波脉冲数可达3698次。科学研究表明，超声波有改善人体血液微循环、镇痛、改善心肌的血液供应、增加胃肠蠕动、抑制癌细胞生长、消除体内多余脂肪等作用。

（3）砭石具有极佳的远红外辐射能力，可增强人体细胞的正常机能，提高吞噬细胞的吞噬功能，使杀菌力、免疫力等均有所提高，能改善各种疾病引起的病变，延缓衰老；同时能改善人体血液微循环，从而可防治冠心病、高血压、肿瘤、关节炎、四肢发凉等病症的发生；砭石还能促进新陈代谢，使新陈代谢产生的毒素和废物迅速排出体外，减轻肝脏及肾脏的负担；砭石刮痧还具有能降低血液黏度，防止血栓形成的作用，可减轻胸闷、心悸、头昏、麻木等症状。

2. 水牛角刮痧板

（1）以天然水牛角为材料，水牛角本身是一种中药，水牛角味辛、苦、寒，所以水牛角具有清热解毒、凉血、定惊、行气等功效，对人体肌表无毒性刺激和化学不良反应。

（2）水牛角在中国古代以至现代南方少数民族地区均视为避邪祛灾之吉祥物，随身携带或刮拭皮肤都有避邪强身之功，为理想的强身祛病之佳品。

（3）水牛角的角质蛋白和人体肌肤蛋白大致相同，水牛角做成的刮痧板光滑柔润，皮肤感觉舒适。使用水牛角刮痧板刮痧时，与人体体表摩擦生热，可使水牛角刮痧板蛋白轻微溶解，还可起到滋养皮肤的作用。

刮痧的持板方法及手法

正确的持板方法是把刮痧板的长边横靠在手掌心，大拇指和其他四个手指分别握住刮痧板的两边，刮痧时用手掌心的部位向下按压。单方向刮拭，不要来回刮。刮痧板与皮肤表面的夹角一般为 30°~60°，以 45°角应用的最多，这个角度可以减轻刮痧过程中的疼痛，增加舒适感。

手拿刮板，治疗时刮板厚的一面对手掌，保健时刮板薄的一面对手掌。刮拭方向从颈到背、腹、上肢再到下肢，从上向下刮拭，胸部从内向外刮拭，力度要均匀。刮痧板一定要消毒。刮痧时间一般每个部位刮 3~5 分钟，最长不超 20 分钟。对于一些不出痧或出痧少的患者，不可强求出痧，以患者感到舒服为原则。刮痧次数一般是第一次刮完等 3~5 天，痧退后再进行第二次刮治。出痧后 1~2 天，皮肤可能轻度疼痛、发痒，这些反应属正常现象。

刮痧疗法的种类

刮痧方法包括持具操作和徒手操作两大类。持具操作又包括刮痧法、挑痧法、放痧法。徒手操作又叫撮痧法，具体为揪痧法、扯痧法、挤痧法、焠痧法、拍痧法。

刮痧法

刮痧法又分为直接刮法和间接刮法两种。

直刮法：指在施术部位涂上刮痧介质后，然后用刮痧工具直接接触患者皮肤，在体表的特定部位反复进行刮拭，至皮下呈现痧痕为止。

具体操作为：病人取坐位或俯伏位，术者用热毛巾擦洗病人被刮部位的皮肤，均匀地涂上刮痧介质。术者持刮痧工具，在刮拭部位进行刮拭，以刮出出血点为止。

间接刮法：先在病人将要刮拭的部位放一层薄布，然后再用刮拭工具在布上刮拭，称为间接刮法。此法可保护皮肤。适用于儿童、年老体弱、高热、中枢神经系统感染、抽搐、某些皮肤病患者。

挑痧法

术者用针挑病人体表的一定部位，以治疗疾病的方法。具体方法为：术者用酒精棉球消毒挑刺部位，左手捏起挑刺部位的皮肉，右手持三棱针，对准部位，将针横向刺入皮肤，挑破皮肤 0.2～0.3 厘米，然后再深入皮下，挑断皮下白色纤维组织或青筋，有白色纤维组织的地方，挑尽为止。如有青筋的地方，挑 3 下，同时用双手挤出瘀血。术后碘酒消毒，敷上无菌纱布，胶布固定。

放痧法

放痧法又分为"点刺法"和"泻血疗法"。

泻血疗法具体为：常规消毒，左手拇指压在被刺部位下端，上端用橡皮管结扎，右手持三棱针对准被刺部位静脉，迅速刺入脉中 0.5～1 分深，然后出针，使其流出少量血液，出血停止后，以消毒棉球按压针孔。当出血时，也可轻按静脉上端，以助瘀血排出，毒邪得泄。此法适用于肘窝、腘窝及太阳穴等处的浅表静脉，用以治疗中暑、急性腰扭伤、急性淋巴管炎等病。

点刺法，即针刺前先推按被刺部位，使血液积聚于针刺部位，经常规消毒后，左手拇、示、中三指夹紧被刺部位或穴位，右手持针，对准穴位迅速刺入 1～2 分深，随即将针退出，轻轻挤压针孔周围，使出血少量，然后用消毒棉球按压针孔。此法多用于手指或足趾末端穴位，如十宣穴、十二井穴或头面部的太阳穴、印堂穴、攒竹穴、上星穴等。

挑痧法及放痧法必须灭菌操作，以防止感染，针刺前消除患者紧张心理，点刺时手法宜轻、宜快、宜浅，出血不宜过多，以数滴为宜。注意勿刺伤深部动脉。另外，病后体弱、明显贫血、孕妇和有自发性出血倾向者不宜使用。为防止晕针，患者最好采取卧位，术后休息后再走。

揪痧法

指在施术部位涂上刮痧介质后，然后施术者五指屈曲，用自己示、中指的第二指节对准施术部位，把皮肤与肌肉揪起，然后瞬间用力向外滑动再松开，这样一揪一放，反复进行，并连续发出"巴巴"声响。在同一部位可连续操作6~7遍，这时被揪起部位的皮肤就会出现痧点。

扯痧法

扯痧疗法是医者用自己的示指、大拇指提扯病者的皮肤和一定的部位，使表浅的皮肤和部位出现紫红色或暗红色的痧点。此法主要应用于头部、颈项、背部、面部的太阳穴和印堂穴。

挤痧法

医者用大拇指和示指在施术部位用力挤压，连续操作4~5次，挤出一块块或一小块儿紫红痧斑为止。此种方法一般用于头额部位的腧穴。

焠痧法

用灯芯草蘸油，点燃后，在病人皮肤表面上的红点处烧燃，手法要快，一接触到病人皮肤，立即离开皮肤，往往可听见十分清脆的灯火燃烧皮肤的爆响声。适用于寒证。如见腹痛、手足发冷等。

拍痧法

用虚掌拍打或用刮痧板拍打体表施术部位，主要拍双肘关节内侧和膝盖或大腿内侧，或者是发病有异常感觉的身体部位，比如痛痒、胀麻的部位。

刮痧的疗程及实施步骤

刮痧的疗程

刮痧疗法属自然疗法。用刮痧板在皮肤表面进行治疗，刮痧板和润滑剂虽然有一定的药物作用，但二者只接触皮肤表面，起保护滋润皮肤、加强疏通经络、刺激全息穴区的效果，进入体内的药量微乎其微。因此，刮痧治疗无严格的疗程之分。在治疗刮痧时，为便于观察治疗反应及疗效，根据病情的轻重缓急，大致确定疗程如下：急性病两次治疗为一个疗程。慢性病 4 次治疗为一个疗程。

任何疾病的发生，都是经络气血运行失常，脏腑阴阳失调所致。经络学说是中医刮痧治疗的理论基础，以经络学说和全息诊疗学说为基础的经络全息刮痧法，广泛适用于临床各种病症。经络全息刮痧法采用刮拭皮肤的经络穴位和全息穴区为治疗手段，这种特殊的治疗手段使其对某些疾病有显著的疗效，这些疾病就是其最佳适应证。

治疗刮痧实施步骤

1. 选择工具

刮痧板应边缘光滑，边角钝圆，厚薄适中。应仔细检查其边缘有无裂纹及粗糙处，以免伤及皮肤。

2. 解释说明工作

初诊病人刮痧时，应先向病人介绍刮痧的一般常识。对精神紧张、疼痛敏感者，更应做好解释安抚工作，以便取得病人的积极配合。

3. 选择体位

应选择便于刮痧者操作，既能充分暴露所刮的部位，又能使患者感到舒适，有利于刮拭部位肌肉放松，可以持久配合的体位。

一般采取坐位，选用有靠背的椅子。刮腰背部，男士面向椅背骑坐，女士侧坐，使其身体有所依靠。刮胸腹部、上肢及下肢前侧采取正坐位。刮下肢后侧采取双手扶靠椅背的站立姿势，病情重或体力衰弱的虚证病人可采取卧位，根据刮拭部位的需要仰卧、俯卧或侧卧。被刮拭部位肌肉放松有利于操作。

4. 涂刮痧润滑剂

暴露出所刮拭的部位，在刮拭的经络穴位处涂刮痧润滑剂。使用活血润肤脂可从管口中挤出少量，涂抹在被刮拭部位，用刮板涂匀即可。如使用刮痧活血剂则将瓶口朝下，使刮痧活血剂从小孔中自行缓慢滴出，忌用于挤压。因刮痧活血剂过多，不利于刮拭，还会顺皮肤流下弄脏衣服。

5. 刮拭

手持刮板，先用刮板边缘将滴在皮肤上的刮痧润滑剂自下向上涂匀，再用刮板薄面约 1 寸宽的边缘，沿经络部位自上向下，或由内向外多次向同一方向刮拭。注意每次刮拭开始至结束力量要均匀一致，每条经络或穴区依病情需要刮 20 ~ 30 次。

刮拭要领与技巧

一次刮痧治疗的成功与否，刮拭要领是至关重要的，一次刮痧的疗效如何和刮拭要领是紧密联系的，我们主要介绍常用刮痧手法的刮拭要领。

按压力

刮痧时除向刮拭方向用力外，更重要的是要有对肌肤向下的按压力，须使刮拭的作用力传导到深层组织，才能达到刺激经脉和全息穴区的深度，这样才有治疗作用。刮板作用力透及的深度应达到皮下组织或肌肉，如作用力大，可达到骨骼和内肌。刮痧最忌不使用按力，仅在皮肤表面摩擦，这种刮法，不但没有治疗效果，还会形成表皮水肿。但人的体质、病情不同，治疗时按压力强度也不同。各部位的局部解剖结构不同，所能承受的压力强度也不相同，在骨骼凸起部位按压力应较其他部位适当减轻。力度大小可根据患者体质、病情及承受能力决定。正确的刮拭手法，应始终保持稳定的按压力。每次刮拭应速度均匀，力度平稳。

点、面、线相结合

点即穴位，穴位是人体脏腑经络之气输注于体表的部位。面即指刮痧治疗时刮板边缘接触皮肤的部分，约有 1 寸宽。这个面，在经络来说是其皮部；在全息穴区来说，即为其穴区。线即指经脉，是经络系统中的主干线，循行于体表并连及深部，约有 1 毫米宽。点、面、线相结合的刮拭方法，是在疏通经脉的同时，加强重点穴位的刺激，并掌握一定的刮拭宽度。因为刮拭的范围在经脉皮部的范围之内，经脉线就在皮部范围之下，刮拭有一定的宽度，便于准确地包含经络，而对全息穴区的刮拭，更是具有一定面积的区域。刮痧法，以疏通调整经络为主，重点穴位加强为辅。经络、穴位相比较，重在经络，刮拭时重点是找准经络，宁失其穴，不失其经。只要经络的位置准确，穴位就在其中，始终重视经脉整体疏通调节的效果。点、面、线相结合的方法是刮痧的特点，也是刮痧简便易学、疗效显著的原因之一。

刮拭长度

在刮拭经络时，应有一定的刮拭长度，为13～17厘米，如需要治疗的经脉较长，可分段刮拭。重点穴位的刮拭除凹陷部位外，也应有一定长度。一般以穴位为中心，上下总长度为13～17厘米，在穴位处重点用力。在刮拭过程中，一般一个部位刮拭完毕后，再刮拭另一个部位。遇到病变反应较严重的经穴或穴区，刮拭反应较大时，为缓解疼痛，可先刮拭其他经穴处。让此处稍事休息后，再继续治疗。

保健刮痧的应用范围

刮痧在中医理论的指导下可以进行宏观的中医定位诊断。与西医学的诊断不同，刮痧保健也可以对亚健康进行定位和定性。

不同的亚健康症状或不同的疾病，出痧和再现阳性反应的部位各异，同一种亚健康症状或同一种疾病，出痧和出现阳性反应的部位又有一定的规律性。这种规律性多与经络的循行分布，全息穴区的分布以及脏腑器官、经络的病理状态有直接的关系，掌握了这种规律，排除局部的病变，就可以根据出痧和阳性反应的部位来判断是否为亚健康或疾病的病位。

同一部位，痧象形态、疏密、深浅颜色不同的轻重程度有一定的规律性。皮下或肌肉组织发现有结节或条索状的阳性反应，不伴有疼痛感觉，提示虽然经脉气血瘀滞时间长，是以前病变的反应，目前没有症状表现。如果发现有结节或条索状的阳性反应，并伴有经脉气血瘀滞时间长，目前仍有炎症或症状表现。

刮痧后不同的阳性反应也反映了不同的病因，比如酸痛是气血不足的虚证，胀痛是气机运行障碍的气郁、气滞证；刺痛是血液运行障碍的血瘀证。根据痧的色泽、形态、多少，也可以判断人的体质、病因、病性等，因为这些都与人的健康状况有直接的关系。

通过痧象和阳性反应的变化可以了解病情的进退，判断刮痧调理的效果。

有时候痧象的形态可以反映病变的形态，如乳腺增生者、背部乳腺对应区痧象的形态，即提示胸部相对应部位乳腺增生的位置和形态，均匀的痧象提示乳腺弥漫性增生条索状或圆形痧斑提示乳腺条索状或结节状增生，痧的颜色越深，增生部位瘀血越严重。出痧不但可以判断乳腺增生的部位和程度，还可以迅速缓解症状。

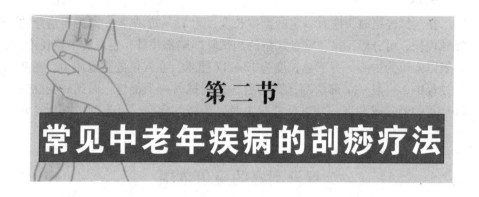

第二节
常见中老年疾病的刮痧疗法

内科疾病的刮痧疗法

1. 发热

发热是指体温升高超过正常范围，可见于多种疾病，诸如病毒、细菌、立克次体原虫、寄生虫所引起的各种传染病，身体局部感染，组织破坏或坏死等感染性疾病；药物反应，甲状腺功能亢进，神经性低热等非感染性疾病。经医生明确诊断、指导用药后，可用刮痧辅助退热。

【刮痧治疗】

头部：全息穴区——额中带、额旁一带（双侧）。

胆经——双侧风池。

背部：督脉——大椎至至阳。膀胱经——双侧大杼至肺俞。

上肢：大肠经——双侧曲池、合谷。三焦经——双侧外关。

肺经——双侧列缺。

下肢：肾经——双侧复溜。

2. 头痛

头痛是很多疾病都可以引起的一种自觉症状，局部疾病如颅内脑实质疾患、脑水肿、脑血管病后遗症、脑炎后遗症、脑血管疾患、脑膜疾患、近颅腔的眼耳鼻咽疾患；感染中毒性疾病如流感、肺炎、疟疾、伤寒、煤气中毒、尿毒症、菌血症；心血管系统疾病如高血压、动脉硬化、贫血、心脏病；机能性疾病如神经衰弱、偏头痛、精神紧张性头痛、癔症和癫痫后头痛。明确诊断后，均可照此刮痧治疗。

【刮痧治疗】

头部：全息穴区——额中带、额顶带后 1/3、顶颞前斜带下 1/3（患侧）。

经外奇穴——双侧太阳。

胆经——双侧曲鬓、风池。胃经——双侧头维。

督脉——百会。以其为中心，分别向前至神庭、向左右至耳上区、向后至哑门。

疼痛重者加阿是穴。

肩部：胆经——双侧肩井。

上肢：大肠经——双侧曲池、合谷。

3. 感冒

感冒是四季常见外感病，中医又有风寒外感、风热外感和暑湿外感之分。常见有头痛、发热、畏寒、乏力、鼻塞、流涕、打喷嚏、咽痛、干咳、全身酸痛等症状，部分患者还可出现食欲不振、恶心、便秘或呕吐、腹泻等消化道症状。

【刮痧治疗】

头部：全息穴区——额中带、额旁一带（双侧）。

督脉——百会至哑门。胆经——双侧风池。

大肠经——双侧迎香。

背部：督脉——大椎至至阳。

胸部：肺经——双侧中府。

上肢：大肠经——双侧曲池、合谷。

肺经——双侧列缺、尺泽。

下肢：胃经——双侧足三里。

4. 中暑

中暑是由于盛夏感受暑热所致，由于病情轻重程度之不同而症状表现各异。临床可见大量汗出、口渴、头昏耳鸣、胸闷、心悸、恶心、四肢无力、皮肤灼热，甚则猝然昏倒、不省人事。高温作业如出现类似症状可照此刮痧治疗。

【刮痧治疗】

头部：全息穴区——额中带、额旁一带（双侧）、额顶带前 1/3。

督脉——人中。

背部：督脉——大椎至至阳。

膀胱经——双侧肺俞至心俞。

小肠经——双侧天宗。

上肢：心包经——双侧曲泽至内关。

大肠经——双侧曲池、合谷。

下肢：膀胱经——双侧委中。

【药物辅助治疗】

（1）藿香正气水，十滴水，仁丹，千金消暑丸。

（2）口服补充淡盐水至少300～500毫升。

5. 咳嗽

咳嗽是呼吸系统疾病的主要症状之一。根据其发病原因，可概括分为外感咳嗽和内伤咳嗽两大类。外感咳嗽起病急、病程短，同时往往伴随上呼吸道感染的症状。内伤咳嗽病程长，时轻时重。本症常见于急慢性支气管炎、肺炎、支气管扩张、肺气肿、肺结核等疾病。

【刮痧治疗】

头部：全息穴区——额中带、额旁一带（双侧）。

背：督脉——大椎至至阳。

膀胱经——双侧大杼至肺俞。

胸部：任脉——天突至膻中。

前胸——由内向外刮拭。

肺经——双侧中府。

上肢：肺经——双侧尺泽、列缺。

大肠经——双侧合谷。

【药物辅助治疗参考】

（1）二陈丸：用于痰湿内停引起的咳嗽。

（2）二母宁嗽九：用于痰热壅肺引起的咳嗽。

（3）蛇胆川贝末：用于风热咳嗽、久咳痰多。

（4）橘红丸：用于肺胃湿热，咳嗽痰盛。

（5）枇杷止咳糖浆：用于伤风感冒咳嗽痰多。

（6）莱阳梨膏：用于肺燥咳嗽、干咳痰少。

6. 哮喘

哮喘是一种常见的反复发作性的呼吸系统疾病。喉中痰鸣声谓之哮，呼吸急促困难谓之喘。哮和喘常相伴发生，难以严格划分，故称为哮喘。支气管哮喘、喘息性慢性支气管炎、阻塞性肺气肿以及其他疾病所见的呼吸困难皆可照此刮痧治疗。

【刮痧治疗】

头部：全息穴区——额中带、额旁一带（双侧）、额顶带前1/3。

背部：督脉——大椎至至阳。

膀胱经——双侧大杼至膈俞。

奇穴——双侧定喘、气喘。

膀胱经——补刮双侧志室、肾俞。

胸部：任脉——天突至膻中。

前胸——由内向外刮拭。

肺经——双侧中府。

上肢：心包经——双侧曲泽经内关直至中指尖。

咳嗽加肺经——双侧尺泽至太渊。

痰多加胃经——双侧足三里至丰隆。

【药物辅助治疗参考】

（1）气管炎丸：用于老年性哮喘，支气管扩张，慢性支气管炎。

（2）痰咳净：用于急慢性支气管哮喘。

7. 肺炎

肺炎发病急剧，最常见的症状为寒战、高热、胸痛、咳嗽、咳吐铁锈色痰。体温可在数小时内升达39℃～40℃，持续高热，同时伴头痛、疲乏、全身肌肉酸痛。若病变范围广泛，可因低氧引起气急和发绀。部分肺炎患者伴有明显的消化道症状，如恶心、呕吐、腹胀、腹泻、黄疸等。

【刮痧治疗】

头部：全息穴区——额旁一带（双侧）、额顶带前1/3。

背部：督脉——大椎至至阳。

膀胱经——双侧风门、肺俞、心俞。

胸部：任脉——天突至膻中。

前胸——由内向外刮拭。

上肢：肺经——双侧尺泽、孔最。

大肠经——双侧曲池。

下肢：胃经——双侧丰隆。

【药物辅助治疗参考】

（1）清开灵：主治各种高热证，可清热解毒。

（2）清肺抑火丸：用于肺胃实热引起的咳吐黄痰、大便秘结。

（3）牛黄清肺丸：用于肺热咳嗽，喘促胸满，大便燥结。

8. 呃逆

呃逆是一种气逆上冲胸膈，致使喉间呃逆连声，声短而频，不能自制的症状。常见于胃肠神经官能症，或某些胃肠、腹膜、纵隔、食道的疾病。

【刮痧治疗】

头部：全息穴区——额中带、额旁二带（双侧）。

背部：膀胱经——双侧膈俞、膈关。

腹部：任脉——中脘，奇穴——双侧呃逆。

上肢：心包经——双侧内关。

下肢：胃经——双侧足三里。

久呃不止者加刮任脉——气海、关元。肾经——双侧太溪，用补刮法。

【药物辅助治疗参考】

（1）南瓜蒂4只，水煎服，连服3～4次。

（2）柿蒂10克，水煎服。

（3）刀豆子60克，炙后研末，每次服6克，日服2次。

（4）鲜姜、蜂蜜各30克，鲜姜取汁去渣与蜂蜜共调匀，1次服下。

9. 呕吐

呕吐是一种反射性动作，借以将胃中的内容物从口腔中突然排出，对人体是一种保护作用。中医认为因胃失和降、胃气上逆而导致的。

常见的神经性呕吐、急慢性胃炎、幽门痉挛或狭窄、先天性肥厚性幽门梗阻、不完全性幽门梗阻、胆囊炎、肝炎、腹膜炎、胰腺炎、百日咳、晕车晕船、耳源性眩晕等所出现的呕吐，在明确病因后，皆可照此对症刮痧治疗。

【刮痧治疗】

头部：全息穴区——额旁二带（双侧）、额顶带中1/3。

背部：督脉——至阳至脊中。膀胱经——双侧膈俞至胃俞。

腹部：任脉——天突、中脘。

上肢：心包经——双侧内关。

下肢：胃经——双侧足三里。脾经——双侧公孙。

10. 腹胀

腹胀为自觉腹部胀满，嗳气和矢气不爽，严重时则有腹部鼓胀膨隆的症状。常见于消化不良、肠功能紊乱、肠道菌丛失调、各类肠炎、肠结核、肠梗阻，慢性肝、胆、胰腺疾患，以及心肾功能不全等疾病。明确诊断后，皆可照此对症刮痧治疗。

【刮痧治疗】

头部：全息穴区——额顶带后 1/3、额旁二带（双侧）。

背部：督脉——大椎至命门。

膀胱经——双侧肝俞至胃俞，大肠俞至小肠俞。

腹部：任脉——上脘至下脘、气海。

胃经——双侧天枢。

下肢：胃经——双侧足三里。

肝经——双侧太冲。

11. 腹痛

腹痛是泛指胃脘以下，耻骨以上部位发生的疼痛，多与脾、胃、大肠、肝、胆等脏器有密切关系，诸如急慢性胰腺炎、急慢性肠胃炎、胃肠痉挛等皆可见此症。临床症状可由疾病的性质、部位的不同而表现各异。或腹痛剧烈，或腹痛绵绵，或脘腹胀痛等。在明确诊断后，均可照此对症刮痧治疗。

【刮痧治疗】

头部：全息穴区——额旁二带（双侧）、额顶带中 1/3。

背部：膀胱经——双侧脾俞至大肠俞。

腹部：任脉——中脘至关元。

胃经——双侧天枢。

上肢：心包经——双侧内关。

下肢：胃经——双侧梁丘、足三里至上巨虚。

12. 腹泻

腹泻也称泄泻，主要表现是大便次数增多，便质稀薄如糜，可像浆水样。秋冬季节多见。急慢性肠炎、肠结核、肠功能紊乱、慢性结肠炎、直肠炎、伤食泄、结肠过敏等，都可有腹泻出现，均可照此刮痧治疗。

【刮痧治疗】

头部：全息穴区——额旁二带（双侧）、额顶带后1/3。

背部：膀胱经——双侧脾俞至大肠俞。

腹部：任脉——中脘至气海。

胃经——双侧天枢。

下肢：胃经——双侧足三里至上巨虚。

脾经——双侧阴陵泉、公孙。

【药物辅助治疗参考】

（1）附子理中丸：用于虚寒性泄泻，受寒或进冷食发作加重者。

（2）肉果四神丸：用于早晨起床即泻者（中医称五更泄）。

（3）胡椒末和少量大米饭捣成药饼填入肚脐中，用胶布固定，24小时一换。

（4）艾条灸长强穴、神阙穴。每穴灸15分钟，每天灸1次。

13. 心悸

心悸是指病人自觉心慌不安，不能自主，或伴见脉象不调。一般呈阵发性，每因情绪波动或劳累过度而发作。本症可见于各种原因引起的心律失常，如各类心脏病、甲亢、贫血、神经官能症等。

【刮痧治疗】

头部：全息穴区——额中带、额旁一带（右侧）。

背部：督脉——大椎至至阳。

膀胱经——双侧心俞、胆俞。

胸部：任脉——膻中至巨阙。

上肢：心经——双侧阴惜至神门。

心包经——双侧郄门至内关。

下肢：心神不宁加胆经——双侧阳陵泉。

胃经——双侧足三里。

【药物辅助治疗参考】

天王补心丹，柏子养心丸，安神定志丸。

14. 失眠、多梦

失眠是指经常不能获得正常的睡眠而言。轻者入睡困难，或睡而不实，或醒后不能入睡；重者可彻夜不眠。本症可单独出现，也可与头痛、头晕、心悸、健忘等症同时出现。神经衰弱、神经官能症以及因高血压、贫血等引起的失眠、多梦均可参照本症刮痧治疗。

【刮痧治疗】

头颈部：全息穴区——额旁一带（右侧）、额顶带后 1/3、顶颞后斜下 1/3（双侧）。

胆经——双侧风池。

奇穴——四神聪、双侧安眠。

背部：膀胱经——双侧心俞、脾俞、肾俞。

上肢：心经——双侧神门。

下肢：脾经——双侧三阴交。

【药物辅助治疗参考】

（1）朱砂安神丸，天王补心丹。

（2）酸枣仁 15 克，焙焦为末，睡前顿服。

（3）炒枣仁 20 克，麦冬 10 克，共研细末，每服 6 克，睡前服。

15. 眩晕

眩晕以头晕眼花、恶心呕吐、耳鸣等为特征。可见于高血压病、脑动脉硬化、贫血、内耳性眩晕、神经衰弱等多种疾病。

【刮痧治疗】

头颈部：全息穴区——额中带、额顶带后 1/3、顶颞后斜带下 1/3（双侧）。

奇穴——四神聪。

督脉——百会至风府。

胆经——双侧头临泣、风池至肩井。

背部：膀胱经——双侧肝俞、肾俞。

下肢：胃经——双侧足三里。

脾经——双侧三阴交。

肝经——双侧太冲。

肾经——双侧涌泉。

【药物辅助治疗参考】

（1）天麻 10 克，钩藤 20 克，水煎服。

（2）泽泻 30 克，白术 10 克，水煎服。

（3）绿豆衣 6 克，桑叶 30 克，荷叶 30 克，水煎代茶饮。

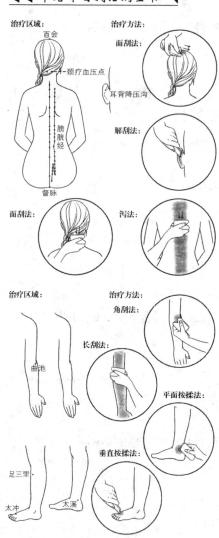

高血压刮痧

（4）白蒺藜 10 克，石决明 15 克，菊花 5 克，珍珠母 15 克，水煎服。

16. 高血压

凡动脉血压长期持续超过 140/90 毫米汞柱（18.7/12.0kPa）则称为高血压，分为原发性和继发性。原发性高血压占高血压患者的大多数，发病原因不明确；继发性高血压是指由某些明确疾病引起的高血压。

高血压常见头痛、头晕、耳鸣、失眠、心烦易激动、腰腿酸软等症。日久可导致心脏与心、脑、肾及眼底血管发生病变。无论是原发性高血压或继发性高血压，皆可照此刮痧治疗。

【刮痧治疗】

头颈部：全息穴区——额中带、额顶带后 1/3、额旁二带（左侧）。血管舒缩区。

督脉——百会至风府。

胆经——双侧头临泣至风池、肩井。

奇穴——双侧太阳、血压点。

背部：督脉——大椎至长强。

膀胱经——双侧肺俞至心俞。

上肢：大肠经——双侧曲池。

下肢：胆经——双侧风市。

胃经——双侧足三里。

肾经——双侧太溪。

肝经——双侧太冲。

【药物辅助治疗参考】

（1）牛黄降压丸，降压片，脑立清。

（2）夏枯草 20 克水煎，每日 1 剂，分 3 次服。

（3）草决明子炒黄捣成粗粉，每次用3克，加糖、开水冲泡服用，1日3次。

17. 低血压

凡血压偏低，自觉头晕、四肢乏力、心悸气短、不耐劳作者，皆可照此刮痧治疗。

【刮痧治疗】

头颈部：全息穴区——额中带、额旁一带（双侧）、额顶带后1/3。

督脉——百会。

奇穴——双侧血压点。

背部：膀胱经——双侧厥阴俞至膈俞、肾俞、志室。

胸部：任脉——膻中至中脘。

上肢：心包经——双侧内关。

下肢：胃经——双侧足三里。

脾经——双侧三阴交。

肾经——双侧涌泉。

【药物辅助治疗参考】

（1）生脉饮口服液。

（2）人参或西洋参3~5克，水煎连渣服。

18. 盗汗

睡而汗出，醒后即止叫盗汗，多为阴虚所致，可见于结核病、心脏病及虚损诸证。自汗和无汗也可照此刮痧治疗。

【刮痧治疗】

头部：全息穴区——额旁一带（右侧）、额顶带后1/3。

背部：督脉——大椎至至阳。

膀胱经——双侧肺俞至心俞。

奇穴——与大椎至至阳平行的双侧夹脊穴。

胸部：任脉——膻中。

上肢：心经——双侧阴郄。

下肢：脾经——双侧三阴交。

肾经——双侧复溜。

【药物辅助治疗参考】

六味地黄丸，中华鳖精口服液。

19. 中风

中风包括西医所说的脑梗塞、脑出血、短暂性缺血性脑血管病等。其轻者神志尚清，口眼歪斜，舌强语涩，半身不遂，情绪不稳。重者则见突然昏仆，神志不清，半身瘫痪，口歪流涎，舌强失语，并有生命危险。

【刮痧治疗】

头颈部：全息穴区——血管舒缩区、额中带、额旁一带（右侧）、额顶带后1/3、顶颞前斜带（对侧）。

督脉——百会至风府。

胆经——双侧风池至肩井。

背部：督脉——大椎、神道至至阳。

膀胱经——双侧风门至心俞。

胸腹部：任脉——膻中至鸠尾。

上肢：心包经——双侧曲泽至内关。

下肢：肝经——双侧太冲。

膀胱经——双侧京骨。

胃经——双侧丰隆。

【药物辅助治疗参考】

安宫牛黄丸，苏合香丸，清开灵。

20. **面神经麻痹**

本病有中枢性和周围性之分，可见一侧面部板滞、麻木、瘫痪，不能作蹙额、皱眉、露齿、鼓颊等动作，口角向健侧歪斜，漱口病侧漏水，进食常有食物停留于齿颊间，或眼睑闭合不全，迎风流泪。本病初起可见耳后、耳下及面部疼痛。周围性面神经麻痹、面肌痉挛可照此刮痧治疗。

【刮痧治疗】

头部：全息穴区——额中带、顶颞前斜带下1/3（双侧）。

奇穴——患侧太阳、牵正。

胆经——患侧阳白、风池。

大肠经——患侧迎香。

三焦经——患侧翳风。

胃经——患侧地仓至颊车。

上肢：大肠经——对侧合谷。

小肠经——对侧养老。

下肢：胃经——对侧内庭。

膀胱经——对侧昆仑。

【药物辅助治疗参考】

（1）葛根汤。天麻丸。

（2）活鳝鱼血外涂患侧。

（3）将白芥子捣为细末，蜜调制成膏药，贴敷于患侧太阳穴上。

21. 三叉神经痛

三叉神经痛主要表现为顽固性头痛，或面颊部疼痛。常突然发作，呈阵发性放射性电击样剧痛，如撕裂、针刺、火烧一般，极难忍受，可伴恶心呕吐，面色苍白，畏光厌声等。刮痧治疗时，可根据三叉神经眼支、上颌支和下颌支所支配不同区域的疼痛来选经穴区。

【刮痧治疗】

头部：全息穴区——额中带、额旁二带（左侧）、顶颞后斜带下 1/3（双侧）。

眼支：奇穴——患侧太阳。

膀胱经——患侧攒竹。

胃经——患侧头维。

胆经——患侧阳白。

上颌支：胃经——患侧四白。

大肠经——患侧迎香。

胆经——患侧上关。

下颌支：任脉——承浆。

胃经——患侧颊车、下关。

三焦经——患侧翳风。

上肢：小肠经——眼支加对侧后溪，上颌支加对侧阳谷。

下肢：胆经——下颌支加对侧侠溪。

【药物辅助治疗参考】

（1）麦角胺1片，每日3次，适宜发作时服用，不宜久服。

（2）镇脑宁，正天丸，复方羊角冲剂。

（3）全蝎2克，蚯蚓干3克，甘草2克，共研细末，分2次早晚口服。

（4）茶叶，生姜，红糖，先将茶叶，生姜水煎取汁，再兑入红糖，口服。

22. 胃病

胃痛又称胃脘痛，由外感邪气，内伤情志，脏腑功能失调等导致气机郁滞，胃失温煦与滋养导致。以上腹胃脘部疼痛为主症的病证。该病在消化系统中最为常见，人群中发病率最高，西医学中可见急慢性胃炎、消化性溃疡、胃痉挛等疼痛。

病因病机

（1）寒邪客胃。外感寒邪，脘腹受凉，寒邪内客于胃；过服寒凉，寒凉伤中，致使胃气不和收引作痛。

（2）饮食伤胃。饮食不节，暴饮暴食，损伤脾胃，内生食滞，胃气失和而疼痛；五味过极，辛辣无度，肥甘厚腻，饮酒如浆，则蕴湿生热、伤脾碍胃，脘闷胀痛。

治疗区域：　　　　　治疗方法：
面刮法：

阴陵泉
三阴交

足三里
丰隆

胃病刮痧

（3）肝气犯胃。忧思恼怒，情志不遂，肝失疏泄，气机阻滞，横逆犯胃，胃失和降而发胃痛。

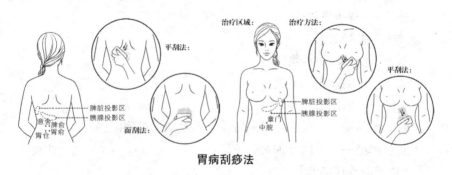

治疗区域：　　治疗方法：

平刮法：

脾脏投影区
意舍脾俞
胃仓　胃俞
胰腺投影区
面刮法：

章门
中脘
脾脏投影区
胰腺投影区
平刮法：

胃病刮痧法

（4）脾胃虚弱。素体禀赋不足或劳倦过度，或久病脾胃受损，或肾阳不足失于温煦均可引起脾胃虚弱，中焦虚寒，致使胃失温养作痛，或如《证治汇补·心痛》曰："服寒药过多，致脾胃虚弱，胃脘作痛。"

证候特征

胃痛根据其病因不同大体可分七型，其主要以胃脘部疼痛，常伴有食欲不振，痞闷或胀满，恶心呕吐，吞酸嘈杂为主要症状。除上述症状外，各型又有其显著特征，寒邪客胃型可见恶寒喜暖，得温痛减，遇寒加重；饮食停滞可见胀满拒按，嗳腐吞酸，或呕吐不消化食物，其味腐臭，吐后痛减；肝气犯胃型见胃部攻撑作痛，胸闷嗳气，喜叹息；胃热炽盛型见吞酸嘈杂、心烦、口苦或黏；瘀阻胃络型见胃痛如针刺，痛处固定；胃阴亏虚型可见胃痛隐隐，灼热不适，嘈杂似饥；脾胃虚寒型主要见胃痛绵绵，空腹为甚，得食则缓，喜热喜按，泛吐清水。

治疗

（1）寒邪客胃

取穴：中脘至脐中、内关、梁丘、足三里、公孙。

刮拭顺序：先刮腹部中脘至脐中重刮中脘，再刮前臂内关，然后刮下肢内侧公孙，最后从梁丘刮至足三里。

刮拭方法：泻法。

方义：胃之募穴中脘与下合穴足三里相配以疏调胃气止痛，内关、公孙是八脉交会穴相配，能宽胸理气，开郁止痛，善治胸胃疼痛；梁丘为胃经郄穴可止胃痛。

（2）饮食停滞

取穴：天枢、足三里、内关、里内庭、下脘至脐中、阴陵泉。

刮拭顺序：先刮腹部下脘至脐中、天枢，再刮前臂内关，然后刮下肢阴陵泉，足三里最后刮里内庭。

刮拭方法：泻法

方义：天枢为足阳明胃经之穴又为大肠之募，可通调腑气，使食滞下行；足三里能健胃消积，推陈导滞；内关宽胸利嗝，降逆止呕；内庭，下脘专消宿食；阴陵泉可运脾除胀。

（3）肝气犯胃

取穴：足三里、中脘、太冲、期门、内关、膻中。

刮拭顺序：先刮胸腹部膻中至中脘，再刮胁部期门，然后刮前臂内关，再刮下肢足三里，最后刮足背的太冲穴。

刮拭方法：泻法

方义：足三里、中脘疏通胃气以开清降浊；膻中宽胸利气；太冲为肝经原穴、期门为肝之募穴，两穴相配以平抑肝气之冲逆，降逆和胃；内关宽胸理气开郁止痛。

（4）胃热炽盛

取穴：上脘、梁丘、行间、内庭、合谷、三阴交。

刮拭顺序：先刮腹部上脘，再刮手背合谷，然后刮下肢内侧三阴交，再刮膝部梁丘，最后刮足背部行间、内庭。

刮拭方法：泻法

方义：上脘穴是任脉和足阳明胃经交会穴，降逆和胃；梁丘为胃经郄穴治胃痛；行间清泻肝胆湿热，和胃止痛；胃经荥穴内庭，配合谷清泻胃热；三阴交清热除湿，健脾和中。

（5）瘀阻胃络

取穴：中脘、足三里、内关、膈俞、期门、公孙、三阴交。

刮拭顺序：先刮背部膈俞，再刮腹部中脘，胁部期门，然后刮前臂内关，接着刮下肢内侧三阴交，公孙，最后刮下肢外侧足三里。

刮拭方法：泻法。

方义：中脘、足三里疏调胃气止痛；内关公孙是八脉交会穴相配，能宽胸理气，开郁止痛；膈俞乃血之会穴，配期门可疏肝活血；三阴交为足三阴经之会穴，可活血通络。

（6）胃阴亏虚

取穴：脾俞至胃俞、中脘、章门、内关、足三里、血海、三阴交。

刮拭顺序：先刮背部脾俞至胃俞，再刮腹部中脘、胁部章门，然后刮前臂内关，刮下肢血海至三阴交，最后刮足三里。

刮拭方法：补法

方义：脾俞、胃俞、章门、中脘为俞募配穴法加足三里、内关可健脾和胃以促气血化生，血海、三阴交补阴以养血使阴液得复，胃得其濡养。

（7）脾胃虚寒

取穴：脾俞至胃俞、中脘、章门、内关、公孙、关元至气海。

刮拭顺序：先刮背部脾俞至胃俞，再刮腹部中脘、章门、关元至气海，然后刮前臂内关，最后刮足部公孙。

刮拭方法：补法。

方义：脾俞、胃俞与章门中脘相伍可温中祛寒，健脾补胃；内关、公孙相伍可健脾和胃；取任脉关元、气海可温中补虚。

23. 痔疮

本病分为外痔和内痔，平时肛门部有少量炎性分泌物，若并发感染可有疼痛、红肿。久站或排便后及长时间连续行走、剧烈运动后肛门发胀，或突然发生肛部剧烈疼痛。内痔的早期症状是便血，血色鲜红，不与粪便相混。肛周炎、肛红肿可照此刮痧治疗。

【刮痧治疗】

头部：全息穴区——额顶带中 1/3、额顶带后 1/3。

督脉——百会。

背部：督脉——腰俞至长强。

奇穴——痔疮。

腹部：任脉——关元至中极。

上肢：大肠经——双侧手三里至下廉、商阳。

下肢：脾经——双侧血海、三阴交。

【药物辅助治疗参考】

（1）1/5000 高锰酸钾液，乘热坐浴，每日 1 次，每次 30 分钟。

（2）地榆槐角丸。

外科疾病的刮痧疗法

1. 颈椎病

颈椎病是一种慢性、复发性的中老年疾病，表现为在生理退行性变化过程中，因颈椎骨质增生、椎管狭窄等颈椎病变使颈椎逐渐发生一系列解剖病理变化，从而引起颈神经根椎体周围软组织、颈脊髓受刺激或压迫，出现以颈项、肩臂、肩胛上部、上胸壁及上肢疼痛或麻痛、头晕恶心，甚或呕吐等症状。这些症状常随颈部的活动位置而减轻或加重。

【刮痧治疗】

头部：全息穴区——顶枕带上 1/3、顶后斜带（对侧）。

颈肩部：督脉——风府至身柱。

胆经——双侧风池至肩井。

膀胱经——双侧天柱至大杼。

背部：小肠经——双侧天宗。

上肢：大肠经——双侧曲池。

三焦经——双侧外关、中渚。

阿是穴——疼痛局部。

下肢：胆经——双侧阳陵泉至悬钟。

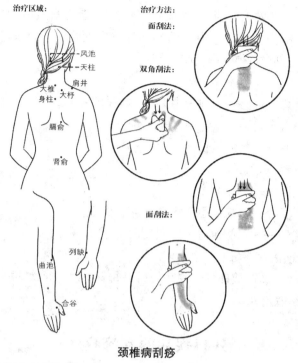

治疗区域：

风池
天柱
大椎　肩井
身柱　大杼
膈俞
肾俞
曲池　列缺
合谷

治疗方法：
面刮法：
双角刮法：
面刮法：

颈椎病刮痧

【药物辅助治疗参考】

（1）尪痹冲剂，颈复康。

（2）菊花、槐花、绿茶，沏水频服。

【颈椎病的分型及分型治疗】

颈椎病的临床表现较复杂，根据组织结构及症状不同，分为 6 种类型：颈型、神经根型、脊髓型、椎动脉型、交感神经型及混合型。以前两者最为常见。

（1）颈型颈椎病：颈项疼痛常常是其首发症状。时轻时重，可持续数月至数年。多由于睡眠时头颈部位置不当，受寒或体力活动时颈部突然扭转而诱发，呈持续性酸痛或钻痛，头部活动时加重，可向肩背部及头后上肢扩散，疼痛伴有颈部僵硬感，转动时颈部可发生响声。检查颈部有明显的压痛，无神经功能障碍表现，X 线检查常显示弯曲度改变。

（2）神经根型颈椎病：神经根型脊椎病主要发于中、老年人，发生率仅次于颈型。主要是颈椎、椎间孔、邻近组织粘连，关节错位等病变使神经受压刺激所致，其中以颈 5、颈 6、颈 7 神经受累多见。其症状是受累一侧单根或几根神经根由颈部向肩、臂、前臂及手部呈电击样放射，常为钻痛或刀割样痛，多数还可表现患侧上肢沉重无力、麻木等，病程较长者可发生肌肉萎缩，咳嗽、打喷嚏、头颈过伸或过屈等活动诱发加剧。检查患者颈项强硬，活动受限，颈生理前凸变小，颈部有多处压痛点，最有诊断意义的是相应颈椎两侧有放射性压痛。压头试验、上举试验、臂丛神经牵拉试验常为阳性，X 线检查示颈椎生理前凸减小或消失，椎间隙变窄，钩椎关节骨刺，椎间孔缩小，少数有椎体或关节脱位等改变。本病临床分为风寒阻络与气血瘀滞 2 型。

风寒阻络

【症状】

以颈项僵硬伴肩背上肢疼痛，畏寒无汗，舌淡苔白为典型症状。

【治法】

（1）选穴。风池、肩井、天柱、大椎、昆仑。

（2）定位。风池：在项部，当枕骨之下，与风府相平，胸锁乳突肌与斜方肌上端之间的凹陷处。

肩井：在肩上，前直乳中，当大椎穴与肩峰端连线的中点上。

天柱：后发际正中直上 0.5 寸，旁开 1.3 寸，斜方肌外缘凹陷中。

大椎：第七颈椎棘突下凹陷中。

昆仑：在外踝后方，当外踝尖与跟腱之间的凹陷处。

（3）刮拭顺序。先刮肩颈部的风池、肩井、天柱、大椎，再刮足部昆仑穴。

（4）刮拭方法。泻法。在需刮痧部位涂抹适量刮痧油。由于肩部肌肉丰富，用力宜重，从风池穴一直到肩井穴，应一次到位，中间不要停顿。然后刮颈后天柱穴至大椎穴，分别由两侧向大椎穴刮拭，用力要轻柔，不可用力过重，可用刮板棱角刮拭，以出痧为度。最后刮足部外侧昆仑穴，重刮，30 次，出痧为度。

气血瘀滞

【症状】

以颈项僵硬伴肩背上肢疼痛，胸闷心悸，舌质暗为典型症状。

【治法】

（1）选穴。风池、肩井、天柱、大椎、昆仑、血海、膈俞、三阴交。

（2）定位。风池：在项部，当枕骨之下，与风府相平，胸锁乳突肌与斜方肌上端之间的凹陷处。

肩井：在肩上，前直乳中，当大椎穴与肩峰端连线的中点上。

天柱：后发际正中直上 0.5 寸，旁开 1.3 寸，斜方肌外缘凹陷中。

大椎：第七颈椎棘突下凹陷中。

昆仑：在外踝后方，当外踝尖与跟腱之间的凹陷处。

血海：屈膝，在髌骨底内侧缘上 2 寸，当股四头肌内侧头的隆起处。

膈俞：在背部，当第七胸椎棘突下，旁开 1.5 寸。

三阴交：在内踝尖直上 3 寸，胫骨后缘。

（3）刮拭顺序。先刮肩颈部的风池、肩井、天柱、大椎，再刮背部膈俞，最后刮下肢的血海、昆仑、三阴交。

（4）刮拭方法。泻法。在需刮痧部位涂抹适量刮痧油。由于肩部肌肉丰富，用力宜重，从风池穴一直到肩井穴，应一次到位，中间不要停顿。然后刮颈后天柱穴至大椎穴，分别由两侧向大椎穴刮拭，用力要轻柔，不可用力过重，可用刮板棱角刮拭，以出痧为度。刮背部膈俞穴，宜用刮板角部由上至下重刮，30 次，出痧。最后刮足部外侧昆仑穴和下肢内侧三阴交穴，重刮，各 30 次，出痧为度。

2. 落枕

落枕是指起床后突感一侧颈项强直，不能俯仰转侧，患侧肌肉痉挛，酸楚疼痛，并向同侧肩背及上臂扩散，或兼有头痛怕冷等症状。可见于颈肌劳损、颈项纤维组织炎、颈肌风湿、枕后神经痛、颈椎肥大等疾病。

【刮痧治疗】

头颈部：全息穴区——顶枕带上 1/3、顶后斜带（对侧）。

胆经——患侧风池至肩井。

阿是穴——疼痛局部。

背部：督脉——风府至至阳。

膀胱经——患侧大杼至膈俞。

上肢：三焦经——患侧中渚。

小肠经——患侧后溪。

奇穴——患侧落枕穴。

下肢：胆经——患侧阳陵泉至悬钟。

3. 肩关节炎

本病是肩关节囊及关节周围软组织的慢性炎症反应，造成肩关节疼痛、活动受限。凡肩关节扭伤、疼痛皆可照此刮痧治疗。

肩周炎是指由多种因素引起的肩关节囊和关节周围软组织的一种退行性、慢性的病理变化。以肩周围疼痛、活动功能障碍为主要表现，其名称较多，如本病好发于 50 岁左右患者而称"五十肩"，因患者局部常畏寒怕冷，且功能活动明显受限，形同冰冷而固结，故称"冻结肩"，此外还有漏肩风、肩凝症等称谓。

肩周炎的发病特点为慢性过程。初期为炎症期，肩部疼痛难忍，尤以夜间为甚。睡觉时常因肩部怕压而取特定卧位，翻身困难，疼痛不止，不能入睡。如果初期治疗不当，将逐渐发展为肩关节活动受限，不能上举，呈冻结状。常影响日常生活，吃饭穿衣、洗脸梳头均感困难。严重时生活不能自理，肩臂局部肌肉也会萎缩，患者极为痛苦。

【刮痧治疗】

头部：全息穴区——顶颞前斜带中 1/3（对侧）或顶颞后斜带中 1/3（对侧）。

背部：督脉——大椎至至阳。

膀胱经——患侧大杼至膈俞。

小肠经——患侧天宗。

胸背部：胆经——患侧肩井。患侧腋前线、腋后线。

大肠经——患侧肩髃。

小肠经——患侧肩贞，分别至大肠经臂臑。

肺经——患侧云门。

上肢：大肠经——患侧曲池。

三焦经——患侧外关、中渚。

阿是穴——疼痛局部。

【肩关节炎的分型刮痧治疗】

本病临床分为风寒阻络与气血瘀滞两种。

风寒阻络

【症状】

以肩部窜痛，遇风寒痛增，畏风恶寒为主要症状。

【治法】

（1）选穴。肩髃、肩贞、臂臑、曲池、外关、手三里、阿是穴。

（2）定位。肩髃：在肩部三角肌上，臂外展或向前平伸时，当肩峰前下方凹陷处。

肩贞：在肩关节后下方，臂内收时，腋后纹头上 1 寸（指寸）。

臂臑：在臂外侧，三角肌止点处，当曲池与肩髃连线上，曲池上 7 寸。

曲池：在肘横纹外侧端，屈肘，当尺泽与肱骨外上髁连线中点。

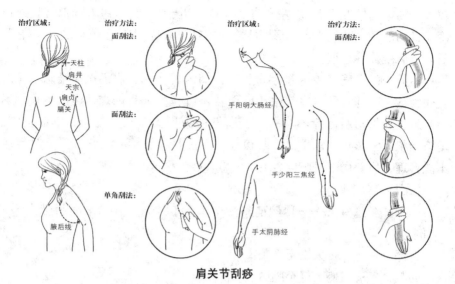

治疗区域：   治疗方法：面刮法：   治疗区域：   治疗方法：面刮法：

天柱
肩井
天宗
肩贞
膈关

面刮法：

手阳明大肠经

单角刮法：

手少阳三焦经

腋后线

手太阴肺经

肩关节刮痧

外关：在手背腕横纹上 2 寸，尺桡骨之间，阳池与肘尖的连线上。

手三里：在前臂背面桡侧，当阳溪与曲池连线上，肘横纹下 2 寸。

（3）刮拭顺序。先刮肩部的肩髃、肩贞，再刮上臂三角肌下臂臑穴，然后刮上臂的曲池、手三里、外关。

（4）刮拭方法。泻法。在需刮痧部位涂抹适量刮痧油；刮拭肩部时，遇关节部位不可强力重刮，先分别刮拭肩髃、肩贞，宜用刮板角部，出痧为度。再刮上臂三角肌下臂臑穴，宜重挂，由上向下刮。最后刮上臂外侧，由曲池经手三里至外关穴，由上至下，用刮板角部刮拭，中间不停顿，30 次，出痧。

气血瘀滞

【症状】

以肩部肿胀，疼痛拒按，夜间为甚，舌暗或有瘀斑为主要症状。

【治法】

（1）选穴。肩髃、肩髎、阿是穴、阳陵泉。

（2）定位。肩髃：在肩部三角肌上，臂外展，或向前平伸时，当肩峰前下方凹陷处。

肩髎：在肩部，肩髃后方，当肩关节外展时于肩峰后下方呈现凹陷处。

阳陵泉：在小腿外侧，当腓骨头前下方凹陷处。

（3）刮拭顺序。先刮肩部的肩髃、肩髎、肩前俞、阿是穴，再刮下肢阳陵泉穴。

（4）刮拭方法。泻法。在需刮痧部位涂抹适量刮痧油。刮拭肩部时，遇关节部位不可强力重刮，先分别刮拭肩髃、肩髎、肩前俞、阿是穴，宜用刮板角部，出痧为度。最后刮下肢内侧穴，由上至下，用刮板角部重刮，30 次，出痧。

4. 网球肘

本症是由于劳累或外伤后引起肘关节的局部疼痛，屈伸或旋转等功能受限或障碍的一种疾病，因最早多见于网球运动员，故名网球肘。凡肘关节疼痛皆可照此刮痧治疗。

【刮痧治疗】

头部：全息穴区——顶颞前斜带中 1/3（对侧）或顶颞后斜带中 1/3（对侧）。

上肢：大肠经——患侧肘髎至曲池，肺经——患侧尺泽。

三焦经——患侧消泺至天井、外关。

小肠经——患侧小海、后溪。

5. 腕关节痛

由于劳累、外伤、风湿、类风湿及其他各种原因所造成的腕关节疼痛，皆可照此刮痧治疗。

【刮痧治疗】

头部：全息穴区——顶颞后斜带中 1/3（对侧）。

上肢：大肠经——患侧曲池、偏历至阳溪、合谷。

三焦经——患侧外关至阳池、中渚。

肺经——患侧列缺至鱼际。

心包经——间使至大陵。

阿是穴——疼痛局部。

6. 腰痛

由于劳累、外伤、风湿、受寒等各种原因引起的腰部一侧、两侧或正中部位疼痛。如腰肌劳损、腰椎骨质增生、腰椎椎管狭窄、骶髂关节炎、腰部扭伤等各种病症引起的急慢性腰痛等，可照此刮痧治疗。

【刮痧治疗】

头部：全息穴区——顶枕带中 1/3、额顶带后 1/3。

背部：督脉——悬枢至腰俞。

膀胱经——双侧肾腧、志室。

奇穴——双侧腰眼。

下肢：膀胱经——双侧委中至承山。

因扭伤所致腰痛加：小肠经——患侧后溪。

督脉——人中。

阿是穴——疼痛局部。

【药物辅助治疗参考】

（1）大秦艽丸。尪痹冲剂。

（2）鲜丝瓜藤煎水服。

（3）核桃仁9份，生姜1份，共煮烂，加红糖及白酒，饭后服。

7. 强直性脊柱炎

本病是由于类风湿、骨质增生或其他原因引起的脊柱强直、疼痛、活动受限、腰背疼痛、下肢疼痛、行路困难。

【刮痧治疗】

头部：全息穴区——顶枕带、额顶带。

背部：督脉——大椎至腰俞。

奇穴——双侧夹脊穴。

膀胱经——双侧大行至白环俞。

下肢：膀胱经——双侧委中至承山。

8. 踝关节痛

本症指因风湿、类风湿、劳累、扭伤、骨关节炎及关节周围纤维组织炎等各种因素所致的踝关节疼痛。

【刮痧治疗】

头部：全息穴区——额顶带后1/3、顶颞前斜带上1/3 或顶颞后斜带上1/3（对侧）。

下肢：膀胱经——患侧昆仑至京骨。

胃经——患侧足三里、解溪。

肾经——患侧太溪至照海。

胆经——患侧丘墟至侠溪。

阿是穴——疼痛局部。

9. 足跟痛

本症指一侧或双侧脚后跟疼痛，常见于肾虚、劳损、挫伤、跟骨骨质增生等病证。

【刮痧治疗】

头部：全息穴区——额顶带后 1/3、顶颞前斜带上 1/3 或顶颞后斜带上 1/3（对侧）。

上肢：心包经——患侧大陵。

下肢：膀胱经——患侧委中至承山，委阳至申脉。

肾经——患侧太溪、照海、水泉、涌泉。

阿是穴——疼痛局部。

【药物辅助治疗参考】

（1）六味地黄丸。

（2）长服核桃仁、黑芝麻以及其他硬果类。

10. 扭伤

本病指由外伤引起的局部肿胀疼痛、关节活动障碍。早期疼痛剧烈，局部迅速肿胀，皮肤温热，2～3 天内瘀血凝结，3～4 天后肿胀开始消退，瘀斑呈青紫色。刮痧疗法可减轻疼痛、促进早日痊愈。

【刮痧治疗】

头部：全息穴区——肩、肘、腕部扭伤者取顶颞前斜带中 1/3 或顶颞后斜带中 1/3（对侧）。胸部挫伤者取额旁一带（对侧）、顶颞后斜带中 1/3（对侧）。急性腰扭伤者取额顶带后 1/3、顶枕带中 1/3。膝、踝部扭伤者取额顶带后 1/3、顶颞前斜带上 1/3（对侧）。

督脉——后顶至风府。

背部：督脉——腰阳关至腰俞。

上肢：三焦经——患侧肩髎至消泺。

小肠经——患侧阳谷至后溪。

下肢：胆经——患侧环跳至膝阳关。

11. 下肢静脉曲张

下肢静脉曲张是指下肢浅表静脉发生扩张延长成蚯蚓状、弯曲成团状，晚期可并发慢性溃疡的病变。本病多见中年男性，或长时间负重或站立工作者。本病未破溃前属中医"筋瘤"范畴，破溃后属"臁疮"范畴。下肢静脉曲张是静脉系统最重要的疾病，也是四肢血管疾患中最常见的疾病之一。站立过久或走远路后患肢发胀、易疲劳。

【刮痧治疗】

头部：全息穴区——额旁一带（右侧）、额顶带后 1/3、顶颞前斜带上 1/3 或顶颞后斜带上 1/3（对侧）。

背部：膀胱经——双侧心俞。

上肢：肺经——双侧太渊。

下肢：膀胱经——患侧承山至委中。

胆经——患侧外丘至阳陵泉。

胃经——患侧足三里。

阿是穴——自下而上补刮静脉曲张处局部皮肤。

皮肤疾病的刮痧疗法

1. 疔、疖、痈、疽

疔、疖、痈、疽是急性化脓性疾病。其特征是病变局部皮肤红肿、疼痛、皮肤灼热，严重者伴全身发热。因其发生部位不同，又有不同名称，但皆可照此刮痧治疗。

疔：其形小、根深，坚硬如钉子状；患处皮肤麻木或痒痛并伴有寒热交作。多因饮食不节，外感风邪火毒及四时不正之气而发。发病较急，变化迅速，初起如栗，坚硬根深，继则焮红发热，肿势渐增，疼痛剧烈，待脓溃疔根出，则肿消痛止而愈。治疗宜清热解毒。

疖：即毛囊和皮脂腺的急性炎症。由内蕴热毒或外触暑热而发，疖长于肌表，肿势局限，形小色红、热痛、根浅，出脓即愈。治宜清热解毒

痈：疮面浅红肿而高大。有肿胀、焮热、光泽无头、疼痛及成脓等。多由外感六淫，外伤感染等，导致营卫不和，邪热壅聚，气血凝滞而成。痈分为内痈、外痈两类。属急性化脓性疾患

疽：漫肿而皮色不变，疮面较深。由于气血为邪毒所阻滞，发于肌肉、筋骨间的疮肿。分为有头疽和无头疽两类。

【刮痧治疗】

头部：全息穴区——额旁一带（双侧）、额旁二带（左侧）。

督脉——百会。

背部：督脉——身柱至灵台。膀胱经——双侧心俞至膈俞。

上肢：心包经——双侧郄门至内关。

下肢：膀胱经——双侧委中。

阿是穴——沿患部周围呈放射状刮拭。

【药物辅助治疗参考】

（1）牛黄解毒丸。

（2）初期，可选金黄膏，紫金锭等外敷；中期，用九一丹放于疮顶，再用金黄膏外敷；后期，用生肌散盖贴。

2. 丹毒

本病常有畏寒，发热和全身不适等症状，发热可持续至局部病变消退时。病变局部皮肤色红，边缘明显，表面光滑发亮、水肿，略高出皮面，触之坚实，如有大疱发生，压痛明显。反复发作的可产生局部象皮肿。尤以小腿多见，也可见于面部。

【刮痧治疗】

头部：全息穴区——额旁一带（右侧）、额旁二带（左侧）、额顶带后1/3。

背部：督脉——大椎至身柱。

上肢：大肠经——双侧曲池、合谷。

下肢：脾经——患侧血海、阴陵泉。膀胱经——患侧委阳、委中。

【药物辅助治疗参考】

冰片酒渍，外涂患处，不拘时。

3. 带状疱疹

本病多发于春秋季节。发疹前常有发热、倦怠、食欲不振等轻重不等的前驱症状，局部先感皮肤灼热，感觉过敏和疼痛，继则皮肤潮红，在红斑上出现簇集性粟粒大小丘疹，迅速变为小疱，疱膜紧张发亮，中心凹陷，呈脐窝状，不相融合，一般数日后干燥结痂，不留斑痕，仅有暂时性色素沉着，附近往往有淋巴结肿大，好发于腰部，中医称"缠腰龙"。

【刮痧治疗】

头部：全息穴区——额旁二带（左侧）、顶颞后斜带中1/3（对侧）。奇穴——太阳。

背部：夹脊——疱疹所在部位相对应的向侧夹脊穴。

上肢：大肠经——患侧曲池、合谷至二间。

下肢：胆经——患侧阳陵泉至外丘。

【药物辅助治疗参考】

（1）维生素 B_1。

（2）达克宁油膏涂患处。

（3）龙胆泻肝丸。

4. 湿疹

急性湿疹，属变态反应性皮肤病。初起时可局限于某部位，很快发展为对称性，甚至泛发全身。皮肤损害为多形性、有红斑、丘疹、水疱等。常集簇成片状，边缘不清，由于搔抓可引起糜烂、渗液、结痂等继发性损害，剧痒。迁延不愈可转变为亚急性和慢性湿疹，此时皮疹渗出液减少，出现浸润肥厚，反复发作。

【刮痧治疗】

头颈部：全息穴区——额旁一带（双侧）、额旁二带（右侧）。督脉——风府至陶道。

背部：膀胱经——双侧肺俞至心俞，肝俞至脾俞。

上肢：大肠经——双侧曲池至手三里。

下肢：脾经——双侧阴陵泉至三阴交。

【药物辅助治疗参考】

（1）蒲公英、甘草各 50 克煎水放凉，用 5～6 层纱布浸水敷患处，每次 10～15 分钟，每日 2～10 次。

（2）10% 水杨酸软膏，加适量炉甘石，樟丹，冰片研末混匀外涂患处。

5. 扁平疣

扁平疣大多突然出现，为芝麻或粟米大，扁平，稍高起皮面的小疣，表面光滑，呈浅褐色或正常肤色，小圆形、椭圆形或多边形，境界清楚，多数密集。用手抠掉可扩散分布排列成条状。偶有微痒，好发于颜面、手背及前臂处。

【刮痧治疗】

头部：全息穴区——额旁一带（双侧）、额旁二带（左侧）。

胆经——双侧风池。

背部：督脉——大椎至陶道。

上肢：大肠经——双侧曲池至手三里。

下肢：胆经——双侧中渎、阳陵泉。胃经——双侧丰隆。

【药物辅助治疗参考】

薏仁米 50 克煮粥，每日服 1 次，亦可薏仁米水煎外洗患部。

6. 牛皮癣

牛皮癣是一种皮肤红斑上反复出现多层银白色干燥鳞屑的慢性复发性皮肤病，病因不明。初起为大小不等的红色丘疹或斑片，以后渐大，部分相互融合，形状不一，界限明显。红斑上覆以多层银白色鳞屑，有不同程度的瘙痒，将鳞屑刮去后有发亮薄膜，再刮去薄膜，即有点状出血。神经性皮炎可照此刮痧治疗。

【刮痧治疗】

头部：全息穴区——额旁二带（左侧）、额顶带后 1/3、顶颞后斜带（对侧）。胆经——双侧风池。

背部：督脉——大椎至陶道。

上肢：肺经——双侧列缺至太渊。

下肢：脾经——双侧血海、三阴交。阿是穴——直接刮拭皮肤病损处。

【药物辅助治疗参考】

（1）复合维生素 B。

（2）肤氢松软膏，涂患处。

7. 荨麻疹

本病是指皮肤常突然发生局限性红色或苍白色大小不等的风团，境界清楚，形态不一，可为圆形或不规则形，随搔抓而增多、增大。肩觉灼热、剧痒。皮损大多持续半小时至数小时自然消退，消退后不留痕迹。除皮肤外，亦可发于胃肠，可有恶心呕吐，腹痛、腹泻，发于喉头黏膜则呼吸困难、胸闷，甚则窒息而危及生命。风疹可照此刮痧治疗。

【刮痧治疗】

头部：全息穴区——额旁一带（双侧）、顶颞后斜带（双侧）。

胆经——双侧风池。

背部：膀胱经——双侧膈俞至肝俞、大肠俞。

上肢：大肠经——双侧曲池至手三里。

奇穴——双侧治痒穴。

下肢：脾经——双侧血海、三阴交。

【药物辅助治疗参考】

（1）维生素 B_1。克感敏。氯苯那敏。防风通圣丸。

（2）荆芥 45 克，防风 45 克，白菊花 45 克，开水冲泡，外洗，不拘时。

8. 痤疮

痤疮也叫"粉刺"，好发于颜面，胸背等处，皮肤起丘疹如刺，可挤出碎米样白色粉质物。常形成丘疹、脓疱或结节等，好发于青年男女，除儿童外，人群中有80%～90%的人患本病或曾经患过本病。

【刮痧治疗】

头部：全息穴区——额旁一带（双侧）、额旁二带（左侧）。

背部：督脉——大椎至命门。

奇穴——与大椎至命门相平行的双侧夹脊穴。

膀胱经——双侧肺俞、肝俞、脾俞、大肠俞至小肠俞。

上肢：大肠经——双侧曲池、合谷。

下肢：胃经——双侧足三里至丰隆。脾经——双侧三阴交。

9. 皮肤瘙痒症

皮肤瘙痒症是指无原发皮疹，但有瘙痒的一种皮肤病，中医称之为风瘙痒，属于神经精神性皮肤病，是一种皮肤神经官能症疾患。表现为只有皮肤瘙痒而无原发性皮肤损害，夜间尤甚，难以遏止。常因极度瘙痒而连续强烈搔抓，致皮肤残破造成血痂，渗液，色素沉着，皮肤增厚等。

【刮痧治疗】

头部：全息穴区——额旁一带（双侧）、额顶带后1/3、顶颞后斜带（对侧）。胆经——双侧风池。

背部：督脉——大椎至身柱。

上肢：大肠经——双侧曲池至手三里。

奇穴——双侧治痒穴。

下肢：脾经——双侧漏谷至商丘。

【药物辅助治疗参考】

（1）炉甘石，滑石，朱砂，冰片，适量研末混匀，涂撒患处。

（2）百部，苦参，白藓皮，冰片，酒浸涂患处。适用于不合并痤疮的患者。

五官科疾病的刮痧疗法

1. 目赤肿痛

目赤肿痛为多种眼科疾患中的一个急性症状，俗称火眼或红眼，常见目睛红赤、畏光、流泪、目涩难睁、眼睑肿胀，可伴头痛、发热、口苦、咽痛，常见于结核性结膜炎、急性流行性结膜炎、急性出血性给膜炎。

【刮痧治疗】

头部：全息穴区——额中带、额顶带前 1/3、顶枕带上 1/3。膀胱经——患侧攒竹、眉冲。

督脉——上星。奇穴——患侧太阳。

胆经——双侧风池。

背部：膀胱经——双侧肺俞、肝俞至脾俞。

上肢：大肠经——双侧合谷至商阳。

肺经——双侧少商。

下肢：胆经——患侧光明至阳辅、侠溪。

【药物辅助治疗参考】

（1）龙胆泻肝丸，维生素 B 类。

（2）白菊花 60 克，煎水熏洗眼外部，每日睡前洗 1 次。

2. 睑腺炎

睑腺炎为眼睑发生局限性硬结，状如麦粒，痒痛并作的病症，俗称针眼。是一种普通的眼病，人人可以罹患，多发于青年人。此病顽固，而且容易复发，严重时可遗留眼睑疤痕。睑腺炎是皮脂腺和睑板腺发生急性化脓性感染的一种病症，分为外睑腺炎和内睑腺炎。

【刮痧治疗】

头部：全息穴区——额中带、额顶带中 1/3、顶枕带中 1/3。

胃经——患侧承位、四白。

膀胱经——患侧睛明、攒竹。

奇穴——患侧太阳。

胆经——患侧瞳子髎、风池。

背部：膀胱经——双侧肺俞、胃俞。

上肢：大肠经——双侧曲池、合谷。

【药物辅助治疗参考】

线绳或麻绳约 30 厘米长，醋浸后，在患侧中指第三节中部缠绕 1～4 圈，松紧适宜，越早越好，6～8 小时后解去。适用于睑腺炎初发、红肿疼痛者。

3. 眼底出血

眼底出血是由外伤、结核病、高血压、糖尿病、贫血、视网膜血行障碍、视网膜静脉周围炎等病引起的一种眼病。特征为视力突然减退，轻者如隔云雾视物，重者仅辨明暗，或时见红光满目，或一片乌黑。

【刮痧治疗】

头部：全息穴区——额中带、额顶带后 1/3、顶枕带下 1/3。

督脉——百会。

膀胱经——患侧睛明、攒竹。

奇穴——患侧太阳。

胆经——患侧瞳子髎、风池。

背部：督脉——大椎至陶道。

膀胱经——双侧肝俞至肾俞。

下肢：脾经——双侧血海、三阴交。

肝经——双侧太冲。

【药物辅助治疗参考】

六味地黄丸，知柏地黄丸，龙胆泻肝丸。

4. 近视

近视为远看不清楚，喜欢把书报置近于眼前处阅读。如不戴眼镜，在近距离工作或阅读时，易产生肌性视疲劳，出现视物双影，眼肌痛，头痛恶心等症。假性近视、远视及各种原因引起的视力减退，皆可照此刮痧治疗。

【刮痧治疗】

头部：全息穴区——额中带、额顶带后 1/3、顶枕带下 1/3。膀胱经——双侧睛明、攒竹、眉冲。

胆经——双侧瞳子髎。

奇穴——印堂、双侧太阳。

胆经——双侧风池。

三焦经——双侧翳风。

背部：膀胱经——双侧肝俞至肾俞。

上肢：大肠经——双侧合谷。

下肢：胆经——双侧光明至阳辅。

5. 耳鸣、耳聋

耳鸣的表现为经常的或间歇性的自觉耳内鸣响，声调多种，或如蝉鸣，或如潮涌，或如雷鸣，难以忍受。鸣响或有短暂，或间歇出现，或持续不息。耳鸣对听力多有影响，但在早期或神经衰弱及全身疾病引起的耳鸣，常不影响听力。耳聋表现为听力减退，或完全丧失。根据发病原因的不同，由于听力逐渐减退、而至全聋者，有突然发生耳聋者，有发于双侧者，有只发一侧者。神经性耳鸣、神经性耳聋、中耳炎皆可照此刮痧治疗。

【刮痧治疗】

头部：全息穴区——额旁二带（左侧）、额顶带后 1/3、顶颞后斜带下 1/3（患侧）。

胆经——患侧悬颅至听会、风池。

三焦经——患侧角孙至翳风。

背部：膀胱经——双侧肾俞至气海俞。

腹部：任脉——气海至关元。

上肢：三焦经——患侧外关、中渚。

【药物辅助治疗参考】

（1）谷维素，耳聋左慈丸。

（2）芥菜籽 30 克，捣碎，用药棉包成小球，每晚睡前，分塞两耳内，次晨更换，适用于两耳暴鸣，病程短患者。

6. 过敏性鼻炎

过敏性鼻炎常见阵发性鼻炎，软腭局部发痒，或连续反复发作性打喷嚏，分泌物多，出现大量清水涕。如继发性感染，分泌物可呈黏脓性，间歇性或持续性出现单侧或双侧鼻塞症状。暂时性或持久性嗅觉减退或消失。可伴头昏、头痛、慢性咳嗽、注意力不集中、精神不振等。

【刮痧治疗】

头颈部：全息穴区——额中带、额旁二带（左侧）、顶枕带中 1/3。

大肠经——双侧口禾髎至迎香。

奇穴——印堂、双侧上迎香。

胆经——双侧风池。

督脉——风府至大椎。

背部：膀胱经——双侧肺俞至脾俞。

上肢：大肠经——双侧合谷。

肺经——双侧尺泽至列缺。

下肢：胃经——双侧足三里至条口。

【药物辅助治疗参考】

（1）麻黄碱苯海拉明滴鼻液，适用于因过敏所致慢性鼻炎。

（2）辛芩冲剂，开水冲服，一次20克，一日3次。

7. 鼻窦炎

鼻窦炎以鼻流腥臭脓涕、鼻塞、嗅觉减退为主症，常伴头痛，中医称之为"鼻渊""脑漏"等。急慢性鼻窦炎皆可照此刮痧治疗。

【刮痧治疗】

头部：全息穴区——额中带、额旁一带（双侧）。

奇穴——印堂。

督脉——百会。

胆经——双侧风池。

奇穴——双侧上迎香至大肠经——双侧迎香。

膀胱经——双侧攒竹。

背部：膀胱经——双侧胆俞至脾俞。

上肢：大肠经——双侧合谷。

肺经——双侧列缺至太渊。

下肢：脾经——双侧阴陵泉至三阴交。

【药物辅助治疗参考】

（1）藿胆丸，龙胆泻肝丸，鼻窦炎丸。

（2）滴鼻灵滴鼻液。

8. 鼻出血

鼻出血又称鼻衄，是临床常见症状之一，多因鼻腔病变引起，也可由全身疾病所引起，偶有因鼻腔邻近病变出血经鼻腔流出者。鼻出血多为单侧，亦可为双侧；可间歇反复出血，亦可持续出血；出血量多少不一，轻者仅鼻涕中带血，重者可引起失血性休克；反复出血则可导致贫血。多数出血可自止。

【刮痧治疗】

头部：全息穴区——额中带、额旁一带（患侧）、额顶带后1/3。

督脉——上星。

胆经——双侧风池。

大肠经——患侧迎香至禾髎（出血时禁用，平时用于预防）。

背部：膀胱经——双侧肺俞至胃俞。

上肢：大肠经——双侧三间至二间。

下肢：脾经——双侧血海、三阴交。

肝经——双侧太冲至行间。

【药物辅助治疗参考】

（1）用棉球蘸1%麻黄素生理盐水塞入鼻腔，适用于出血较少者。

（2）云南白药。

（3）大蒜捣如泥，贴敷涌泉穴，适用于各种原因所致的鼻出血。

9. 牙痛

牙疼是牙本质过敏，牙齿遇冷、热、酸、甜，咀嚼硬物的时候，出现尖锐的疼痛，持续时间短，发作迅速，应该是牙本质过敏的情况；龋齿，牙齿遇冷、热、酸、甜出现明显的刺激疼症状，去除刺激以后疼痛立即消失；牙髓炎，牙髓炎的疼痛特点包括夜间自发性疼痛，冷热刺激持续性疼痛，去除冷热刺激以后疼痛仍可能持续几秒、十几秒钟，夜间自发性疼痛，并且疼痛不能定位。

【刮痧治疗】

头部：全息穴区——额中带、额顶带中1/3。

胃经——患侧下关、大迎至颊车。

督脉——水沟至兑端。

上肢：大肠——对侧温溜、合谷至二间。

下肢：肾经——双侧太溪至水泉。

胃经——双侧内庭。

【药物辅助治疗参考】

西瓜霜外敷患处。

10. 咽喉肿痛

咽喉肿痛较常见的是急性咽炎，因细菌或病毒感染导致。咽部粘膜急性充血扩张，粘膜下的淋巴组织增生肥厚，表现为红肿热痛。通常继发于急性鼻炎或急性扁桃体炎，急慢性喉炎、扁桃体炎、咽炎可照此刮痧治疗。

【刮痧治疗】

头颈部：全息穴区——额中带、额旁一带（双侧）。

胆经——双侧风池。

任脉——廉泉、天突。

胃经——双侧人迎。

背部：督脉——大椎。

膀胱经——双侧大杼至肺俞。

上肢：大肠经——双侧曲池、合谷。

肺经——双侧尺泽、列缺。

下肢：胃经——双侧丰隆、冲阳。

肾经——双侧太溪至水泉。

【药物辅助治疗参考】

四季润喉片、六神丸或喉症丸。

刮痧调理亚健康

底蕴深厚、历史悠久的民间刮痧疗法广为人知，尤其是知道刮痧对头痛、颈椎病、肩周炎、腰腿痛、肠胃病等常见病疗效显著，但是很多人都不知道正确的刮痧方法还可以促进新陈代谢，给细胞补氧祛瘀，增加活力，对于改善亚健康状态是既简便，又有效的好方法。

亚健康状态是疾病的预警信号

亚健康状态是人体处于健康和疾病之间的过渡阶段，这个阶段是一个从量变到质变的发展过程。此时脏腑器官活力逐渐降低，反应能力减退、适应能力下降，会出现各种各样的不适症状。有人经常感到全身乏力，头昏、头痛、胸闷、心慌、气短、容易疲倦、精力难集中，或者腰背颈肩酸痛、食欲减退、失眠多梦、耳鸣、体虚易感冒、出汗、心烦等，到医院多次检查却无明显器质性改变，这个时候就可以判断为亚健康状态。

身体处于亚健康时所出现的症状是疾病的预警信号，亚健康是疾病的前期，如不及时治疗，其中半数以上可能会发展为高血压、冠心病、糖尿病等器质性疾病。

产生亚健康的原因

据国内专家研究，亚健康状态的产生可能与微循环紊乱有关，主要是因为血液黏度增高，血液在流经微循环时速度减慢、流通不畅，营养物质交换不全，代谢产物淤积不出，造成微循环障碍，使组织器官的细胞得不到充足的氧气和营养素的供应，细胞活力降低，免疫功能下降，并引起身体上的各种不适及心理上的异常感觉。微循环障碍的部位不同，产生亚健康的原因和疾病的部位就有所区别。

微循环障碍在中医上属于"经脉气血不通畅"，微循环障碍轻者出现亚健康状态，重者出现疼痛、发热，炎症反应或功能障碍等各种不同性质，不同脏腑的疾病。

现代人饮食结构的改变，肉、蛋、奶类摄入量过多，再加上生活节奏快，运动量减少，体内代谢产物排出缓慢，内热积聚，所以血液黏度增高、微循环障碍者不断增多，致使亚健康状态的人也越来越多，且已从中老年人群扩展到部分青年人。

刮痧改善亚健康状态的机理

我们知道，活血化瘀、活化细胞、排毒解毒、迅速改善微循环是刮痧疗法的特点。而活血化瘀、降低血液黏度，可以改善微循环障碍，避免由亚健康向疾病的转化，也是保持健康体魄的有效方法。

只要有微循环障碍，毛细血管的通透性就会出现紊乱，在微循环障碍的部位刮拭时，刮板向下的压力及摩擦会迫使淤积的有害代谢产物从毛细血管壁渗漏出来，存在于皮下肌肉组织之间，所以刮拭后就一定会有痧出现。微循环的程度和痧的颜色密切相关，轻度的微循环障碍会出少量的红色、紫红色的痧点；重度的微循环障碍会出较多的暗青色、青黑色的痧斑。刮拭出痧就是排出内毒素，从而解除局部的血脉瘀滞，降低血液黏度，疏通经络，改善微循环。气血由阻滞变为通畅后，组织器官的细胞得到了充足的氧气和营养素的供应，活力增强。

刮痧疗法不仅能有效改善亚健康，如选择具有改善亚健康脏腑作用的相关经络穴位和全息穴区刮拭，则能更快地提高机体免疫力、使脏腑调节功能恢复正常。

刮痧改善亚健康状态的优势

经络全息刮痧法不仅能治疗各科常见病、多发病，还对改善亚健康状态有独到之处。

首先，改善亚健康状态疗效迅速。用保健刮痧的方法选择刮拭人体皮肤上与各脏腑器官相连接或相对应的全息区域，可以活血化瘀、降低血液黏度、改善微循环状态。刮痧疗法可以排出内毒素，是改善微循环在刮拭时瞬间实现的，因此改善亚健康状态疗效迅速。而通常内服中西药物改善微循环，排出体内毒素，需要一个缓慢的过程。

其次，可以根据出痧的颜色和面积的大小确定亚健康状态的轻重程度，还可以根据出痧的经络穴位和全息穴区判断出功能减弱的脏腑器官，这有助于针对每个人的体质特点和刮拭不同的部位，来提高免疫功能、调节脏腑功能，并再次改善症状。

第三，刮痧治疗只在皮肤表面进行，不需服用任何药物，没有副作用。

最后、刮痧操作简便易学，即使没有医学基础知识，只要认真学习，便可以掌握其中的技巧。

刮痧改善亚健康状态的具体方法

1. 快速缓解大脑疲劳

中医认为疲劳与五脏失调密切相关，如腰腿酸软多与肾相关，气短乏力多与肺相关，不耐劳多与肝相关，神疲乏多与心相关，肢体疲劳多与脾相关。因此，治疗亚健康疲劳应以调节五脏为关键。

刮头部：①以百会穴为起点分别向四神聪方向轻刮，每一方向刮拭10～20次，也可用梳刮法以百会为中心向四周放射刮拭。②以刮痧板的一个角点压、按、揉百会穴、太阳穴、天柱穴，每穴位按揉1～3分钟。③用直线刮法，自风府穴至身柱穴，刮10～20次，重点刮拭大椎穴。④用弧线刮法，刮拭颈部侧面的胆经，即从风池穴刮至肩井穴，每侧刮拭20～30次。

刮背部：用直线法刮拭脊柱两侧的膀胱经，重点刮拭心俞、脾俞、胃俞、肾俞，每一侧刮拭10～20次。

刮四肢：①用直线法刮拭前臂外侧大肠穴循行区域，合谷穴、曲池穴、手三里穴可以用点压法、按揉法。②用直线法刮拭心包经的内关穴，然后刮拭小腿外侧胃经的足三里穴、脾经的血海穴、三阴交穴，每侧刮拭10～20次。

2. 改善睡眠

中医将失眠归于"不寐""不得眠"的范围，认为多由七情所伤，即恼怒、忧思、悲恐等而致心肾不交、肝郁化火所致。刮痧可以养心安神、疏肝解郁、放松身心，从而改善失眠。

刮头颈部：①用双板从额头中部分别向左右两侧发际头维穴方向刮拭，用轻手法刮拭10～20次，用角点压按揉神庭、头维、印堂、鱼腰等穴位。②从太阳穴绕到耳上，再向头侧后部乳突和风池方向刮拭，每一侧刮拭10～20次。③以百会穴为起点分别向四神聪方向刮拭，每一方向刮拭10～20次。④用刮痧板的角点压按揉风池穴、安眠穴等。

刮背部：①用直线法刮拭脊柱正中线督脉循行区域，从大椎穴刮至至阳穴10～20次。②用直线法刮拭大杼穴至膈俞，每侧刮20～30次，以出痧为宜。③刮拭神道、心俞穴。

刮拭四肢：①用直线法刮拭前臂内侧心经循行区域，每一侧刮拭10～20次，重点刮神门穴。②用直线法刮拭小腿内侧的脾经循行区域，从阴陵泉刮至三阴交穴，每一侧10～20次，点压按揉三阴交穴。

3. 缓解视疲劳

视疲劳是一种眼科常见病，主要是由于人们平时全神贯注看电脑屏幕时，眼睛眨眼次数减少，造成眼泪分泌相应减少，同时闪烁荧屏强烈刺激眼睛而引起的。它所引起的眼干、眼涩、眼酸胀，视物模糊甚至视力下降，直接影响着人的工作与生活。

【缓解视疲劳的刮痧方法】

刮拭后头部：用厉刮法刮拭后头部顶枕带下1/3视神经对应区。用单角刮法刮拭风池穴。

刮拭面部经穴：将少量美容刮痧乳涂在刮痧板边缘，用垂直按揉法按揉睛明穴后，用平刮法从内眼角沿上眼眶经攒竹穴，鱼腰穴缓慢向外刮至瞳子髎穴，再从内眼角沿下眼眶经承泣穴缓慢向外刮至瞳子髎穴，各刮拭5～10下，或以平面按揉法按揉各穴位5～10下。

常用眼部刮痧保健的穴位有鱼腰、攒竹、瞳子髎、睛明、承泣等。

【刮痧要点提示】

眼部刮痧不可用刮痧油，应少量使用美容刮痧乳，并避免刮痧乳进入眼内。

4. 心慌气短

心慌气短，中医又称之为"惊悸""怔忡"，是自觉心中跳动不安的一种症状，可见之于冠心病、高血压、风心病、肺心病、心功能不全、各种心律失常、心脏神经官能症等多种功能性或器质性心脏病以及贫血、甲亢患者。

根据中医传统理论，心悸可分为心血不足，心气虚弱，阴虚火旺，痰火上扰，气滞血瘀五种类型，故其饮食宜忌的原则也应有所选择。心血不足型：常表现为心悸不宁，面色少华或萎黄，夜寐不安，或多梦，胆小善惊。此类患者宜食具有养血安神作用的食物，忌食辛辣香燥食品。心气虚弱型：常感心悸气短，动则出汗或自汗，面色㿠白、倦怠乏力、胃纳减少，或四肢不温，舌淡苔白。宜常食用温阳益气之物，忌食生冷滋腻物品。阴

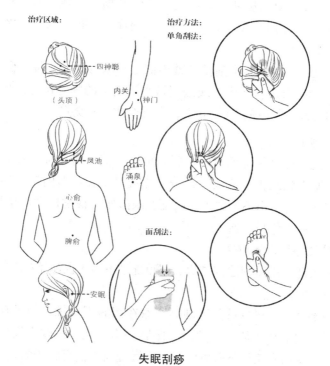

治疗区域：

治疗方法：
单角刮法：

面刮法：

四神聪

（头顶）

内关 · 神门

风池

涌泉

心俞

脾俞

安眠

失眠刮痧

虚火旺型：经常心悸而烦，咽痛口干，手足心热，夜寐不安而烦躁，或有盗汗，舌红少苔。宜食生津养阴安神食品，忌食香燥辛散之物。痰火上扰型：常感心悸心慌、胸闷不安、烦躁不眠、头晕口苦，或痰多恶心、舌苔黄腻。

【改善心慌气短的刮痧方法】

（1）刮拭背部

用面刮法和双角刮法自上而下刮拭心脏在背部脊椎的对应区（第4～8节胸椎及两侧3寸宽的范围），重点用面刮法刮拭心俞穴、神堂穴。

（2）刮拭胸部

用单角刮法从上向下缓慢刮拭胸部正中，从膻中穴至巨阙穴，再用平刮法从内向外刮拭心脏，在左胸部体表投影区。

（3）刮拭肘窝经穴

用拍打法以适度的力量拍打肘窝少海穴（肘窝小指侧）、曲泽穴（肘窝正中）、尺泽穴（肘窝拇指侧）。用面刮法从上向下刮拭太渊穴，也可平面按揉内关穴。

（4）按揉第2掌骨心区

用垂直按揉法按揉第 2 掌骨心区。可以缓解心动过速的症状。

5. 焦虑烦躁

当人体长期高强度超负荷工作时，精神总是处于高度紧张的状态，当超过了神经承受的限度时，人就会难以控制自己的情绪，出现焦虑、烦躁、忧郁等。不良情绪长期不能缓解，使体内分泌与神经系统失调，系统失调，会影响其他脏腑器官的生理功能。

焦虑、烦躁会导致胁肋胀痛、食欲不振、免疫力下降，并加速衰老。男性会出现性功能障碍，女性会引起月经不调和乳腺增生、更年期症状加重，面部出现黄褐斑等。

【缓解焦虑烦躁的刮痧方法】

（1）刮拭背部

用面刮法和双角刮法从上到下刮拭中背部肝胆同水平段的督脉、夹脊穴和膀胱经。重点刮拭肝俞、魂门、胆俞穴。

（2）刮拭胸胁部

用平刮法缓慢从内到外刮拭肝胆在右背部及右胁肋部的体表投影区，重点从内向外刮拭期门穴。

【刮拭要点提示】

刮拭肝胆体表投影区要按压力大，速度缓慢，寻找并重点刮拭疼痛、结节部位等阳性反应部位。

第五章

自制药膳养生治病

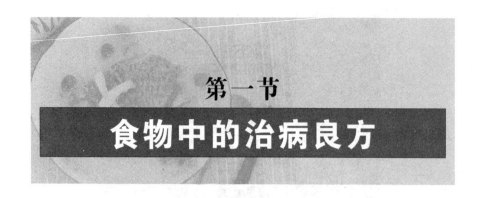

第一节
食物中的治病良方

晨吃三片姜，赛过人参汤

"早晨起床的第一件事就是要吃一小匙生姜末"，这是百岁老人郑桂英坚持了几十年的习惯，也是她的养生之道。

每天早晨一匙生姜末，不仅是百岁老人郑桂英长寿的经验之谈，更是中国古代养生家的重要发现。我国北宋著名文学家、美食家苏东坡在《东坡杂记》中曾记载了一则常年食生姜而延年益寿的故事。

苏东坡在任杭州太守时，有一天，他到净慈寺去游玩，拜见了寺内住持。这位住持年逾80，仍鹤发童颜，精神矍铄。苏东坡感到惊奇，便问他有何妙方可以求得延年益寿。住持微笑着对苏东坡说："老衲每天用连皮嫩姜切片，温开水送服，已食四十余年矣。"

生姜可以延年益寿，颐养天年，并不是这位住持的首创，儒家大师孔子早在春秋战国时期就已认识到食用生姜具有抗衰老的功能。他一年四季食不离姜，但不多食，每次饭后食姜数片而已。在那个饱尝战祸，颠沛流离的年代，孔子活到了73岁，恐怕和他重视食用生姜有着密切的关系。

在日常生活中，人们都把生姜当作调味品。因为生姜具有独特的辛辣芳香气味，可以去鱼肉腥味。此外，生姜还含有挥发油、姜辣素（老姜成分较高）、树脂、纤维、淀粉等成分。生姜在我国已有两三千年的历史，长沙马王堆一号汉墓的陪葬物中就有生姜。

生姜可以祛病养生。生姜不仅是调味佳品，还是宝贵的中药材。《本草纲目》认为，生姜"可蔬、可和、可果、可药，其利博矣"。据《神农本草经》记载，生姜性味辛温，入肺、脾、胃经，有解表散寒、温中止呕、化痰止咳功能。常用来治风寒感冒、胃寒呕吐、寒痰咳嗽等。据现代药理研究，生姜含有姜醇、姜烯、姜辣素等多种成分，具有解热、镇痛、抗炎、镇静、催眠、抗惊厥、兴奋心脏等作用。

生姜含有的辛辣姜油和姜烯酮，对伤寒、沙门氏菌等病菌有强大的杀灭作用。"上床萝卜下床姜，不劳医生开药方"，民间广泛流传的这一俗语，对生姜虽有盗美之嫌，但它的确道出了生姜祛病养生的中药保健功效。

生姜可以防止动脉血管硬化。生姜可以降低胆固醇，抑制前列腺素的合成，减少血小板的聚集。美国学者认为，在生姜提取物中含有与阿司匹林作用相似的抗凝血成分，其抗凝作用甚至超过阿司匹林。服用生姜可以防止血小板集聚，防止血栓形成，还不产生任何副作用，对维护血管的弹性，防止动脉硬化，预防心肌梗死有特殊的功效。

生姜可以治疗胃溃疡、类风湿性关节炎等病症。在对老鼠的动物实验中，让老鼠口服盐酸和乙醇，使之发生胃溃疡，然后再喂以生姜提取物，结果发现老鼠的胃溃疡受到了明显的抑制。每天口服鲜姜 5 克或生姜粉 0.5～1.5 克，可以治疗类风湿性关节炎，不仅可减轻疼痛、肿胀，而且还能改善关节的活动。

生姜还有美容作用。生姜中含有一种"姜辣素"，对心脏和血管有一定的刺激作用，可使心跳加快、血管扩张、血液循环加快、流动到皮肤的血液增加。这可能与中医所说的生姜能"宣诸络脉"有关。络脉布于体表，受经脉的营养，以滋养肌肤，皮肤黯黑在很大程度上是络脉不通畅引起的。生姜能使络脉通畅，供给正常，容光自然会焕发。生姜泡澡可以通过发汗、排汗达到消耗热量、燃烧脂肪、瘦身健美的目的。

生姜具有抗衰老的功能。现代医学研究证明，生姜含有比维生素 E 作用大得多的抗氧化成分。这种成分能减轻人体自由基活跃所产生的被科学家比喻成"体锈"的有害产物，老年斑就是这种"体锈"的外部表现。常吃生姜有助于使老年斑推迟发生或逐渐消失。

生姜可以预防胆结石。生姜中所含的姜酚，能抑制前列腺素的合成，并有较强的利胆作用。因此胆囊炎患者常食生姜，可防止胆结石的形成，预防胆结石症的发生和发展。

民间早就流传着"晨吃三片姜，赛过人参汤"的说法。郑桂英老人的长寿也为这种说法提供了新的佐证。

胡萝卜，小人参；经常吃，长精神

胡萝卜是张骞通西域引进的，在我国有数千年栽培史。中医认为，胡萝卜性甘平，归肺脾，具有健脾化滞、清凉降热、润肠通便、增进食欲等功效。

现代科学研究发现，胡萝卜含丰富的胡萝卜素，在人体内能够转化为维生素 A 和膳食纤维。中国人的膳食结构缺钙和维生素 A，胡萝卜正好填补这一空白。维生素 A 有保护黏膜的作用，如果缺乏维生素 A，免疫力就会下降。不同年龄段的人如果缺乏维生素 A，会有不同反应。孩子缺乏维生素 A，容易感冒发热，患扁桃体炎；中年人缺乏维生素 A，容易出现癌细胞、动脉硬化；老年人缺乏维生素 A，就会眼睛发花，视力模糊。

古代就有人说，胡萝卜是养眼的蔬菜，对夜盲症有很好的效果。

健康谚语说，"胡萝卜，小人参；经常吃，长精神"，可算一语中的。因此，我们郑重向大家推荐胡萝卜，因为胡萝卜具有多种营养素，可以养眼、润肤、美容、护发等，并且还是物美价廉的蔬菜。

胡萝卜不怕高温，温度再高也不会破坏营养，而其他蔬菜就不行。

补充维生素 A，能够促进婴幼儿的生长发育及维持正常视觉功能，增强儿童抵抗力，防治老人眼睛发花，保护视网膜。

胡萝卜还被广泛用于防治高血压及癌症。经常吃胡萝卜、不容易患感冒，也不容易得胃肠炎。此外，胡萝卜还含有较多的维生素 C、B 族维生素等营养素。因此，胡萝卜被誉为"大众人参"，也就是所谓的"小人参"。

在欧洲，胡萝卜被制成糕点出售，俄罗斯人喜欢用胡萝卜做饺子馅。

胡萝卜是喂养婴儿的物美价廉的辅食。从婴儿 4 个月开始，便可给婴儿喂食胡萝卜泥，一方面能补充婴儿成长所需的营养素，另一方面又可以让婴儿尝试并适应新的食物，为今后顺利过渡到成人膳食打好基础。

值得注意的是，胡萝卜不能当下酒菜。胡萝卜与酒同食，胡萝卜素与酒精一同进入人体，会在肝脏中产生毒素，引发肝病。

《本草纲目》介绍过这样一种"抗衰老胡萝卜粥"。

材料：胡萝卜 100 克、粳米 50 克、猪油 10 克。

制法：将新鲜胡萝卜洗净，切成碎粒，与粳米一道放到锅里，加水煮粥，粥近熟时加猪油，再煮 5~10 分钟，即可。

功效：胡萝卜含有多种有美容效果的维生素。粥中以胡萝卜为主，少佐猪油，可以增加有益美容物质的吸收。

用法：早晚服食，可加少许食盐调味。

小小花生是名副其实的"长生果"

花生又名长生果、落花生，被誉为"田园之肉""素中之荤"。花生的营养价值非常高，其中含有优质蛋白质易为人体所吸收。花生仁中还含有十几种氨基酸，其赖氨酸含量比粳米、面粉高出 4 ~ 7 倍。赖氨酸可提高智力，促进生长和抗衰老。花生仁中的某些物质还能润肤，延缓机体细胞衰老和预防动脉硬化。

关于花生的主要功效，《本草纲目》中记载："花生悦脾和胃润肺化痰、滋养补气、清咽止痒。"而中医认为，脾胃是人的后天之本，脾胃功能非常重要。花生可以调理脾胃，增强脾胃功能，对人体健康非常有利，能延缓衰老，益寿延年。所以，民间把花生称为"长生果"。具体说来，花生的功效主要有以下几种：

1. 淡化色斑

花生富含维生素 B_6，维生素 B_6 具有褪除黑色素斑痕的作用。

2. 健齿

食用花生不产生腐蚀酸，有利牙齿健康。

3. 减肥

花生是高脂高热量食物，但是并不会增加体重。因为花生高蛋白、高纤维、质地易碎，容易增加饱腹感并持续较长时间，花生饱腹感长于高碳水化合物食物五倍时间，可抑制饥饿，从而减少对其他食物的需要量，降低总能量摄入，但避免吃过量。花生吸收效率不高，也是避免增加体重的一个原因。

据《中国医药报》报道，花生中的 β - 谷固醇可抑制口腔细菌的生长，并具有一定的抗癌作用。中医临床有时也会用花生治疗慢性胃炎、支气管炎等消化和呼吸道疾病。因此，口气不好的人可以每天少量、反复咀嚼花生一次，能有效抑制口臭。

很多人都喜欢吃油炸花生米或爆炒花生米，其实这种方式对花生米中的维生素 E 和其他营养成分破坏非常大。而且花生本身就含有大量的植物油，高温烹制后，花生的甘平之性就会变成燥热之性，经常食用容易上火。所以，吃花生的最好方式是煮着吃，这样既能保住营养又好吸收。还有些人经常把花生仁（油氽的、椒盐及带壳的花生果）和拌黄瓜作为下酒菜，其实这种吃法是错误的，会造成腹泻，甚至食物中毒。

此外，还有四类人不适合吃花生。

1. 高脂血症患者

花生含有大量脂肪，高脂血症患者食用花生后，会使血液中的脂质水平升高，而血脂升高往往又是动脉硬化、高血压、冠心病等病疾的重要致病原因之一。

2. 胆囊切除者

花生里的脂肪需要胆汁去消化。胆囊切除后，贮存胆汁的功能丧失。这类患者如果食用花生，没有大量的胆汁来帮助消化，常引起消化不良。

3. 消化不良者

花生含有大量脂肪，肠炎、痢疾、脾胃功能不良者食用后，会加重病情。

4. 跌打瘀肿者

花生含有一种促凝血因子。跌打损伤、血脉瘀滞者食用花生后，可能会使血瘀不散，加重肿痛症状。

此外，花生含油脂特别多，患有肠胃疾病或皮肤油脂分泌旺盛、易长青春痘的人，不宜大量食用。

1. 花生养胃益智粥

材料：花生米、山药、粳米、冰糖。

制法：山药切丁，花生米开水烫泡 1~2 分钟，去皮晾干，捣碎粳米与花生，山药加水熬煮，快熟时放入冰糖即可。

功效：益气养胃，健脑益智。

2. 花生小豆鲫鱼汤

材料：花生米 200 克，赤小豆 120 克，鲫鱼一条。

制法：将花生米、赤小豆分别洗净，离去水分；鲫鱼剖腹去鳞和肚肠；将花生米、赤小豆及洗净的鲫鱼同放一个大碗中加入料酒、精盐少许，用大火炖，等沸腾后，改用小火炖到花生烂熟即可。

功效：健脾和胃、利水消肿。

延年益寿话保健，茯苓全方位保护您

茯苓的功效十分多：健脾、安神、镇静、利尿，可以说能全方位地增强人体的免疫能力，被誉为中药"四君八珍"之一。

茯苓生长在哪里呢？一般的大树枯死或被砍伐后，往往会从枯死的躯干或残留的根上生出新的小枝叶来，中医认为这是大树未绝的精气要向外生发。如果大树枯死后，上面不长小的枝叶，就意味着附近的土壤下有茯苓，是茯苓吸取了大树的精气，使它没有能力再生发小的枝叶。

茯苓生长在土壤中，而且是在大树根部附近，它的生长位置告诉我们，它能收敛巽木之气，让其趋向收藏。

"人过四十，阴气减半"。如果人的肝木之气得不到足够的阴精制约，就会渐渐偏离常道在体内妄行，导致头晕、手足摇动等肝风太过的症状出现。而茯苓，色白，应坎水之精，恰好能够收敛巽木的外发之气，使它潜藏于坎水之中。所以，茯苓对于中老年人绝对是延年益寿的良药。

在古代，人们对茯苓推崇备至，因为他们认为那是大树之精化生的奇物，有十分好的养生功效。相传慈禧太后一日患病，不思饮食。厨师们绞尽脑汁，以松仁、桃仁、桂花、蜜糖等为原料，加以茯苓霜，再用淀粉摊烙外皮，精心制成夹心薄饼。慈禧吃后十分满意，让这种饼身价倍增。后来此法传入民间，茯苓饼就成了北京名小吃，名扬四方了。

《本草纲目》说茯苓能补脾利湿，栗子补脾止泻，大枣益脾胃。这三者同煮，就可以用于脾胃虚弱，饮食减少，便溏腹泻。

白茯苓有多种食用方法，最简单的是把茯苓切成块之后煮着吃，还可以在煮粥的时候放进去。另外，可以把茯苓打成粉，在粥快好的时候放进去，这样人体更容易吸收。

茯苓栗子粥

材料：茯苓 15 克，栗子 25 克，大枣 10 个，粳米 100 克。

制法：加水先煮栗子、大枣、粳米；茯苓研末，待米半熟时徐徐加入，搅匀，煮至栗子熟透。可加糖调味食。

另外，茯苓可以宁心安神，麦冬养阴清心，粟米除烦热。这三者同煮就可以用于心阴不足，心胸烦热，惊悸失眠，口干舌燥。

茯苓麦冬粥

材料：茯苓、麦冬各 15 克，粟米 100 克。

制法：粟米加水煮粥；二药水煎取浓汁，待米半熟时加入，一同煮熟食。

对于中老年人，茯苓具有补益功效，但对于正处在生长发育期的儿童与青少年就不太适合。孩子处在发育阶段，生机盎然，正需要肝木之气的生发之性，而茯苓趋向收敛，会阻碍孩子的生长。给未成年人吃茯苓，就等于在扼杀他们的生发之机，给健康带来不利的影响。未成年人只有在生病等特殊的情况下，经过医生的准确辨证后才能服用茯苓，家长千万不要自作主张煎煮茯苓给孩子吃。

预防老年人疾病，黑木耳显身手

黑木耳，生长在朽木上，古人称之为"树的鸡冠"，而且其形似人耳，色黑或褐黑，故名黑木耳。黑木耳营养极为丰富，据史料记载，它是古代帝王独享之佳品。由于其营养丰富，滋味鲜美，被人们誉为"素中之荤"。

黑木耳味甘性平，有滋养脾胃、补血润燥、活血通络的功效，适用于痔疮出血、便血、痢疾、贫血、高血压、便秘等症。《本草纲目》中记载，有补气益智、润肺补脑、活血止血之功效。现代医学研究表明，如果每人每天食用5~10克黑木耳，它所具有的抗血小板凝集作用与每天服用小剂量阿司匹林的功效相当，因此人们称黑木耳为"食品阿司匹林"。阿司匹林有副作用，经常吃会造成眼底出血，而黑木耳没有副作用，更受人们青睐。同时，黑木耳具有显著的抗凝作用，它能阻止血液中的胆固醇在血管上的沉积和凝结，不仅对冠心病，对其他心脑血管疾病以及动脉硬化症也具有较好的防治和保健作用。

黑木耳中含有两种物质：丰富的纤维素和一种特殊的植物胶原，这使得它具有促进胃肠蠕动，促进肠道脂肪食物的排泄、减少对食物中脂肪的吸收，从而防止肥胖的作用；还能防止便秘，有利于体内大便中有毒物质的及时清除和排出，从而起到预防直肠癌及其他消化系统癌症的作用。老年人特别是有便秘习惯的老年人，如果能坚持食用黑木耳，常食木耳粥，对预防多种老年疾病、防癌、抗癌、延缓衰老都有良好的效果。

黑木耳中的含铁量非常高，比菠菜高出20倍，比猪肝高出约7倍，是各种荤素食品中含铁量最高的。中医认为，黑木耳味甘性平，有凉血、止血作用，主治咯血、吐血、衄血、血痢、崩漏、痔疮出血、便秘带血等。其含铁量高，可以及时为人体补充足够的铁质，是一种天然补血食品。

黑木耳对胆结石、肾结石、膀胱结石等内源性异物也有比较显著的化解功能。黑木耳所含的发酵素和植物碱，具有促进消化道与泌尿道各种腺体分泌的特性，并协同这些分泌物催化结石，滑润管道，使结石排出。同时，黑木耳还含有多种矿物质，能对各种结石产生强烈的化学反应，剥脱、分化、侵蚀结石，使结石缩小、排出。

对于初发结石，每天吃 1~2 次黑木耳，疼痛、恶呕等症状可在 2~4 天内缓解，结石能在 10 天左右消失。对于较大、较坚固的结石，其效果较差，如长期食用黑木耳，亦可使有些人的结石逐渐变小、变碎，排出体外。

艾草——长寿之乡如皋的救命神草

艾草，草本植物，芳香且有益健康。在我国，采艾治病迄今已有 3000 多年的历史。艾，性温，无毒。据《本草纲目》载："服之则走三阴，逐一切寒湿，灸之则透诸经而治百种病邪，起沉疴之人为康泰。"

如皋艾草久负盛名，被认为是驱邪、治病、延年益寿的神草。艾草生长在广袤的山野之间，生命力极强，在长寿之乡如皋遍地栽种。坊间，特别是端午节前后，如皋多有鲜艾出售，人们买回家去，呈放于供神的中堂两边，或房间妆台之旁，奇香可数月不减，蚊蝇嗅之即逃。

传说东汉方士费长房在海边眺望远方时，发现江海之滨的风水宝地如皋有恶鬼病魔作祟，即指派徒儿桓景带上驱邪之草——艾草前往，为江海大地的子民消灾降福，延年益寿。桓景身背神剑乘仙鹤来到如皋，把艾草分送给那里的渔民、农民，人们拿到药草，果然治好了各种各样的疾病。

史载，以返老还童而闻名的古代仙人老莱子平常就很喜欢艾草的香味，所以他的小屋中经常放有艾草，地上也铺满晒干的艾草。他是一位非常孝顺和顽劣的仙人，即使已经 70 岁了，还会穿上小孩子的花衣服来取悦父母，有时就躺在地上，模仿小婴儿啼哭的样子。传说老莱子就是因为常常把艾草用水煎来服用，才慢慢出现返老还童迹象的，所以艾草也被叫作仙人草。

艾草中含有丰富的促人长寿物质。每 100 克艾草中含有 7.2 毫克的胡萝卜素，它被认为具有抗癌、防止老化的作用。除了胡萝卜素外，艾草还含有维生素 A、维生素 B_1、维生素 C 和 8% 的蛋白质，同时铁元素和纤维素含量也很丰富。

艾草中所含的叶绿素成分，除了可以预防癌症外，还具有净血、杀菌、畅通血路的功效。而艾草中所含的腺嘌呤，可以使心脏强壮，防止功能退化，对预防脑部疾病等有很强的效果。

艾草很早就走进人们的生活。早在《诗经》时代，艾草即被用于灸术。因为艾草性温、味苦、无毒，能通十二经、理气血、逐湿寒、止血下痢，所以人们一般是把艾草点燃之后去熏、烫穴道，使穴道受热而经络疏通。现在台湾流行的"药草浴"大多就是选用艾草做药材。如皋民间常用艾草枯叶卷成长条，点燃轻熏关节，治疗筋内关节疼痛。早年间妇女生产，必用艾草煮汤煎服，排瘀血和补中气。

艾草除了被用作药材外，还可以做成各种美味食物，吃了让人延年益寿。在长寿之乡如皋，赋闲在家的老人们喜欢以艾草为原料，做成各种传统的长寿食物。食用艾草的方法很多，最简单的是将艾草的嫩芽摘下来，直接放入口中咀嚼，或者是将艾草的嫩芽做成糕点，也可以跟蔬菜一起煮成艾草汤。

"海菜"海中长，多吃寿命长

海菜是在海洋中生长的各种可食性植物的统称。海菜被誉为海洋中的"黑色食品"，营养丰富，含有人体需要的多种物质。人们最为常见的当然属于海带。海带是大叶藻类植物，又名海草、昆布等，生活在海水中，柔韧而长如带子，故得其名。海带是一种褐藻，藻体褐色，一般长 2 ~ 4 米，最长可达 7 米，其成品褐绿色，表面略有白霜。海带是一种营养丰富、价格低廉且常年可食的海产蔬菜，其风味独特，色调别致，凉拌、荤炒、煨汤均可，是家庭佐膳佳品。

海带具有较高的营养保健价值，被誉为"海上蔬菜""长寿菜""含碘冠军"。早在1500 多年前的晋朝，我国的医学家就知道海带可治"瘿病"（甲状腺肿）。明朝李时珍的《本草纲目》说，海带主治12 种水肿、瘿瘤聚结气、瘘疮。唐宋以来，海带被誉为延年益寿的补品，这是有一定道理的。

常吃海带可抗癌。美国一放射矿区甲状腺肿和白血病发病率较高，为了防治甲状腺肿，该矿区居民掀起了吃海带热。结果不仅大部分甲状腺肿得以治愈，而且还出人意料地对治疗白血病产生良好的疗效。近年来，专家发现癌症病人的血液多呈酸性，血液趋于酸性可能是癌症预兆之一。随着生活水平的提高，大量缺乏钙的酸性食品、肉类涌上了餐桌，使血液趋于酸性，因而可导致癌症发生。而海带素有"碱性食物之王"的美誉，如果多食海带，就可以防止血液酸化，防治癌症。

常吃海带可防高血压。海带中含有一种海带多糖，能降低人体血清中胆固醇、三酰甘油的浓度。此外，海带多糖还具有抗凝血的作用，可阻止血管内血栓的形成。海带中还富含纤维素，可以和胆酸结合排出体外，减少胆固醇合成，防止动脉硬化。近年来，医学家们发现缺钙是发生高血压的重要原因，而海带含钙量极为丰富，对高血压的防治无疑会大有好处。

常吃海带可以治疗糖尿病。海藻中的活性多肽，其功能同胰岛素相似，对糖尿病患者有较好的治疗和保健功能。糖尿病人食用海带后，能延缓胃排空与通过小肠的时间，可减免胃的饥饿感，又能从中吸收多种氨基酸与矿物质，因此是理想的饱腹剂，可以帮助糖尿病患者控制饮食，有利于控制血糖水平。

吃海带可以治便秘。海带中1/4的成分是藻朊酸，藻朊酸与食物纤维素同样不被身体消化就进入大肠，可刺激肠蠕动，有促进排便的作用。因此，海带可以扫除肠道中的食物残渣，起到清洁作用，又预防便秘。

肾脏有病的人应多吃海带。据《中国食品报》报道，海带表面有一种白色粉末，略带甜味，叫甘露醇。海带含有较高的甘露醇，具有良好的利尿作用，可治疗肾功能衰竭、药物中毒、浮肿等。另外，海带中还含有一种叫藻酸的物质，这种物质能使人体中过多的盐排出体外，不仅对高血压患者有好处，对肾病也有独特的预防作用。

常吃海带可以美发。近年来研究发现，黄头发的产生主要是由于酸毒症的存在，而白头发的产生主要是由于酸毒症所致。海带属碱性食品，可改善酸毒症，所含的营养物对美发也大有裨益。因此，常吃海带，对头发的生长、润泽、乌黑、光亮都具有特殊的功效。

多吃海带还能御寒。在冬天，有一些人很怕冷，这与每个人体内甲状腺分泌的甲状腺素多少有很大关系。碘是分泌甲状腺素的主要原料，而海带中含有大量的碘。因此冬天怕冷的人如果常吃些海带，有利于体内分泌更多的甲状腺素，可有效地提高身体的御寒能力。

我国的海带资源尤为丰富，漫长的海岸线，众多的浅海生态区和滩涂都为海带等藻类的养殖提供了有利的条件。我国海带的年产量最保守地估算也在300万吨左右。其中，黄海和渤海沿岸的海带和紫菜不但产量大，而且质量优良。

海菜海中长，多吃寿命长。由于海产品生产的快速发展，无论是海边还是内地，都能买到各种海产品，特别是海带，不但供应充足而且价格便宜。只要我们充分认识海菜在延缓衰老、抗御疾病中的作用，就会自觉、科学地食用海菜。

一年四季不离蒜，不用急着去医院

很多人非常讨厌大蒜，因为吃过蒜后人的口腔内会有一股强烈刺鼻的味道，会在日常交际中遭人厌烦。其实，大蒜的刺鼻味道有很多方法可以驱除，这并不能成为我们拒绝大蒜的理由。相反，大蒜有很好的保健作用，对于老年人来讲更应该成为经常食用的食物。

大蒜是人们烹饪中不可缺少的调味品，它既可调味，又能防病健身，被人们誉为"天然抗生素"。大蒜是人体循环及神经系统的天然强健剂，没有任何副作用。数千年来，中国、埃及、印度等国将大蒜既作为食物，也作为传统药物应用。在美国，大蒜素制剂已排在人参、银杏等保健药物中的首位，它的保健功能可谓妇孺皆知。

大蒜能保护肝脏，诱导肝细胞脱毒酶的活性，可以阻断亚硝胺致癌物质的合成，从而预防癌症的发生。同时大蒜中的锗和硒等元素还有良好的抑制癌瘤或抗癌作用。大蒜有效成分具有明显的降血脂及预防冠心病和动脉硬化的作用，并可防止血栓的形成。

紫皮大蒜挥发油中所含的大蒜辣素等具有明显的抗炎灭菌作用，尤其对上呼吸道和消化道感染、霉菌性角膜炎、隐孢子菌感染有显著的功效。另据研究表明，大蒜中含有一种叫"硫化丙烯"的辣素，其杀菌能力可达到青霉素的十分之一，对病原菌和寄生虫都有良好的杀灭作用，可以起到预防流感、防止伤口感染、治疗感染性疾病和驱虫的功效。

从大蒜的诸多功效可以看出，长期食用大蒜对身体的保健是有很多益处的。所以民间才会有"四季不离蒜，不用去医院"的说法。

当然大蒜也不是绝无坏处的。《本草纲目》云，大蒜味辛性温，辛能散气，热能助火，伤肺、损目、昏神、伐性，久食伤肝。《本草经疏》告诫人们，凡脾胃有热，肝肾有火，气虚血虚之人，切勿沾唇。《本经逢原》也指出，凡阴虚火旺及目疾，口齿、喉、舌诸患及时行病后也应忌食。至于食用大蒜后产生的强烈的蒜臭味，虽属大蒜一弊，但不难克服。吃大蒜后只要嚼些茶叶或橘皮，口臭马上就可消失。

总之，大蒜对人体健康的利远远大于害。春天吃蒜祛风寒；夏季食蒜解暑气；秋天吃蒜避时疫；冬天食蒜可以暖胃肠。长期坚持食蒜会增强人体免疫力，减少生病机会，自然就可以少去医院了。

"萝卜干嘎嘣脆，常吃活到百十岁"

如皋当地有句俗话："萝卜干嘎嘣脆，常吃活到百十岁。"如皋盛产萝卜及萝卜制品，这些食物富含维生素和纤维素，常吃不但可以均衡营养，还可以带走身体中的有害物质，是养生佳品。

我国是萝卜的故乡，栽培食用历史悠久。早在《诗经》中就有关于萝卜的记载。李时珍曾赞扬萝卜道："可生可熟，可菹可酱，可豉可醋，可糖可腊可饭，乃蔬菜中之最有利益者。"民间也有很多关于萝卜的谚语，如"吃萝卜喝茶，气得大夫满街爬。"可见萝卜对人体健康的益处早已得到了大家的认可。

《本草纲目》记载，萝卜性凉辛甘，入肺、胃二经，可消积滞、化痰热、下气宽中、解毒，用于食积胀满、痰咳失音、吐血、衄血、消渴、痢疾、头痛、小便不利等症。实践证明，萝卜还具有防癌、抗癌功能，原因之一是萝卜含有大量的维生素 A、维生素 C，它是保持细胞间质的必需物质，起着抑制癌细胞生长的作用。美国及日本医学界报道，萝卜中的维生素 A 可使已经形成的癌细胞重新转化为正常细胞；原因之二是萝卜含有一种淀粉酶，能分解食物中的亚硝胺，可大大减少该物质的致癌作用；原因之三是萝卜中有较多的木质素，能使体内的巨噬细胞吞噬癌细胞的活力提高 2~4 倍。萝卜中所含萝卜素即维生素 A 原，可促进血红素增加，提高血液浓度。萝卜含芥子油和粗纤维，可促进胃肠蠕动，推动大便排出。因此，常吃萝卜可降低血脂、软化血管、稳定血压，预防冠心病、动脉硬化、胆石症等疾病，对人体健康是非常有益处的。

在吃法上，萝卜既可用于制作菜肴，炒、煮、凉拌等俱佳，又可当作水果生吃，味道鲜美，还可腌制为泡菜、酱菜。像如皋人将萝卜晒成干食用，更加独具风味，不仅鲜香脆口，而且消食开胃。

需要注意的是：萝卜为寒凉蔬菜，故阴盛偏寒素质者、脾胃虚寒者等不宜多食。胃及十二指肠溃疡、慢性胃炎、单纯甲状腺肿、先兆流产、子宫脱垂等患者忌食萝卜。萝卜严禁与橘子同食，否则易患甲状腺肿大。

萝卜的食疗应用：

1. 清肺止咳、润燥化痰：白萝卜汁 300 毫升，饴糖 15 克，蒸化趁热徐徐咽下。多用于老人、小孩顿咳。

2. 烧伤、解热毒：萝卜 1000 克，羊肉 500 克煮汤，食肉饮汤。

3. 百日咳

（1）白萝卜250克，橄榄6克，切碎水煎，日服2次，数日可愈。

（2）白萝卜500克，橄榄10克，用榨汁机榨汁饮。

4. 流行性感冒：大白萝卜250克，加水500毫升，煎熟加白糖适量，趁热喝。

5. 支气管炎：萝卜250克，冰糖60克，用榨汁机榨汁300毫升，早晚各饮1次。

6. 预防脑膜炎：萝卜250克，绿豆50克熬成汤饮。

7. 肺结核咯血、鼻衄不止：大萝卜1000克用榨汁机榨汁，加蜂蜜15克，当茶饮。

8. 烫伤、火伤：白萝卜汁涂患处。如烟熏烧伤昏迷者，以萝卜汁灌之使苏醒。

生栗子嚼成浆，让你到老腿脚好

古代有一首诗"老去自添腰脚病，山翁服栗旧传方"。就是说，腰脚出了小毛病，就要吃栗子。栗子，味甘性温，能治肾虚，腰腿无力，它能够通肾、益气、厚胃肠，古代医书里有很详细的记载。但所有的中医学都是带点神秘感的。为什么这样说？好多人都会觉得，有时去看中医，很灵验，一下子就好了，甚至都不用吃药，就是推捏一下也能祛病。可有时，中医就显得比较没效果了，汤汤水水的，病总也不好，让人生厌。

其实这不是中医的问题，这是在细节的地方有点误区。如吃栗子能够缓解腰腿毛病。吃栗子要"三咽徐收白玉浆"，就是把栗子放在嘴里，然后慢慢地、仔细地嚼，直到嚼成浆再咽下去，还得咽三回，这样才能够有效地解决腰腿疼。

现在老年人为什么都爱练太极拳，是因为很多人都有腰腿疼的问题。常言道，人老腿先老。这话一点都不能马虎，人得在年轻的时候就注意增加腿部力量，除了运动，还要没事就嚼嚼栗子。古代的燕赵之地有木本粮食，即枣和栗子，板栗当时对燕赵之地的民众健康发挥了很重要的作用。

中医把栗子列为药用上品，认为能补肾活血、益气厚胃，可与人参、黄芪、当归媲美，尤其对肾虚有良好疗效。现代医学认为，栗子含有丰富的不饱和脂肪酸、多种维生素以及矿物质，有预防和治疗高血压、冠心病、动脉硬化、骨质疏松等疾病的作用，所以对老年人颇为适宜。

栗子以风干为佳，一次服食不宜过多，如治腰腿病，需生食，细嚼，连液慢咽。栗子加工方法多样，可炒可煮，还可自制栗子粉，加糖和少量奶油、奶酪拌食，犹如吃蛋糕的感觉。栗子与白果一同炖煮，再加百合，更是秋季补益的佳品。

栗子的食疗方有如下几种。

1. 肾虚、腰酸腿软：可每日早晚各吃风干（阴干）生栗子 5 个，细嚼成浆咽下。也可以用鲜栗子 30 克，置火堆中煨熟吃，每日早晚各 1 次。

2. 气虚咳喘：用鲜栗子 60 克，瘦猪肉适量，生姜数片，共炖食，每日 1 次。

3. 脾胃虚寒性腹泻：可用栗子 30 克，大枣 10 个，茯苓 12 克，大米 60 克，共煮粥，加红糖食之。

4. 口角炎：栗子富含维生素，因维生素缺乏引起的口角炎、舌炎、唇炎、阴囊炎的人，可用栗子炒熟食用，每次 5 个，每日 2 次。

5. 板栗 50 克，粳米 100 克，两者煮粥，老少皆宜。经常食用，具有健脾胃、补肾气、强筋骨的作用。栗子虽好，但不可过多食用，每次进食栗子以不超过 60 克为宜。尤其是消化能力较差的小儿，更应格外注意，否则容易造成积滞。

食栗子最适宜的季节是冬季，这是因为栗子是糖分含量较多的干果品种，能提供较多的热能，有利于机体抵御寒冷。进入冬季，天气寒冷，人体的气血开始收敛，这段时间食用栗子进补尤为适宜。冬季是感冒的多发季节。栗子不仅具有很好的益气作用，可提高人体的免疫力，而且还可提高人体对寒冷的适应能力，适量食用，可远离感冒的困扰。

冬季是心脑血管疾病的多发季节，栗子含有丰富的不饱和脂肪酸、烟酸、维生素 B_1、维生素 B_2、胡萝卜素、钙等多种营养物质，特别适合高血压、冠心病等心脑血管疾病患者食用。

栗子作为一种美味的干果，不论生吃还是炒、蒸、煮、炖，都有很好的风味。我们在选择糖炒栗子时，最好不要选择开口的栗子。因为炒栗子时锅里的砂糖在高温时会生成焦糖，时间长了会变成黑色，开口的栗子容易粘到这些有害健康的黑焦糖。

每天一袋奶，喝得科学便能老而不衰

牛奶是营养价值非常高的一种食物，具有补充钙质，增强免疫力、护目、改善睡眠、美容养颜和镇静安神等保健功效。每天喝一袋奶，可提高我们身体的免疫力，为健康增加保护屏障。宋代陈直也极力主张喝牛奶。他认为，牛奶性平，能补血脉，益心气，长肌肉，从而使人康强润泽，老而不衰。早在《本草纲目》中就有记载，牛奶能补虚损、润五脏、养血分。

然而，牛奶并非简单一喝就能产生营养价值，只有科学地喝牛奶，才能喝得更健康，发挥它的营养价值。现提出以下几点注意事项。

1. 早上饮用，切忌空腹

一般晨起后会感到口干，有些人就拿牛奶解渴，一饮而尽，好不酣畅。如此"穿肠而过"，胃来不及消化，小肠来不及吸收，牛奶的营养价值也就无从体现。况且，如果单纯以一杯牛奶作为早餐，热量也是不够的。为此，早上饮用牛奶时一定要与碳水化合物同吃。具体吃法可以用牛奶加面包、点心、饼干等，干稀搭配。可先吃点面包、饼干，再喝点牛奶；也可以在牛奶中加大米、麦片或玉米等做成牛奶粥。牛奶中所含的丰富的赖氨酸可提高谷类蛋白质的营养价值，也可使牛奶中的优质蛋白质发挥其应有的营养作用。

2. 小口饮用，有利消化

进食牛奶时最好小口慢慢饮用，切忌急饮。对碳水化合物要充分咀嚼，不要狼吞虎咽。这样，可以延长牛奶在胃中停留的时间，让消化酶与牛奶等食物充分混合，有利于消化吸收。

3. 晚上饮用，安神助眠

很多人会问何时饮用牛奶好。按照一般的习惯，以早上或晚上饮用者居多。一般地说，如果每天饮用2杯牛奶，可以早晚各饮1杯。如果每天饮用1杯奶，则早晚皆可。晚上饮用牛奶可在饭后两小时或睡前一小时，这对睡眠较差的人可能会有所帮助。因为牛奶中含有丰富的色氨酸，具有一定的助眠作用。

4. 冷饮热饮，任君自便

牛奶煮沸后，其营养成分会受点影响，如B族维生素含量会降低，蛋白质含量会有所减少，但总的损失不会很大。饮用方式要看各人的习惯和胃肠道对冷牛奶的适应能力而定。一般而言，合格的消毒鲜奶只要保存和运输条件符合要求，完全可以直接饮用。如果需要低温保存的消毒鲜奶在常温下放置超过4小时后，应该将其煮沸后再饮用，这样比较安全。

5. 特殊人群，巧选品种

有些人喝了牛奶以后，会出现腹胀、腹痛、腹泻的症状，医学上称之为"成人原发性乳糖吸收不良"。患有此症者可选食免乳糖的鲜奶及其制品，或直接喝酸奶。对高脂血症和脂肪性腹泻患者而言，全脂牛奶也不十分适宜，可改喝低脂或脱脂牛奶。老年人容易骨质疏松，可以喝添加钙质的高钙牛奶。

我们提倡喝牛奶，但并不是每个人都能喝的，有些人喝了牛奶后不但不能保健康，而且还会给自己带来麻烦。那么，哪些人不能喝牛奶呢？

（1）经常接触铅的人：牛奶中的乳糖可促使铅在人体内吸收积蓄，容易引起铅中毒，因此，经常接触铅的人不宜饮用牛奶，可以改饮酸牛奶，因为酸牛奶中乳糖极少，多已变成了乳酸。

（2）乳糖不耐者：有些人的体内严重缺乏乳糖酶，因而使摄入人体内的牛奶中的乳糖无法转化为半乳糖和葡萄糖供小肠吸收利用，而是直接进入大肠，使肠腔渗透压升高，大肠黏膜吸入大量水分。此外，乳糖在肠内经细菌发酵可产生乳酸，使肠道 pH 值下降到 6 以下，从而刺激大肠，造成腹胀、腹痛、排气和腹泻等症状。

（3）牛奶过敏者：有人喝牛奶后会出现腹痛、腹泻等症状，个别严重过敏的人，甚至会出现鼻炎、哮喘或荨麻疹等。

（4）反流性食管炎患者：牛奶有降低下食管括约肌压力的作用，从而增加胃液或肠液的反流，加重食管炎。

（5）腹腔和胃切除手术后的患者：病人体内的乳酸酶会受到影响而减少。饮奶后，乳糖不能分解就会在体内发酵，产生水、乳酸及大量二氧化碳，使病人腹胀。腹腔手术时，肠管长时间暴露于空气中，肠系膜被牵拉，使术后肠蠕动的恢复延迟，肠腔内因吞咽或发酵而产生的气体不能及时排出，会加重腹胀，可发生腹痛、腹内压力增加，甚至发生缝合处胀裂，腹壁刀口裂开。胃切除手术后，由于残留下来的胃囊很小，含乳糖的牛奶会迅速地涌入小肠，使原来已不足或缺乏的乳糖酶更加不足或缺乏。

（6）肠道易激综合征患者：常见的肠道功能性疾病，特点是肠道肌肉运动功能和肠道黏膜分泌黏液对刺激的生理反应失常，而无任何肠道结构上的病损，症状主要与精神因素、食物过敏有关，其中包括对牛奶及其制品的过敏。

（7）胆囊炎和胰腺炎患者：消化牛奶中的脂肪，必须供给胆汁和胰腺酶。牛奶加重了胆囊与胰腺的负担，结果使症状加剧。

（8）平时有腹胀、多屁、腹痛和腹泻等症状者：这些症状虽不是牛奶引起，但饮用牛奶后会使这些症状加剧。

第二节
妙药就在每天的菜单中

常吃南瓜疙瘩汤，祥云不忘祝寿来

如皋盛产南瓜。每年金秋时节，家家户户的菜园、门前和屋顶上都结满黄澄澄的南瓜，放眼望去，好像有一片金色的云彩笼罩在长寿之乡上空。

南瓜的吃法很多，南瓜粥、南瓜饼、南瓜汤都是如皋人餐桌上常见的食物，但如皋长寿老人最喜欢的还是南瓜疙瘩汤。

如皋老人做南瓜疙瘩汤的方法很简单：将南瓜剔子，洗净后切块，用素油翻炒，加盐，再加水焖煮，熟后，把面粉调制的面疙瘩加入南瓜汤中，直到面疙瘩熟透。如果想营养更丰富一些，可以在调制面疙瘩的时候加鸡蛋。也可以在南瓜疙瘩汤中加几颗白果仁，或放些油菜、菠菜、西红柿，味道更为鲜美。南瓜疙瘩汤既能当主食来吃，又能当汤来喝，所以在长寿村很受欢迎。

中医认为，南瓜性温味甘，入脾、胃经。具有补中益气、消炎止痛、解毒杀虫的功能，可用于气虚乏力、肋间神经痛、疟疾、痢疾、蛔虫、支气管哮喘、糖尿病等症的治疗。《本草纲目》和《医林纪要》都把南瓜列为"补中益气""益心敛肺"的佳品。清代名医陈修园也称南瓜是"补血养颜之妙品"。相传，晚清名臣张之洞就多次建议慈禧太后多吃南瓜以葆青春不老，慈禧太后欣然采纳，每隔三五天吃一次南瓜，不到3个月，就容光焕发，气色非凡。

如皋老人除了把南瓜制作成疙瘩汤外，还喜欢用南瓜与粳米熬成南瓜粥，对胃和十二指肠溃疡病有显著的治疗效果。另外，他们把南瓜与豆腐一起炖煮，让自己两便通畅。此外，他们还用南瓜煮汤喝，每天早、晚各1次，连吃1个月，就可把自己身上的高血压降下来。

南瓜虽好，但一次不宜多吃，尤其是胃热病人要少吃，吃多了会引起肚腹胀痛。

常吃荞麦饼，健康到老不是梦

如皋长寿村的老人用荞麦面、熟芝麻面和熟花生米屑为原料，配以切碎的雪里蕻咸菜做馅，制作成口口生香的荞麦饼，是其他地方难得一见的特色长寿食品。荞麦是我国的传统作物，但产量不高，全国种植的地方并不多。但在长寿之乡如皋，它一直作为特色长寿作物被普遍种植。

如皋人之所以把荞麦作为长寿食品，是因为荞麦中含有丰富的荞麦碱、芦丁、烟酸、亚油酸以及多种维生素和微量元素等，这些都是大米、白面等"细粮"所不具备的。其中铬是防治糖尿病的重要元素，芦丁有降血压、降血脂的功能，B族维生素、维生素E及硒有良好的抗衰老和抗癌作用。《本草纲目》中就说荞麦"实肠胃，益气力，续精神，能炼五脏滓秽。作饭食，压丹食毒，甚良"，还称荞麦"甘，平寒，无毒"。

东陈镇是如皋种植荞麦最多的地方，那里的农民几乎家家户户都要种荞麦，每户少则一二分地，多的甚至要种一二亩。每年收获的荞麦自家磨面食用，所以这个地方的长寿老人明显多于其他不种或很少种荞麦的地区。由于喜食荞麦，这里的老人很少有患高血压、糖尿病以及呼吸系统肿瘤的。

如皋人除了把荞麦制作成荞麦饼外，还喜欢把荞麦面调成糊状，加上盐、葱花和鸡蛋，调匀，在锅上摊成薄薄的煎饼。清明时节，他们还会在摊荞麦煎饼的时候洒上新摘的杨柳嫩叶，使得煎饼有一种特别的清香味道。

"城南城北如铺雪，原野家家种荞麦。霜晴收敛少在家，饼饵今冬不忧窄。"这是宋代大诗人陆游咏荞麦的诗句。荞麦收获的季节，陆游看到田野里满是收割荞麦的人，觉得冬天不愁吃到荞麦饼，不禁喜上心头，便作此诗。

简单糁儿粥，多喝就能延年益寿

糁儿粥是深受如皋人喜爱的粥食，这样的叫法似乎只有如皋才有。它是用玉米面、大麦糁和元麦糁等做主料熬成的。如皋民谣说："糁儿粥，米打底，喝了能活九十几。大麦青，元麦黄，多吃杂粮人长寿。"这又一次体现了如皋人饮食倾向"粗""杂"的特点。

玉米性平味甘，归胃经和大肠经，有止血、利尿、利胆、降压的作用，对小便不通、膀胱结石、肝炎、黄疸、胃炎、鼻炎、胆囊炎、高血压等病具有一定的治疗功效。

调查发现，如皋 90 岁以上的老人全都喜欢吃玉米，这充分说明长期食用玉米，有良好的滋补身体和延年益寿的功效。事实上，秘鲁山区、格鲁吉亚以及我国长寿之乡广西巴马等地区的人们都把玉米作为日常的主要食品。2004 年，"首届中国长寿之乡联合论坛"在如皋召开，世界各地的长寿研究专家汇聚一堂，大家一致认为，玉米是最好的长寿主食。

如皋"三麦"指的是大麦、小麦和元麦，它们都是如皋糁儿粥的原料。《唐本草》称，大麦具有"平胃止渴、消食疗胀"的作用。《本草纲目》也说它能消积进食、平胃止渴、消暑除热、益气调中、宽胸大气、补虚劣、壮血脉、益颜色、实五脏、化谷食。

小麦是现代人最重要的主食之一，它的营养价值也很高。中医认为，它味甘性凉，能养心安神、消除烦躁。《本草再新》把它的功能归纳为养心、益肾、和血、健脾四种。

如皋人所称的"元麦"其实是大麦的变种，北方人称"裸大麦""米麦"或"糖麦"，西藏、青海等地称"青稞"。元麦的食用价值和药用价值都很高，它的营养价值等同或高于大麦。在如皋的农村，当元麦成熟的时候，田间劳作饥饿了的农民常常会摘下元麦的穗头，用手轻揉，弄出饱满水灵的元麦粒，吹去尘土，拣去麦芒，直接入口，幽幽麦香，留在齿间。

把元麦磨碎，即元麦糁。玉米糁和元麦糁是如皋糁儿粥的最常用原料。如皋人常吃的麦片其实就是玉米或元麦加工而成的。

如皋人熬糁儿粥喜欢用米打底，即用 1/3 的粳米加 2/3 的糁，和水熬制而成。方法是把淘洗干净的米倒入锅中，加水煮开，约 15 分钟后，加入用水调和好的糁，或直接把糁均匀洒扬在锅中，边扬糁，边搅拌粥锅，待粥沸腾后，用小火熬稠即可。

糁儿粥里面还可以加其他的辅食，像加山芋做成的山芋粥，在城市和农村都深受欢迎。

"糁儿粥，米打底"体现的是一种纯朴的民间营养概念。大米、玉米、大麦、小麦、元麦几种作物都具有健胃功效。大米性平、玉米性平、大麦性凉、小麦性凉，它们相互补充，相互配合，构成了独特的长寿营养食品。北魏的贾思勰在《齐民要术》中说："炊糁佐以粳米为餐，补精益气。"唐代医学家孙思邈在《千金要方》上也谈到糁儿粥在食疗和养生方面的积极作用。因此，喝这种粥食的如皋老人能长寿，就不是什么奇怪的事了。

长寿老人推荐的一日三餐的长寿菜单

郑集是我国衰老生化研究学科的奠基人，我国生物化学和营养学研究的先导者之一。郑老在 109 岁高龄时出了一本名叫《不老的技术：百岁教授养生经》的养生书，书中介绍了他独创的"长寿菜单"。

起床先空腹喝一杯蜂蜜水。《本草纲目》记载："蜂蜜甘而平和，故能解毒。"所以早晨一杯蜂蜜有祛除体内毒素的作用。

早餐 1 杯牛奶，吃 5 颗红枣、3 颗桂圆、15～20 颗枸杞子一起煮的食物，还有一小块蛋糕。

中午三菜一汤，黄豆炒瘦肉丝、凉拌苦瓜、清炒生菜、西红柿嫩豆腐汤，再来点稀饭，里面放一点红豆、山芋，稀饭熬 1 个小时左右，很稠。

晚饭是藕粉、包子、面条、馄饨之类容易消化的食物，有时是煎鸡蛋饼。

除了正餐，郑老每天水果也是不断。

最爱吃的水果是香蕉，中午、晚上各一根。因为年龄大、活动少，容易便秘，吃香蕉的好处就是每天大便数次、每次量少。

更让人吃惊的是，郑老居然跟小孩子一样爱吃巧克力。巧克力是抗氧化食品，对延缓衰老有一定功效，还能缓解情绪低落，使人兴奋。

除了在饮食上注意之外，生活起居也一样不含糊。

早上 5：00 起床，中午 12：45 午睡，下午 2：30～3：30 起床，晚上 10：00 睡觉。

郑老说："要想长寿，就得科学化地饮食，不要违反自然规律。更重要的是凡事要想得开，心平气和了身体才能健康。"郑老还提醒人们不要过分迷信保健品，可以服用一些维生素，"不用选贵的，国产的和进口的都是一个物质。我一天要吃三四毛钱的维生素。"

"海带烧排骨"让你健康又长寿

冲绳是日本的一个长寿区，据专家们研究，这与当地的饭菜营养丰富有一定的关系。其中，最有特点的就是"海带烧排骨"。

冲绳人对"海带烧排骨"的喜爱，丝毫不亚于中国人对"西红柿炒鸡蛋"的感情。当地人认为，排骨和海带吃下去会让"身体从里到外都暖了，有劲了"。营养学家们则分析，海带和排骨中蛋白质、氨基酸含量非常丰富，可以迅速地补充体力。更重要的是，海带是典型的"碱性食品"，排骨是"酸性食品"，两者组合起来，能使人体达到"酸碱平衡"。《本草纲目》记载："海带性寒、滑，味咸；散结、利水消肿、平咳定喘。"被誉为"海上蔬菜""长寿菜""含碘冠军"的海带具有较高的营养保健价值，想要长寿的人不妨多吃一些。

那么，这道长寿菜单——海带烧排骨又是怎么做的呢？下面我们就来介绍一下，想要长寿的老人不妨试试看。

材料：排骨700～800克，海带20根左右，萝卜600克，盐、酱油和生姜适量。

制法：

（1）将排骨用热水汆一遍，然后放进锅里，加水到差不多盖住排骨，点火烧开。

（2）将水倒掉或将浮沫去掉。

（3）海带洗后，放到水里浸泡至柔软，剪成小段，打"海带结"。

（4）萝卜切成小块。

（5）在锅里放入水和刚才预煮过一遍的排骨，大火烧开，小火煮1～1.5小时。

（6）加入海带，煮30～40分钟后，加萝卜、盐和酱油，继续用小火炖熟即可。

（7）按照冲绳的习惯，准备一点姜末，吃时随自己的口味添加，据说味道会更好。

多吃名副其实的长寿菜——蕨菜

蕨菜又称长寿菜，也有称为龙爪、龙头草等，是我国古老的蔬菜之一。它是野生植物，素有"山菜之王"的美称，产自深山，全国均有分布，东北、西北、内蒙古较多。《本草纲目》中有："蕨菜性寒，味甘、微苦；消热化痰、降气滑肠、健胃"，现代研究认为，蕨菜富含蛋白质、脂肪、糖类、矿物质和多种维生素，并对细菌有一定的抑制作用，能起到清热解毒、杀菌消炎的作用。

蕨菜食用的方法很多，可以将蕨菜洗净用开水焯一下，后炒食或冲汤；还可干制，将其稍加蒸煮，晒干，食时用水浸泡。蕨菜性味寒凉，脾胃虚寒者不宜多食。

据历史记载，当年康熙皇帝每年夏天都要到热河行宫木兰围场去打猎，路经6旗36营。每次皇帝来，这些旗营的头人都要拿着金银财宝去进贡，以表忠心。有一次，金凤营的头人海通，没什么可进贡的，便提着一小袋蕨菜前去进贡，说："这菜不仅味道鲜美，而且去痰生津、清气上升、浊气下降，常吃眼清目明，肤色润滑，长命百岁。"海通还用几片山鸡肉和碧玉色的蕨菜做出一道菜，并拼成一个"寿"字，康熙急忙品尝，果然香气沁透脾胃，口感脆、嫩、滑，一时食欲大开，神清气爽。

喝小米粥、吃红薯——老人的长寿秘诀

每一个长寿的人都有与众不同之处，在他们看来很普通的一件事，有时候恰恰是长寿的关键。

专家认为，经常喝小米粥，爱吃红薯，是老人长寿的一个重要原因。

红薯营养丰富，是补益身体的佳品。红薯被称为"土人参"，为什么会有这样的称号呢？这得从一个故事说起。乾隆皇帝寿至89岁，在我国历代皇帝中享年最高。据传，他在晚年曾患有老年性便秘，太医们千方百计地为他治疗，但总是疗效欠佳。一天，他散步路过御膳房，一股甜香气味迎面扑来，十分诱人。乾隆走进去问："是何种佳肴如此之香？"正在烤红薯的一个太监见是皇上，忙叩头道："启禀万岁，这是烤红薯的气味。"并顺手呈上了一块烤好的红薯。乾隆从太监手里接过烤红薯，大口大口地吃起来。吃完后连声道："好吃！好吃！"此后，乾隆皇帝天天都要吃烤红薯。不久，他久治不愈的便秘好了，精神也好多了。乾隆皇帝对此十分高兴，便顺口夸赞说："好个红薯！功胜人参！"从此，红薯又得了个"土人参"的美称。

红薯的营养非常丰富，是粮食中的佼佼者。前苏联科学家说它是未来的"宇航食品"。法国人说它是当之无愧的"高级保健食品"。《本草纲目》记载，红薯有"补虚乏、益气力、健脾胃、强肾阴"的功效，经常食用红薯能使人"长寿少疾"。《本草纲目拾遗》中有："红薯能补中、活血、暖胃、肥五脏。"红薯含有大量膳食纤维，在肠道内无法被消化吸收，能刺激肠道，增强蠕动，通便排毒，尤其对老年性便秘有较好的疗效。

小米在中国古代叫作"稷"，江山社稷的"稷"字。国家的代称叫作社稷，社是什么？社就是我们对祖先表示一种祭祀，"社稷"的意思就是我们祖先用最好的粮食来供奉祖先。

　　小米具有极强的生命力，在任何贫瘠的土地上都可以生长，只要撒下去，它就能长起来，所以我们的祖先把小米作为五谷之首，是很有道理的。

　　《本草纲目》中记载，小米"煮粥食益丹田，补虚损，开肠胃"。革命战争时期，八路军伤员养伤靠的就是山西老大娘的小米汤。现在很多女性生完孩子，也都要喝小米粥。女人生完孩子以后，体质衰弱。中医说"糜粥自养"，指的是小米粥。小米在五谷杂粮中是最具生命力的。所以，不管是老人还是小孩，都要经常喝点小米粥。不过需要提醒的是，熬小米粥时千万不要把上面漂着的那层粥油撇掉。粥油就是上面那层皮，这是小米最精华的部分，主要作用是益气健脾。小孩脾胃生发力最弱，常常会腹泻，喝了粥油以后，很快就会好了。

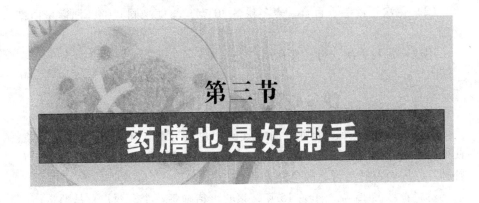

第三节
药膳也是好帮手

清蒸人参鸡——补气安神

清蒸人参鸡具有补气安神之功效，特别适合气虚、失眠的人。人参的药用价值早在《本草纲目》中就有记载，"人参味甘，补元气"。

材料：人参、水发香菇各15克，母鸡1只，火腿、水发玉兰片各10克，精盐、料酒、味精、葱、生姜、鸡汤各适量。

制法：将母鸡宰杀后，退净毛，取出内脏，放入开水锅里烫一下，用凉水洗净。将火腿、玉兰片、香菇、葱、生姜均切成片。将人参用开水泡开，上蒸笼蒸30分钟，取出。将母鸡洗净，放在盆内，加入人参、火腿、玉兰片、香菇、葱、生姜、精盐、料酒、味精，添入鸡汤（淹没过鸡），上笼，在武火上蒸烂熟。将蒸烂熟的鸡放在大碗内，将人参（切碎）、火腿、玉兰片、香菇摆在鸡肉上（除去葱、生姜不用），将蒸鸡的汤倒在勺里，置火上烧开，撇去沫子，调好口味，浇在鸡肉上即成。

用法：佐餐食用。

沙参百合麦冬粥——滋阴润燥

沙参百合麦冬粥具有养阴润燥之功效，用于口干舌燥、口渴多饮、干咳久咳无痰、大便秘结、气短汗多、心烦失眠、热病后期等阴虚者。《本草纲目》中有"百合可润肺止咳、宁心安神、补中益气"之记载。

材料：沙参20克，百合30克，麦冬30克，粳米60克，白糖适量。

制法：

（1）将沙参、百合、麦冬洗净后经水磨再澄取淀粉，晒干备用。

（2）每次用沙参、百合、麦冬粉各 30 克，与粳米同煮粥，加适量白糖食用。

用法：每日 1 次，可经常食用。

沙参心肺汤——润肺止咳

沙参心肺汤可养阴润肺。用于气阴不足的咳嗽、肺结核、口干舌燥、便秘等。明代李时珍在《本草纲目》中说："沙参甘淡而寒，其体轻虚，专补肺气，因而益脾与肾，故金能火者宜之"。

材料：沙参 15 克，玉竹 15 克，猪心、猪肺各一个，葱、食盐适量。

制法：

（1）将沙参、玉竹洗净后用纱布袋装好，扎上袋口备用。

（2）将猪心、肺用水冲洗干净，挤尽血水与药袋一起放入砂锅内，再将洗净的葱段放入锅内，加入适量水，置武火上煮沸捞去浮沫，改文火炖至肉烂，加适量食盐即成。

用法：每月 2 次，佐餐，食肉喝汤。

当归生姜羊肉汤——补阳驱寒

当归生姜羊肉汤的功效在于补阳散寒。用于产后、腹部冷痛、四肢不温、腰膝酸冷、阳痿、免疫力低下等阳虚之人。《本草纲目》中说："当归调血，为女人要药，有思夫之意，故有当归之名。"

材料：当归 50 克，生姜 200 克，羊肉 500 克，食盐适量。

制法：

（1）当归、生姜洗净后切成大片备用。

（2）羊肉洗净后切成 2 厘米见方的肉块，放入沸水锅中汆去血水后，捞出晾凉。

（3）将羊肉、当归、生姜放入砂锅中加适量清水置武火上煮沸，捞去浮沫，改用文火炖至肉烂，加入食盐即成。

用法：每周 1 次，佐餐，食肉喝汤。

柏子仁酸枣仁炖猪心——养心安神

柏子仁酸枣仁炖猪心具有养心安神之功效。适用于心慌气短、失眠盗汗、大便秘结、五心烦热等心阴不足者。此药膳中的柏子仁是一味治疗心神不安、失眠多梦的常用中药，《本草纲目》将其归入治疗健忘的药物之中。

材料：柏子仁 15 克，酸枣仁 20 克，猪心 1 个，食盐适量。

制法：

（1）柏子仁、酸枣仁研细成末。

（2）猪心洗净血污，把柏子仁、酸枣仁粉放入猪心中，用砂锅加水适量炖至熟即可食用。

用法：食猪心、喝汤。每次适量服用。每周 1 次。

灯芯莲子粥——清热去火

灯芯莲子粥可清热安神。用于心火亢盛而致的失眠、心烦不安、小便灼热、口舌生疮等。《本草纲目》认为"莲子，交心肾，厚肠胃，强筋骨，补虚损，利耳目"。

材料：灯芯 1 束，莲子 30 克，淡竹叶 5 克，粳米 50 克，白糖适量。

制法：

（1）灯芯、莲子洗净装入纱布袋中扎上口。

（2）莲子、粳米淘洗后，放入砂锅中，再将纱布药袋放入锅内，加适量清水，文火熬至莲子烂，加适量白糖即可。

用法：每日早晚温服，5 天一疗程。

人参核桃饮——固肾益气

人参核桃饮具有益气固肾的作用。常用于肾气不足而出现的头昏健忘、耳鸣失眠、须发早白、神疲乏力、汗多气短等。

材料：人参 5 克，核桃肉 3 个。

制法：将人参切片，核桃肉掰成蚕豆大，把两者放入锅中加水适量，文火熬煮 1 小时即可。

用法：代茶饮，可长期服用。

虫草乌鸡——益气补肾

虫草乌鸡最大的特点就是益气补肾。用于肾气亏虚而致的头昏乏力、气短喘促、腰膝酸软、心慌汗多、久咳不愈等。《本草纲目》中记载，冬虫夏草具有滋肺阴、补肾阳之效。

材料：冬虫夏草 10 克，乌鸡 1 只，果杞 30 克，姜、葱、食盐适量。

制法：

（1）将乌鸡宰杀后，去毛、内脏，洗净后备用。

（2）冬虫夏草、果杞洗净。将冬虫夏草、果杞、适量食盐、姜葱段放入鸡腹中缝合，放入蒸锅中蒸至鸡肉烂即可。

用法：佐餐，肉、药同食。

枸杞莲药粥——补肾健脾

枸杞莲药粥可补肾健脾，养心安神。此粥适用于脾肾虚弱而致的健忘失眠、心悸气短、神疲乏力等症。《本草纲目》中记载了枸杞"久服坚筋骨，轻身不老，耐寒暑，补精气诸不足，易颜色变白，明目安神，令人长寿"。

材料：枸杞 30 克，莲子 50 克，新鲜山药 100 克，白糖适量。

制法：

（1）新鲜山药去皮、洗净、切片。

（2）枸杞、莲子淘洗干净。

（3）将以上三物加清水适量置于文火上煮熬成粥，加糖食用。

用法：每日早晚温服，可长期服用。

第六章

喝杯好茶能治病

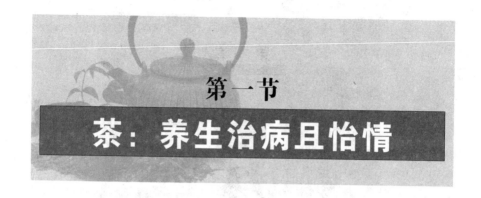

茶：养生治病且怡情

茶的养生保健功效

茶叶中富含将近500余种人体所必需的营养成分，这些成分对人体防病治病保健等方面有着重要意义。

茶中的营养成分主要如下。

维生素

茶叶中的维生素，根据其溶解性可分为水溶性维生素和脂溶溶性维生素。水溶性维生素包括B族维生素和维生素C，它们能够通过喝茶被人体直接吸收和利用。B族维生素可以去除疲劳、提神、安神、活血和防癌症等；维生素C，亦称抗坏血酸，可以增加强人体的免疫力。因此，喝茶是补充水溶性维生素很有效的方法。

矿物质

茶叶中包含人体所需的大量元素，包括磷、钙、钾、钠、镁、硫等；还有许多微量元素，例如有铁、锰、锌、硒、铜、氟和碘等，这些都对人的健康极为有益。茶叶中含锌量较高，特别是绿茶。这些元素都对人体的生理机能有着重要的作用。因此，常饮用茶是获取这些矿物质的重要途径之一。

蛋白质

蛋白质是生命的物质基础，人的生长、发育、运动、生殖等一切活动都离不开蛋白质，可以说，没有蛋白质就没有生命。因此，它是与生命及各种形式的生命活动紧密联系在一起的物质。而茶叶中蛋白质的含量占茶叶干物量的 20% ~ 30%，其中水溶性蛋白质是形成茶汤滋味的主要成分之一。

氨基酸

茶叶中含有约 28 种氨基酸，人体必需的 8 种氨基酸茶叶中就含有 6 种，它们是亮氨酸、蛋氨酸、赖氨酸、苯丙氨酸、苏氨酸、缬氨酸。其中，蛋氨酸、苯丙氨酸、苏氨酸、亮氨酸等对于人体功能的运行发挥着重大作用；苏氨酸、赖氨酸、缬氨酸等对于人体正常生长发育并促进钙和铁的吸收至关重要；亮氨酸有促进细胞再生并加速伤口愈合的功效；苯丙氨酸有扩张血管、松弛气管的功效；蛋氨酸可以促进脂肪代谢，防止动脉硬化。茶中含有的氨基酸为人体生命正常活动提供了必需的要素。

糖类

糖类是自然界中广泛分布的一类重要的有机化合物，也是人体能量的主要来源。茶叶中的糖类有单糖、淀粉、果胶、多聚糖等。由于茶叶中的糖类多是不溶于水的，所以茶的热量并不高，属于低热量饮料。

其他营养素

除以上几种营养元素外，茶叶中还包含多种对人体有益的物质。因此，常喝茶不仅可以带给我们凝神静心的作用，还可以及时为我们补充各类营养元素，对身体极其有益。

茶的养生保健功效如下。

健齿

茶之所以具有保护牙齿的功效，主要是因为茶中所含的氟、茶多酚类化合物以及茶单宁共同作用而产生的的。

干制的茶叶含有 400×10^{-6} 左右的氟，一杯泡好的茶叶含有 0.3 ~ 0.5 毫克的氟。茶中含有的含氟物质可以杀死在齿缝中残留的细菌，起到预防蛀牙的作用，效果要远好于氟化物配合制剂。

茶多酚类化合物可以抑制牙齿细菌的生成和繁殖，进而预防龋齿的发生。红茶和绿茶均含有茶多酚，这是一种抗氧化植物化合物，可防止牙斑附着在牙齿上，从而降低口腔和牙齿的发病机会。另外，因为茶本身呈碱性，而碱性物质可以防止牙齿钙质的减少和流失，因此，饮茶还可以起到坚固牙齿的作用。

茶是最好的自然单宁酸的来源。研究表明，茶中的茶单宁能抑制牙菌斑的生长。此外，单宁酸还能与茶汤中其他的一些物质如儿茶素、咖啡因、维生素 E 相互作用，以增强牙釉质的抗酸能力。而且在有氟参与的情况下，此抗酸能力会显著加强。

暖胃护肝

肝脏是身体内以代谢功能为主的一个器官，其作用之一就是解毒。肝解毒时由于血液在流动的关系，解毒的同时身体的其他部位正常运转中还会继续产生代谢产物。所以血液里一直都会存在一些毒素，它只能保持我们身体正常运转，对于那些强加进来的毒素则很难缓解。如果人们经常熬夜、酗酒或服药等，会增加肝脏负担，让肝脏解毒的功能受损，使体内毒素大大增加，因而导致其他的脏器细胞也会加快老化，对人体百害而无一利。

茶中含有丰富的维生素 C，维生素 C 能使肝脏的解毒功能增强，因此时常饮茶可以减少体内毒素，起到保护肝脏的作用。

茶还可以起到暖胃作用，但并不是所有类型的茶都有这个功效。例如，人在没吃饭的时候饮用绿茶会感到胃部不舒服，这是因为茶叶中所含的茶多酚具有收敛性，对胃有一定的刺激作用，在空腹的情况下刺激性更强。所以，绿茶并不能起到暖胃的效果。

而红茶则具有暖胃作用，因为红茶是经过发酵烘制而成，茶多酚在氧化酶的作用下发生酶促氧化反应，含量减少，对胃部的刺激性也自然减少，而这些茶多酚的氧化产物还能促进人体消化。因此与绿茶相比，红茶更能调理肠胃。还可以在红茶中添加牛奶、糖，这样可以增强茶养胃暖胃的效果。

清心明目

茶不仅能清心降火，同时也能明目。加拿大科学家发现，多饮茶可以防止白内障。他们认为，白内障是由于人体内氧化反应产生的自由基作用于眼球的晶状体所致，而茶叶中的茶多酚分解产生的具有抗氧化作用的代谢物可以阻止体内自由基的氧化反应。而美国农业部营养与衰老研究中心的科学家们最近发现，白内障的发病率与人体血浆中胡萝卜素含量高低及浓度大小关系密切。凡是白内障患者，其血浆中胡萝卜素浓度往往很低。

因此，白内障患者需要及时补充胡萝卜素，除了从饮食中进补，茶叶中也含有比一般蔬菜和水果都高得多的胡萝卜素。所以，白内障患者宜适当地饮茶，普通人群也可通过常饮茶来保护眼睛。

除此之外，眼睛还需要维生素 C 的滋润，而饮茶可以有效摄入维生素 C，因此经常饮茶可以很好地预防夜盲症等眼病的发生，进而起到明目的作用。

消炎杀菌

茶具有消炎杀菌的功效。我国民间常用浓茶治疗细菌性痢疾，或用其来敷涂伤口，消炎解毒，促使伤口愈合。现在有以茶为原料制成的治疗痢疾、感冒的成药，疗效也比较好。

茶之所以具有此类作用，主要是因为其含有的儿茶素类化合物、黄烷醇类和多酚类化合物。茶叶中的儿茶素类化合物对伤寒杆菌、副伤寒杆菌、黄色溶血性葡萄球菌、金黄色链球菌和痢疾等多种病原细菌具有明显的抑制作用；黄烷醇类相当于激素药物，能够促进肾上腺的活动，具有直接的消炎作用；茶叶中多酚类化合物还具有较强的收敛作用，对消炎止泻有明显效果。茶多酚与单细胞的细菌结合，能通过凝固蛋白质，将细菌杀死。如危害严重的霍乱菌、伤寒杆菌、大肠杆菌等，放在浓茶中浸泡几分钟，多数就会失去活力。

除此之外，茶叶中还包含有多种杀菌成分，现代研究发现，茶叶中包含的醇类、醛类、酯类等有机化合物均有杀菌作用，但杀菌的作用机理不完全相同。有些使细菌体内蛋白质变性，有些则干扰细菌代谢。另外，茶叶中的硫、碘、氯和氯化物等为水溶性物质，能浸泡到茶汤中，也有杀菌消炎的功效。茶叶的杀菌作用，有些是单一成分发挥作用，而更多的是多种成分综合作用的结果，对人体并不会带来伤害。

提高记忆力

茶有助于记忆力提高。老年痴呆症的一大特点就是乙酰胆碱水平下降，而纽卡斯尔大学药用植物研究中心的研究人员对绿茶和红茶进行了一系列实验，实验结果表明，绿茶和红茶都能抑制乙酰胆碱酯酶。也就是说，茶类可以使乙酰胆碱酯保持在一个合理的水平。

此外，茶氨酸可以提高脑内多巴胺的生理活性，因此它能使人精神愉悦，同时会增强记忆，提高学习能力。因此，有喝下午茶习惯的人在记忆力和应变力上，比其他人的平均分值高出 15% ~ 20%。我们完全可以用喝茶取代那些毫无营养的零食，这对我们的身体也是极其有益的。

提神解乏

茶叶具有提神解乏的作用，其原因主要是因为茶叶中含有2%～5%咖啡碱、茶叶碱和可可碱等物质。这些生物碱能刺激肾脏，促使尿液迅速排出体外，提高肾脏滤出有害物质的速度，减少有害物质在肾脏中的潴留时间，还可以刺激衰退的大脑中枢神经，促使它由迟缓变为兴奋，集中思考力，从而起到提神益思、潜心静气的效果。咖啡碱还有助于排出尿液中的过量乳酸，从而使人体尽快消除疲劳。

除了这些生物碱，茶叶中还含有咖啡因，而咖啡因可以刺激大脑感觉中枢，从而使其更加敏锐和兴奋，起到安神醒脑、解除疲劳的作用。因此，当人们感觉到疲倦的时候，闻着缕缕的清香，品着茶汤，精神自然会慢慢饱满起来，已有的困倦和劳累也会得到很好的缓解，不但思维会变得清晰，反应也会变得敏捷起来。

提高免疫力

维生素C具有抗氧化作用，可抑制氧自由基的生成，使人体细胞免受侵害。茶叶中维生素C的含量较丰富，尤其是绿茶。绿茶中维生素C的含量比其他茶叶高出许多，每100克绿茶所含维生素C的量可达100～250毫克。维生素C能够增强机体的抵抗力，特别是能够增强呼吸道抵抗外界感染的能力。在正常情况下，茶叶中维生素C的浸出率可以达到80%左右，茶汤中的维生素C在90℃下也很少被破坏。因此，饮茶有助于清除体内自由基，增强人体抵抗力。

消脂减肥

茶叶中的咖啡碱和黄烷醇类化合物可以增强消化道蠕动，有助于食物的消化；茶汤中的胆碱和叶酸等物质也具有调节脂肪代谢的功能，增强分解脂肪的能力；茶叶中的类黄酮、芳香物质、生物碱等成分能够降低胆固醇、三酸甘油酯的含量和降低血脂浓度，具有很强的解脂作用；茶叶在助消化的同时，还可以保护胃黏膜。由此看来，茶的确有着帮助消化，提高人体对脂肪分解的能力，自然达到了减肥的目的。

美容护肤

茶叶中的维生素、矿物质等营养元素可以调节皮肤机能，使皮肤更有活力；茶多酚可抗氧化、抗衰老、抗菌、防肥胖；咖啡碱有提神醒脑和紧肤的作用；单宁酸能吸收并排出人体黑色素，使皮肤更白皙；糖类可增强肌肤免疫力；叶绿素可促进组织、血液再生。

止渴消暑

茶是绝佳的解渴和消暑饮品，茶中的维生素 A 和维生素 C 可以提高人体对高温的耐受能力。饮热茶能出汗散热，使体内的热量散发，还可以及时补充体内水分。茶叶中的糖类、果胶、氨基酸等成分，能与唾液作用，解热生津。有研究显示，喝热茶 9 分钟后，皮肤温度下降 $1℃ \sim 2℃$。

利尿通便

茶中的咖啡因、可可因及芳香油的综合作用，可刺激肾脏，促进尿液从肾脏中加速过滤出来，减少了有害物质在肾脏中的潴留时间。由于乳酸等致疲劳物质伴随尿液排出，体力也会得到恢复，疲劳便得到缓解。但饮茶过量或饮浓茶，会加重肾脏负担，使人体排尿过多，不利于肾脏功能，也会使体内水分减少，引起便秘。

同时，饮茶对于缓解便秘也有很好的效果，茶叶中含有的茶多酚能与细菌蛋白结合，使细菌的蛋白质凝固变性从而导致细菌死亡，达到消除炎症的目的。因此，服用茶多酚对慢性结肠炎、腹胀、单纯性腹泻等病有较好的辅助疗效。但对肠道内的有益菌群，如双歧杆菌却有激活繁殖的作用。茶多酚类物质能增强肠道的收缩和蠕动，促使淤积在消化道的废物和有毒有害物质排出。

防辐射

研究发现，有喝茶习惯的人，受辐射损伤较轻，血液病发病率也较低，由辐射所引起的死亡率也较低。这是因为茶叶中的多酚类化合物和脂多糖对放射性同位素有很好的吸附作用。茶中含有的茶多酚具有很强的抗氧化性和生理活性，是人体自由基的清除剂，可以阻断亚硝酸胺等多种致癌物质在体内合成，对肿瘤患者在放射治疗过程中引起的轻度放射病，治疗有效率可达90%以上；对血细胞减少症，有效率达81.7%；除了茶多酚，茶叶中还含有脂多糖，人体摄入脂多糖后，会产生非特异性免疫能力，不仅能保护人体的造血功能，还能提高机体的抵抗能力，减轻辐射对人体的危害；而茶中含有的氨基酸等物质也可以在某种程度上抵抗放射性伤害，并在短时间内增强机体的非特异性免疫能力。

除此之外，茶还可以减轻由于吸烟所引起的辐射污染。据美国马萨诸塞大学医疗中心的约瑟夫·迪法兰赞博士估计，每天吸 30 支烟的人，他的肺部在一年内得到香烟中放射性物质的辐射量相当于他的皮肤在胸腔 X 光机上透视了大约 300 次。而饮茶能有效阻止放射性物质侵入骨髓并可使锶 90 和钴 60 迅速排出体外。用茶叶片剂治疗由于放射引起的轻度辐射病的临床试验表明，其总有效率可达 90%。因此，那些平时在高放射性环境工作的人可以多喝茶来抵抗辐射，减轻辐射对身体的伤害。

戒烟醒酒

饮茶是减轻吸烟危害的最好方法。有试验表明，茶叶具有戒烟作用。目前市场上供应的戒烟茶、戒烟糖，就是以茶叶为主要原料，经过特殊工艺制成的。因为茶叶中的茶多酚、维生素 C 等成分对香烟中所含有的各种有害物质有降解作用，因此，经常吸烟的人如果常饮用浓茶，就可依靠茶咖啡碱来解除体内毒素，甚至可以使人减少对烟的依赖，从而达到戒烟的目的。

茶除了具有戒烟的作用，还有醒酒的功效。当饮烈性酒以后，由于酒精毒害了神经系统，使人感到浑身酥软无力，甚至恶心呕吐，神志不清。这时，如果喝一杯茶（心脏病患者不宜饮用），但不宜过浓，借茶中的多酚类和咖啡碱来中和酒精，使酒精中有毒物质通过小便及时排出体外，解除毒害，得以醒酒。

防治心血管疾病

茶叶在高温的水中释出的高浓度茶色素可以将动脉壁上硬化的粥样物质清除，使动脉组织逐渐恢复正常，还能防止胆固醇类物质沉积于动脉壁，从而阻止动脉硬化的发生。由此看来，煮沸的茶水对心脏的许多问题都能起到标本兼治的作用。

长期服用降血压类药物对人们既有好处，又有不利的一面。而通过饮茶既可达到降血压的目的，又可以不让身体受到药物伤害。

糖尿病患者也可以通过喝茶减缓病症，因为茶叶中的茶多酚能保持微血管的正常韧性，节制微血管的渗透性，所以能使微血管脆弱的糖尿病患者恢复微血管正常。

饮茶能降血脂，国内外已有大量报道。我国茶区居民血胆固醇含量和冠心病发病率明显低与其他地区。国外科学家曾用乌龙茶对成年女子进行降血脂实验：每天饮 7 杯常规浓度的乌龙茶，持续 6 周后，饮用乌龙茶的人血浆中三酸甘油酯和磷脂的含量水平有明显下降，这说明茶的确具有降血脂的功效。除了乌龙茶之外，苦丁茶、普洱茶也同样拥有保护心血管健康的功能。且苦丁茶软化血管、降血脂的功能较其他茶叶更好，最适合血压偏高、体形发胖的体质燥热者长饮养生；而普洱茶的性质温和，适合体质虚寒的人饮用。

防癌抗癌

茶叶中茶多酚的主体儿茶素类物质是一种抗氧化剂，也是一种自由基强抑制剂。茶多酚进入人体后，与致癌物结合并使其分解，降低致癌物的致癌活性，从而抑制致癌细胞的生长。还能阻断亚硝酸胺等多种致癌物质在体内合成，控制癌细胞的增殖，并能直接杀伤癌细胞，提高机体免疫能力。据有关资料显示，喝茶对胃癌、肠癌等多种癌症的预防和辅助治疗均有裨益。

另据英国科学家研究发现，茶叶在壶中煮沸 5 分钟，可以使吸收癌症中有害物质的抗氧化剂浓度达到最高峰，饮用在壶中煮制 5 分钟的茶水 1 小时后，血液中的抗氧化剂水平上升了 45%。也就是说，相比于用沸水泡茶，用茶壶煮茶可以让茶叶释放出更多的抗癌物质，抗癌效果也更好。

抗衰老

茶叶中的儿茶素类化合物具有较强的抗氧活性，可以起到很好的抗衰老、延年益寿的效果。茶叶中的茶多酚也具有很强的抗氧化性和生理活性，它是人体自由基的清除剂，能有效阻断脂质过氧化反应，清除活性酶，抗衰老效果要比维生素 E 强 18 倍。

绿茶抗癌防衰老

绿茶是我国产量最大的茶类，其制作过程没有发酵，成品茶的色泽、冲泡后的茶汤和叶底均以绿色为主调，较多地保留了鲜叶内的天然物质。其中茶多酚、咖啡碱保留鲜叶的 85% 以上，叶绿素保留 50% 左右，维生素损失也较少，从而形成了绿茶"清汤绿叶，滋味收敛性强"的特点。由于营养物质损失少，绿茶也对人体健康更为有益，对防衰老、防癌、抗癌、杀菌、消炎等均有特殊效果。

绿茶是历史上最早的茶类，古代人类采集野生茶树芽叶晒干收藏，可以看作广义上绿茶加工的开始。但真正意义上的绿茶加工，是从公元 8 世纪发明蒸青制法开始的，到 12 世纪又发明炒青制法，绿茶的加工技术已比较成熟，一直沿用至今，并不断完善。

绿茶中的名茶主要有以下几种：西湖龙井、洞庭碧螺春、黄山毛峰、信阳毛尖、庐山云雾茶、六安瓜片、太平猴魁、南京雨花茶，等等。

如今，绿茶已成为茶界新宠，不少人都喜爱喝绿茶。从营养保健的角度考虑，喝绿茶更有利于人体健康。喝绿茶主要有以下功效：

抗癌

饮茶可以防癌抗癌的不争事实已被世人所公认，在此方面效果最好的是绿茶。绿茶中的维生素 C 和维生素 E 能阻断致癌物——亚硝酸胺的合成，对防治癌症有重要作用。

抗衰老

绿茶中的多酚类化合物能防止过度氧化；嘌呤生物碱可间接起到清除自由基的作用，从而达到延缓衰老的目的。

抗动脉硬化

绿茶中的茶多酚类化合物和维生素可以抑制血中低密度脂蛋白的氧化。常喝绿茶者比不喝绿茶者的冠心病发病率低。

防治糖尿病

经常饮茶可补充人体中维生素，泛酸、磷酸、水杨酸甲酯和多酚类的含量，从而防止糖尿病的发生。对中度和轻度糖尿病患者能使血糖、尿糖减到很少或完全正常；对于严重糖尿病患者，能使血糖、尿糖降低或使各主要症状减轻。

绿茶冲泡方法主要有以下几种：

冲泡法

首先，要准备并清洁茶具。可选择无刻花的透明玻璃杯，先将玻璃杯预热，避免正式冲泡时炸裂。其次，置茶。因绿茶干茶细嫩易碎，因此从茶叶罐中取茶时，应轻轻拨取轻轻转动茶叶罐，将茶叶倒入茶杯中待泡。

茶叶投放顺序也有讲究，有三种方法：上投法、中投法、下投法。上投法即先在杯中注入开水，然后再投入适量的茶叶；中投法是先在杯中注入1/3的水，再投入适量的茶叶再加水；下投法是先投茶后加水的方法。夏季冲泡特别细嫩的绿茶可采用上投法；条索松展的名茶如黄山毛峰、六安瓜片等适合中投法；秋冬季冲泡炒青绿茶可用下投法。

　　水烧开后，待到合适的温度，就可冲泡了。执开水壶以凤凰三点头法高冲注水将水高冲入杯，并在冲水时以手腕抖动，使水壶有节奏地三起三落，犹如凤凰在向观众再三点头致意，这样能使茶杯中的茶叶上下翻滚，有助于茶叶内含物质的浸出，茶汤浓度达到上下一致一般冲水入杯至七成满为止。

　　绿茶冲泡也可洗茶，即在冲泡前将开水壶中适度的开水倾入杯中，注水量为茶杯容量的1/4左右，注意开水不要直接浇在茶叶上，应打在玻璃杯的内壁上，以避免烫坏茶叶，此泡时间掌握到15秒以内。

　　玻璃杯因透明度高，所以能一目了然地欣赏到佳茗在整个冲泡过程中的变化，所以适宜冲泡名优绿茶。

盖碗泡法

　　准备好茶具，并将盖碗一字排开，掀开碗盖，斜搁于碗托右侧，依次向碗中注入开水，三成满即可，右手将碗盖稍加倾斜盖在茶碗上，双手持碗身，双手拇指按住盖钮，轻轻旋转茶碗三圈，将洗杯水从盖和碗身之间的缝隙中倒出，放回碗托上，右手再次将碗盖掀开斜搁于碗托右侧，洁具的同时达到温热茶具的目的，减少冲泡时茶汤的温度变化，然后将干茶依次拨入茶碗中待泡，通常一只普通盖碗放上2克左右的干茶就可以了。

　　将温度适宜的开水高冲入碗，水注不要直接落在茶叶上，应落在碗的内壁上，冲水量以七八分满为宜，冲入水后，迅速将碗盖稍加倾斜，盖在茶碗上，使盖沿与碗沿之间有一空隙，避免将碗中的茶叶闷黄泡熟。瓷杯较适宜泡中高档绿茶，讲究的是品味或解渴，重在适口，不注重观形，开水冲泡须加盖，以保香和保温，并加速茶叶舒展下沉，待3~5分钟后，即可开盖闻香饮汤，饮至三开为止。

壶泡法

　　首先准备好茶壶茶杯等茶具将开水冲入茶壶，将茶壶摇晃数下，依次注入茶杯中，再将茶杯中的水旋转倒入废水盂，在洁净茶具的同时温热茶具。将绿茶拨入壶内，茶叶用量按壶大小而定，一般以每克茶冲50~60毫升水的比例，将茶叶投入茶壶待泡。

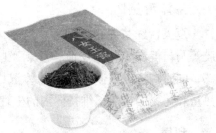

煮泡蒸青茶

　　将高温的开水先以逆时针方向旋转高冲入壶，待水没过茶叶后，改为直流冲水，最后用凤凰三点头将壶注满，必要时还需要壶盖刮去壶口水面的浮沫。

茶叶在壶中浸泡 3 分钟左右，将茶壶中的茶汤低斟入茶杯。

冲泡绿茶，以两三次为宜，最多不能超过 3 次。经科学测定，第一次冲泡绿茶中含有的维生素、氨基酸和多种无机物浸出率为 80%，第二次为 95%，可见大部分的营养物质在头两次冲泡中就已浸出，因此第一次泡的绿茶质量最佳。

红茶生津清热抗疲劳

红茶是我国最大的出口茶，出口量占我国茶叶总产量的 50% 左右，属于全发酵茶类。它因干茶色泽、冲泡后的茶汤和叶底以红色为主调而得名。但红茶开始创制时被称为"乌茶"，因此，英语称其为"Black Tea"，而并非"Red Tea"。

红茶以适宜制作本品的茶树新芽叶为原料，经萎调、揉捻（切）、发酵、干燥等典型工艺过程精制而成。香气最为浓郁高长，滋味香甜醇和，饮用方式多样，是全世界饮用国家和人数最多的茶类。

红茶中的名茶主要有以下几种：祁门功夫；政和功夫；闽红功夫；坦洋功夫；白琳功夫；湖红功夫；滇红功夫；越红功夫；川红功夫宁红功夫；宜红功夫，等等。

红茶在健康保健方面具有增强消化、促进食欲、利尿消肿、强壮心肌的功能。在预防疾病方面，红茶具有抗菌消毒、预防蛀牙、降低血糖值与高血压等作用。

生津清热

夏天饮红茶能止渴消暑，这是因为茶中的多酚类、糖类、氨基酸、果胶等与口涎产生化学反应，且刺激唾液分泌，使口腔滋润，并且产生清凉感；同时咖啡碱控制下丘脑的体温中枢，调节体温，它也刺激肾脏以促进热量和污物的排泄，维持体内的生理平衡。

利尿

在红茶中的咖啡碱和芳香物质联合作用下，增加肾脏的血流量、提高肾小球过滤率、扩张肾微血管，并抑制肾小管对水的再吸收，于是促成尿量增加。有利于排出体内的乳酸、尿酸、有害物等，以及缓和心脏病或肾炎造成的水肿。

消炎杀菌

红茶中的多酚类化合物具有消炎的作用，儿茶素类能与单细胞的细菌结合，使蛋白质凝固沉淀，借此抑制和消灭病原菌。所以细菌性痢疾及食物中毒患者喝红茶颇有益。

解毒

红茶中的茶多碱能吸附重金属和生物碱，并使其沉淀分解。

抗疲劳

红茶中的咖啡碱可以刺激大脑皮质来兴奋神经中枢，从而达到提神和促使思考力集中的目的，进而使思维反应敏锐，记忆力增强；同时咖啡碱还对血管系统和心脏具兴奋作用，强化心搏，从而加快血液循环以利新陈代谢，达到消除疲劳的效果。

此外，红茶还具有防龋、健胃整肠助消化、延缓老化、降血糖、降血压、降血脂、抗癌、抗辐射等功效。

常见红茶的品饮方法有杯饮法、壶饮法、调饮法、清饮法四种。

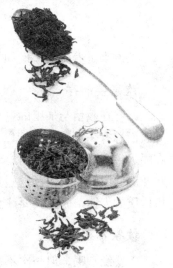

正山小种红茶有独特的香味

杯饮法

杯饮法适合功夫红茶、小种红茶、袋泡红茶、速溶红茶，可将茶投入白瓷杯或玻璃杯内，用沸水冲泡后品饮。功夫红茶和小种红茶可冲2~3次；袋泡红茶和速溶红茶均只冲泡1次。

壶饮法

壶饮法适合红碎茶和片末红茶，低档红茶也可以用壶饮法。可将茶叶置入壶中，用沸水冲泡后，将壶中茶汤倒入小茶杯中饮用。这些茶也一般冲泡2~3次，适宜众多人一起品饮。

调饮法

调饮法适合袋泡茶，可先将袋茶投入杯中，用沸水冲1~2分钟后，去茶袋，留茶汤。品饮时可依个人喜好加入糖、牛奶、咖啡、柠檬片、蜂蜜，以及各种新鲜水果块或果汁。

清饮法

清饮法是指在冲泡红茶时不加任何调味品，仅品饮红茶纯正浓烈的滋味。如品饮功夫红茶，就是采用清饮法。功夫红茶是条形茶，外形条索紧细纤秀，内质香高、色艳、味醇。冲泡时可在瓷杯内投入 3～5 克茶叶，用沸水冲泡 5 分钟。品饮时，先闻香，再观色，然后慢慢品啜，体会茶趣。

饮茶有禁忌

茶本来是养生的，但如果饮用不当，也会对身体造成危害。

饮茶要洁净

茶叶在栽培与加工的过程中受到农药、尘螨等有害物质的污染，在茶叶表面总有一定残留，所以，头遍茶有洗涤作用，应弃之不喝。还有些人在喝远年普洱、老黑茶时，觉其珍贵，不肯冲洗，其实这种茶尤其要用沸水冲洗，因为在长期存放过程中，会有大量尘螨附在茶上，对人有害，过敏体质的人饮茶时尤其要注意洗茶。

饮茶不可过量

茶要经常喝，但一次不能喝多。心属火，肺属金，常用茶润有益心肺，烦恼和郁闷就会消失。如果一次多饮了则会对脾肾略有伤害，出现泻肚或体寒的症状。因为脾属土，原本湿润，肾属水，本就阴寒，此两处适宜经常地保持干燥和温暖的状态，茶性寒，喝多了会有不好的影响。

从养生的角度衡量，在身体正常的情况下建议每天喝 3 次茶，早晨阳气上升，以清神醒脑的绿茶、花茶为宜；下午小肠经、膀胱经、肾经当令，宜喝气韵下沉的岩茶等乌龙茶品；晚上阳气已衰，最好在 11 点以前睡觉，晚上喝茶时不宜过量，饭后喝一些老茶、红茶为宜。忌喝新绿茶、10 年以内的生普洱。

忌饮烫茶

太烫的茶会对人的咽喉、食道、胃产生强烈刺激，甚至引起病变。茶汤的温度不宜超过 60℃，以 25℃～50℃为最好。

忌饮冲泡次数过多的茶

一杯茶经三次冲泡后，90% 以上可溶于水的营养成分和药效物质已被浸出，第四次冲泡时基本上已没什么可利用的物质了。如果继续冲泡，茶叶中的一些微量有害元素就会被浸泡出来，不利于身体健康。

忌饮过浓的茶

茶中含有较高比例的咖啡碱。咖啡碱进入人体之后，就会对中枢神经系统产生强烈的刺激，从而提高人体的代谢速率，促进胃液的分泌。当饮用过浓的茶时，胃酸和肠胃液就会在咖啡碱的刺激下大量分泌，我们的精神就会进入极度亢奋的状态。时间久了，就会对浓茶产生严重的依赖感。更重要的是，由于咖啡因和茶碱的刺激，会导致头痛、失眠等不适症状。浓茶不但没有减轻身心的疲劳，反而让人更加劳累不堪。另外，酒醉之后也不宜喝浓茶。因为浓茶在缓解酒精刺激的同时又把更重的负担带给了肝脏，同样会对身体造成损伤。

忌饮隔夜茶

隔夜茶是不适宜饮用的。因为，茶叶经过长时间的浸泡之后，其中的营养元素基本上都已经流失殆尽了。失去了营养元素，也就失去了营养价值。失去营养价值的茶就不能再发挥滋养身心的效用了。此外隔夜茶容易变质，会对人体造成伤害。蛋白质和糖类是茶叶的基本组成元素，同时也是细菌和霉菌繁殖的养料。一夜的功夫足以使茶水变质，生出异味。若是饮这样的茶，容易使消化器官受到严重的伤害，出现腹泻的情况。

忌饮冷茶

茶本性温凉，若是喝冷茶就会加重这种寒气，所以饮茶时还要注意"忌冷饮"。盛夏时节，天气炎热，骄阳似火，人们时常会感觉口渴。这时，很多人都会选择用一杯凉茶来防暑降温。实际上，这是一个误区。有医学实验证明，在盛夏时节，一杯冷茶的解暑效果远远不及热茶。喝下冷茶的人们仅仅会感到口腔和腹部有点凉，而饮用热茶的人们却在 10 分钟后体表的温度降低了 1℃ ~2℃。

热茶之所以比冷茶更解暑，主要有以下几个方面的原因。

（1）茶品中含有的茶多酚、糖类、果胶、氨基酸等成分会在热茶的刺激下与唾液更好地发生反应。这样，我们的口腔就会得到充分地滋润，心

（2）热茶拥有很出色的利尿功能。这样，我们身体中堆积的大量热量和废物就会借助热茶排出体外，体温也会随之下降。

（3）热茶中的咖啡碱能够对控制体温的神经中枢起着重要的调节作用，热茶中芳香物质的挥发也加剧了散热的过程。

（4）盛夏时节饮用热茶可以促进汗腺的分泌，加速了体内水分的蒸发。

（5）喝热茶比喝冷茶更能加速胃壁的收缩。这样，位于胃部的幽门穴就能很快地开启，茶中的有效成分就可以被小肠快速地吸收。当这一系列工作完成之后，人们就会变得不再口渴，同时也会渐渐地感觉到不再像原来那样热了。

另外，冷茶还不适于在吃饱饭之后饮用。若是在吃饱饭之后饮用冷茶，就会造成食物消化的困难，会对脾胃器官的运转产生极大的影响。拥有虚寒体质的人也不适宜饮用冷茶。饮用冷茶会使他们本来就阳气不足的身体变得更加虚弱，并且容易出现感冒、气管炎等症状。气管炎患者如果饮用冷茶，就会使体内的炎痰积聚，减缓了机体的恢复。

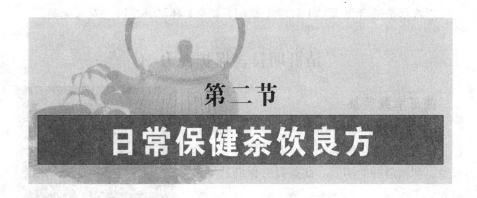

第二节
日常保健茶饮良方

安心定神，远离头痛

麦冬枣仁茶

【养生功效】枣仁有养肝、宁心、安神、敛汗的功效。麦冬有养阴生津、润肺清心的功效。可用于治疗肺燥干咳、虚痨咳嗽、津伤口渴、心烦失眠、内热消渴、肠燥便秘、咽白喉等症。此茶治疗神经衰弱、失眠健忘。有着很好的安神助眠的作用。

【材料】酸枣仁10克，麦冬和远志各3克。

【制作方法】①药材简单清洗一下。②将药材放进锅里，加入适量清水。③大火烧开后再改用小火慢慢熬制。④待到水量变成原来的1/3时即可。

温馨提醒

怕热、出汗较多和消化不良的人不宜饮用酸枣仁茶。

薰衣草薄荷枸杞茶

【养生功效】薄荷清凉润肺，枸杞补血益气，可以治疗嗓子干痛，美容养颜。

【材料】薰衣草1茶匙，薄荷2颗，枸杞8粒，冰糖少许。

【制作方法】①将薰衣草、薄荷、枸杞和冰糖放入茶壶中，用沸水冲开。②静置10分钟即可饮用。

薰衣草茶适合每天早上或晚上饮用，1 天 1 杯足够，过多对人无益。

清肝明目，保护视力

益母草黄芪茶

【**养生功效**】黄芪具有补气固表、利尿排毒、排脓、敛疮生肌的功效；益母草具有活血调经、利尿消肿的功效。此茶具有保肝补气的功效。

【**材料**】黄芪 30 克，益母草 30 克。

【**制作方法**】①将黄芪和益母草放入事先准备好的茶杯中。②向盛有黄芪和益母草的杯中倾入沸水。③加盖静置 15 分钟。④15 分钟之后，即可开盖饮用。

温馨提醒

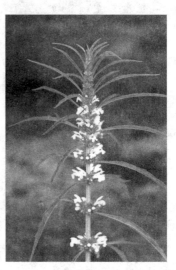

益母草

①注意黄芪与益母草之间的配伍比例。②有烦热盗汗的阴虚内热体质的人士不宜经常服用。

薏米冬瓜子桃仁茶

【**养生功效**】薏米具有健脾、渗湿、止泻、排脓的功效。冬瓜子具有润肺、化痰、消痈、利水的功效。此茶有清热排毒、理顺肝气、活血化瘀的功效。它可以帮助饮用者解除肠痈拘挛腹痛，右下腹可触及肿块，大便秘结，小便短赤的烦恼。

【**材料**】薏米 15 克，冬瓜子 30 克，桃仁 10 克，牡丹皮 6 克。

【**制作方法**】①将准备好的薏米、冬瓜子、桃仁、牡丹皮放入锅中。②向装有材料的锅中加入清水，保持水面稍稍没过材料。③加热至煮沸的程度，待稍稍冷却后即可饮用。

温馨提醒

①注意各种材料之间的配伍比例。②具有虚寒体质的人士需要慎重饮用此茶。③处于经期与孕期的女性不宜饮用此茶。

清咽利喉，缓解疼痛

枸杞金莲花茶

【养生功效】枸杞具有补肾益精、养肝明目、补血安神、生津止渴、润肺止咳的功效；金莲花有消炎止渴、清咽利喉、清热解毒、排毒养颜的功效，对慢性咽炎、喉火、扁桃体炎有预防作用，对老年人便秘有特效。

【材料】金莲花、枸杞、玉竹、甘草各3克，冰糖适量。

【制作方法】①将准备好的金莲花、枸杞、玉竹、甘草等泡茶材料放入茶壶中。②向壶中倾入约500毫升的沸水。③闷制15分钟之后即可饮用。

温馨提醒

过度饮用金莲花茶容易伤胃。

百部玉蝴蝶茶

【养生功效】玉蝴蝶能清肺热，利咽喉。对急慢性支气管炎、咽喉肿痛、声音嘶哑有很好的疗效。百部具有润肺止咳的功效。

【材料】玉蝴蝶3克，百部15克。

【制作方法】①将准备好的玉蝴蝶和百部放入杯中。②向装有材料的杯中缓缓注入热水，待温热时即可饮用。

温馨提醒

①注意百部的用量。百部用量过多易于引起中毒和呼吸中枢麻痹，会造成肺气不同，影响润肺效果。②孕期女性禁用。

调气健脾，清肠排毒

荷叶陈皮茶

【养生功效】在健脾胃方面，陈皮可以改善消化不良，调气健脾；荷叶可以调理脾胃，当饮品适合减肥；山楂有清脂和加速排解体内废物的功效；薏米能够帮助排出体内废物，促进新陈代谢。所以这几种综合起来是一种非常好的降脂减肥茶。

【材料】干荷叶10克，干山楂20克，薏米10克，陈皮10克，冰糖适量。

【制作方法】①将干荷叶、干山楂、薏米和陈皮清洗干净备用。②将上述茶材放入锅中，倒入清水，大火煮开后转中火继续煮5分钟。③将茶汤滤出，加入冰糖后即可饮用。

温馨提醒

①荷叶性寒凉，每日不能饮用过多。②对于脾胃虚弱的人更要减少饮用量。

大麦茴香茶

【养生功效】茴香能解毒、减轻经痛，增进食欲、补肾、祛痰止咳，因此可用于腹痛与排水功能上；还可散寒止痛、治疗胃寒、腹痛及胃绞痛，对消化系统良好；也可理气止痛、调中下气。茴香茶也能用于止呕，治疗消化不良、口臭、消除肠气、胀气，也可改善肠绞痛、治疗便秘，并能利尿、排毒，被当成减重良药。又可促进妇女乳汁分泌，故也有丰胸良效。此茶帮助人体消化，而且适合哺乳期女性饮用，增加母亲乳汁。

【材料】茴香5克，大麦茶适量。

【制作方法】①用热水将大麦茶冲开。②将冲开的大麦茶直接倒在茴香上即可饮用。

温馨提醒

挑选茴香的时候要注意有没有发霉的现象，发霉的茴香不可食用。

利尿通便，补肾益精

玉米须车前草茶

【养生功效】车前草有清热利尿、凉血、解毒的功效。玉米须能够治疗慢性肾炎。此茶具有利尿消炎、利胆清肾的功效，可以帮助饮用者治疗肾炎水肿等病症。

【材料】车前草与玉米须各30克。

【制作方法】①将准备好的车前草与玉米须放入锅中。②向装有原料的锅中加入适量清水。③加热至沸腾，待稍冷却之后进行过滤。过滤后的汤汁即可饮用。

温馨提醒

此茶只适用于肾炎水肿，对于其他类型的水肿并无明显功效。

芡实龙须茶

【养生功效】芡实具有固肾涩精，补脾止泄，利水渗湿的功效。此茶具有养血安神、清热除湿、健脾益肾的功效。它可以帮助饮用者摆脱双腿易水肿、白带多、小便不利等病症的困扰。

【材料】芡实 2 克，龙眼肉、玉米须、车前子各 15 克。

【制作方法】①将准备好的芡实、龙眼肉、玉米须、车前子放入锅中（最好是砂锅）。②向装有原料茶的锅中加入清水，清水的数量相当于 3 碗水。③加热至沸腾后，再用小火煮 30 分钟，待温热时便可饮用。

温馨提醒

平时有腹胀症状的人士不宜饮用此茶。

活血化瘀，养颜驻容

桃花冬瓜仁

【养生功效】冬瓜仁含有脂肪油酸、瓜胺酸等成分，有淡斑的功效，对美化肌肤有较好的效果。蜂蜜也有很好的美容润肤作用。桃花具有美颜润肤功效，长饮此款饮品可令肌肤光泽有弹性，还能慢慢淡化和消除面部斑点。

【材料】干桃花 5 朵，冬瓜仁 6 克，沸水 300 毫升，橘皮、蜂蜜适量（依个人口味酌情增减）。

【制作方法】①首先将冬瓜仁用清水洗净，取一干净的锅，置于火上，把洗净的冬瓜仁放入锅中用微火炒香至黄白色，盛出晾凉备用。②将橘皮切成细丝（取 3～5 根丝即可），待用。③将桃花、橘皮丝、冬瓜仁一同放入干净的茶杯中，倒入 300 毫升的沸水冲泡 10 分钟左右。④待茶温后，加入适量蜂蜜搅拌均匀，即可饮用。

温馨提醒

①桃花、蜂蜜都有很好的通便效果，因此肠胃不好，腹泻者忌服。②孕妇也不可饮用此茶。

紫罗兰洋甘菊茶

【养生功效】紫罗兰能够清热解毒、美白祛斑、滋润皮肤，给皮肤增加水分，增强肌肤光泽与弹性，可以防止紫外线照射对皮肤造成的伤害，调理气血，是很好的美容润肤花茶材料。它与有润泽肌肤、镇定肌肤、保护敏感性肌肤、增强皮肤抵抗力等功效的洋甘菊搭配，制成紫罗兰洋甘菊茶，相互加强了彼此的皮肤保健功效，具有更好美容滋润、护肤养颜作用。

【材料】洋甘菊3克，紫罗兰3克，水500毫升，冰糖适量。

【制作方法】①首先取一干净的锅，置于火上，加入500毫升的清水，以大火煮至沸腾后，再加入洋甘菊和紫罗兰，继续煎5分钟。②然后放入适量的冰糖粒，待完全融化，搅拌均匀后滤去花茶渣，将茶倒入茶杯中，温饮即可。

温馨提醒

孕妇不宜饮用此茶。

聪耳通窍，益寿保健

首乌丹参茶

【养生功效】制首乌是将生首乌与黑豆一同煮熟后晒干的首乌，具有补益精血、养肝安神、强筋骨、固肾乌须的功效，主要用于治疗因肝肾不足、精血亏损而引起的腰膝酸软、肝肾精血亏虚引起的眩晕耳鸣、心悸失眠健忘、萎黄乏力、头发早白等症。丹参主要有活血调经、祛瘀止痛、凉血消痈、清心除烦、养血安神的功效，对月经不调、胸腹刺痛、疮疡肿痛、心烦不眠、心绞痛有较好疗效。丹参还有清除人体自由基的作用，有助于提高抗氧化酶的活性，从而减少体内自由基，可促进组织的修复与再生，增强机体免疫功能。这款"首乌丹参茶"有益肾补肝、活血化瘀、养心安神、抗老防衰的功效。

【材料】制首乌15克，丹参15克，沸水500毫升，蜂蜜适量。

【制作方法】①将制首乌和丹参研磨成粗末，取一干净的纱布，将磨好的粗末材料包入纱布中，缝制成茶包。②将缝好的纱布包，放入干净的茶壶中，倒入500毫升的沸水，加盖冲泡15分钟。③待茶泡好后，取出茶包，放入适量的蜂蜜调味，并搅拌均匀至充分溶解，即可倒入茶杯饮用。

温馨提醒

气虚无血瘀证者忌饮此茶。

桑葚菊花茶

【养生功效】桑葚的营养极其丰富，含有活性蛋白质、多种氨基酸、有机酸、黄酮苷、胡萝卜素、维生素及锌、铜、硼、锰等微量元素。能补虚益气、生津止渴、促进消化，对失眠、头昏、心烦有很好的效果，可用于阴血不足所致的眩晕耳鸣，虚烦失眠，神经衰弱等症。此外，桑葚还可以明目，缓解眼睛疲劳干涩的症状。桑葚也是美容养颜、抗衰的佳品，常食可以让你更加年轻、充满活力。加上菊花有疏风散热、清肝明目的功效，对缓解眼睛疲劳有很好的作用。这款"桑葚菊花茶"有很好的补肝益气、养血明目、抗疲劳作用。

【材料】桑葚子 10 克，菊花 3 克，沸水 300 毫升。

【制作方法】①首先将桑葚子清洗干净，沥去水分，放入干净的茶壶中。②然后将 300 毫升的沸水倒入壶内，加盖闷泡 5 ~ 8 分钟后，再放入菊花，继续闷泡直至散发出香气，即可倒入茶杯饮用。

温馨提醒

桑葚内含有较多的胰蛋白酶抑制物——鞣酸，会影响人体对铁、钙、锌等物质的吸收，因此儿童不宜多吃；脾虚便溏者亦不宜吃桑葚；桑葚含糖量高，糖尿病人应忌食。

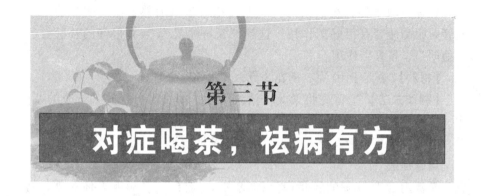

防治高血压茶饮

莲心绿茶

【养生功效】莲心具有扩张外周血管、降低血压、去心火等作用。全方具有清心火、降血压、通血脉等功效，适用于治疗高血压、冠心病、神经官能症等病症。

【材料】干品莲心3克，绿茶1克。

【制作方法】将干品莲心、绿茶一起放入茶壶内，用刚烧沸的开水冲泡，立即加盖，5分钟后便可。

【用法】饭后饮服为宜。新泡莲心绿茶，快饮尽时略留余汁，再泡再饮，泡至冲淡为止。

温馨提醒

适宜中满痞胀及大便燥结者饮用。

菊花龙井茶

【养生功效】菊花具有降血压、消除癌细胞、扩张冠状动脉和抑菌的作用。全方具有祛火降压的功效，适用于治疗早期高血压、肝火头痛、眼结膜炎等病症。

【材料】菊花15克，龙井茶5克。

【制作方法】将菊花、龙井茶一同放入茶壶内，用沸水冲泡，将壶盖盖严，浸泡10分钟即可。

【用法】请遵医嘱，代茶饮服，每日服用 1 剂。

温馨提醒

胃寒食少者不宜过量。

防治高血糖茶饮

玉壶茶

【养生功效】此茶具有益气生津、降糖止渴的功效。全方主治多饮多食、形体消瘦、乏力、脉虚、口干舌燥等病症。

【材料】人参 3 克，天花粉 15 克，麦冬 10 克。

【制作方法】将上述材料研成粗末，放入保温瓶中，用沸水冲泡，将瓶盖盖紧，15 分钟后便可饮服。

【用法】请遵医嘱，代茶饮服。

温馨提醒

胃肠实热、脘腹胀痛者忌服。

番石榴茶

【养生功效】此茶具有降糖的功效。

【材料】番石榴叶 100 克。

【制作方法】将番石榴叶洗净切碎，放入锅中，加水适量进行煎煮，约 20 分钟后便可。

【用法】请遵医嘱，代茶饮服。

温馨提醒

大便秘结、泻痢积滞未清者忌服。

麦芽养生茶

【养生功效】此茶具有降糖的功效，还可用于治疗胃虚、食欲不佳等症。

【材料】麦芽 15 克，谷牙 8 克，陈皮 6 克，冰糖适量。

【制作方法】将麦芽、谷牙、陈皮放入锅中，加水煮沸，转小火煮 15 分钟后，取汁加入冰糖即可。

【用法】请遵医嘱，代茶饮服。

温馨提醒

哺乳期妇女不宜饮用；口干无痰、口干舌燥等症状的阴虚体质者不宜饮用。

防治冠心病茶饮

红参甘草茶

【**养生功效**】红参具有大补元气、复脉固脱、益气摄血的作用。全方具有强心、补肾的功效。适用于治疗心脏病急性心力衰竭等病症。

【**材料**】红参、甘草各 9 克，绿茶、麦冬各 15 克，五味子 6 克。

【**制作方法**】将上述材料一起放入砂锅内，加水适量，煮沸 30 分钟后，取汁温服。

【**用法**】每日服用 1 剂，分数次饮服。

温馨提醒

阴虚火旺者慎服。

柿叶绿茶

【**养生功效**】此茶具有降血脂、收敛止血、抗菌消炎的功效。适用于治疗冠心病、动脉硬化、高血压、气管炎等病症。

【**材料**】柿叶 10 克，绿茶 2 克。

【**制作方法**】在每年的 9 月份，采摘柿叶 4 千克，切碎蒸 30 分钟，烘干后，备用。每次按上述剂量，加开水 400～500 毫升，浸泡 5 分钟即可。

【**用法**】每日服用 1 剂，分 3 次饭后温服。

温馨提醒

脾胃虚寒者慎用。

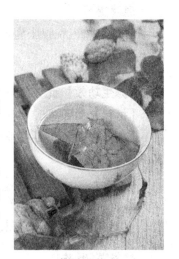

柿叶绿茶

防治高血脂茶饮

沙苑子白菊花茶

【**养生功效**】此茶具有平补肝肾、降低血脂、降压名目的功效，适用于治疗高脂血症、高血压病症属肝肾不足者。

【材料】沙苑子 30 克，白菊花 10 克。

【制作方法】将上述两味材料一同放入锅中，加水适量煎煮，去除残渣，将汁倒出即可。

【用法】请遵医嘱，代茶饮服。

温馨提醒

阴虚火旺及小便不利者忌饮。

山楂罗布麻茶

【养生功效】此茶具有平补安神、清热利水的功效，适用于治疗高脂血症、高血压病。

【材料】罗布麻叶 6 克，山楂 15 克，五味子 5 克，冰糖适量。

【制作方法】将罗布麻叶、山楂、五味子一同置于保温瓶中，用沸水冲泡，盖紧瓶盖，15 分钟后加入冰糖，搅匀即可。

【用法】请遵医嘱，代茶饮服。

温馨提醒

素有脾胃虚寒、慢性腹泻便溏者忌饮；不宜做普通茶叶长时间饮用。

防治糖尿病茶饮

南瓜茶

【养生功效】此茶具有降糖、降脂、降压的功效，主治糖尿病、高血压、高血脂等病症。

【材料】鲜南瓜 200 克。

【制作方法】将上述材料切成小块，放入砂锅中，加清水煎汤取汁。

【用法】请遵医嘱，代茶饮服。

温馨提醒

脾胃气滞者不宜多服。

枸杞子五味子茶

【养生功效】此茶具有生津止渴、益气补阴的功效，适用于治疗糖尿病消渴多饮、多尿等症。

【材料】枸杞子 10 克，五味子 3 克。

【制作方法】将上述材料放入保温瓶中，用沸水冲泡，盖紧瓶盖，5 ~ 10分钟便可。

【用法】请遵医嘱，代茶饮服。

温馨提醒

外感发热或泻痢者忌用。

防治胃炎茶饮

艾叶香附茶

【养生功效】艾叶具有温中散寒的作用；香附具有行气和胃的作用。全方具有温胃散寒、行气止痛的功效，适用于治疗受寒饮冷致脘腹疼痛、喜温恶寒、恶吐清水、大便溏泄，属内有寒凝气滞者。

【材料】艾叶10克，香附10克，大枣5枚。

【制作方法】将艾叶和香附研成粗末，与大枣一同放入保温瓶中，用沸水冲泡，盖紧瓶盖，约15分钟后即可。

【用法】请遵医嘱，代茶饮服。

温馨提醒

胃阴不足或脾胃湿热者忌饮。

菖蒲和胃茶

【养生功效】石菖蒲具有化湿和胃的作用；茉莉花具有理气和胃的作用。全方具有行气解郁、化湿和胃的功效，适用于治疗肝郁气滞而致的慢性胃炎，症见脘腹胀痛、食欲不振、嗳气频频、大便不爽、苔腻等。

【材料】石菖蒲10克，茉莉花3克，绿茶3克。

【制作方法】将石菖蒲、茉莉花茶、绿茶研成末状，放入保温瓶中，用沸水冲泡，盖紧瓶盖，约15分钟后即可。

【用法】请遵医嘱，代茶饮服。

温馨提醒

肺脾气虚或肾虚喘息者忌饮。

防治贫血茶饮

黄芪人参茶

【养生功效】此茶具有补气生血的功效，适用于贫血症属脾肺气虚兼肠燥便秘者。

【材料】黄芪 600 克，人参 600 克，蜂蜜适量。

【制作方法】将黄芪、人参切成片状，放入锅中，加入适量清水煎煮，待汤变浓时即可。

【用法】代茶饮服，每次饮用时取约 10 克，加入温水冲泡饮用。

温馨提醒

阴虚、实证、热证者忌饮。

党参红茶

【养生功效】此茶具有补中益气、健脾养血的功效，适用于治疗营养不良性贫血症。

【材料】红茶 1 克，蜜炙党参 25 克。

【制作方法】红茶、蜜炙党参放入茶壶中，用沸水冲泡，5 分钟后便可。

【用法】请遵医嘱，代茶饮服，每日 1 剂，分 3 次温服。

温馨提醒

脾胃气虚且血压偏高者，宜用绿茶；党参不宜与藜芦一同食用。

防治前列腺炎茶饮

红枣爵床茶

【养生功效】此茶具有利水解毒的功效，适用于治疗前列腺炎。

【材料】鲜爵床草 100 克（干者减半），红枣 30 克。

【制作方法】将鲜爵床草洗净切碎，与红枣一同放入锅内，加水 1000 毫升进行煎煮，煎至 400 毫升左右，将枣取出，汁倒出即可。

【用法】请遵医嘱，代茶饮服，每日 1 剂，分 2 次服用，枣食用。

温馨提醒

爵床草性寒，脾胃虚寒、气血两虚者不宜饮服。

蒲公忍冬茶

【**养生功效**】此茶具有清热解毒的功效，适用于治疗急性前列腺炎。

【**材料**】蒲公英 30 克，忍冬藤 60 克。

【**制作方法**】将蒲公英和忍冬藤一同放入锅内，加水适量进行煎煮，然后去除残渣，将汁倒出即可。

【**用法**】请遵医嘱，代茶饮服。

温馨提醒

脾胃虚寒、阳虚外寒、泄泻不止者禁饮。

第七章

学做药酒不生病

第一节
药酒祛病强身疗效佳

药酒，独具中国特色，有着悠久的历史。我国第一部中医典籍《黄帝内经》中，就有了关于药酒的论述。药酒发展到今日，既继承了先人们的传统智慧，又融入了现代科学技术，不仅走入了中国的千家万户，还走出了国门，走向了世界，成为备受人们青睐的保健养生、祛病强身、延年益寿的珍品。

养生保健：酒入药中，可以缓和苦寒药物的药性，免除了平时服药的苦涩。坚持服用保健药酒，能起到美容润肤的功效，让人保持旺盛精力，延长人的寿命。对年老体弱者尤为适用。

预防疾病：由于药酒有补益健身之功，能增强人体的免疫功能和抗病能力，防止病邪对人体的侵害，故有预防疾病的功效。

治疗疾病：药酒能治疗的疾病甚多，对内科、妇科、儿科、骨伤科、外科、皮肤科、眼科和耳鼻喉科等各科210多种常见病、多发病和部分疑难病症均具有一定的治疗作用，无论急性疾病，还是慢性疾病，均适用，而且疗效显著。

病后调养：能用于病后调养和辅助治疗，促进病体早日康复。

选用药酒很重要，需遵循以下两个原则。

1. 熟悉药酒的种类和性质

药酒是由酒与药物配制而成的。然而药物的配入是有针对性和选择性的，都是按特定要求加入的，因此，配入酒中的药物不同，其药酒的作用也不同。如药性药酒是以防治疾病为主的药酒，在配方上都有严格、细致的要求，是专为疾病而设的；补性药酒虽然对某些疾病也有一定的防治作用，但主要是对人体起滋补增益作用的，可促进人体健康、精力充沛、预防病邪袭人。但也有一定要求，是专门为补虚纠偏、调整阴阳而设的。因此，每一种药酒都有不同的作用重点，都有其适用范围。

2. 选用药酒要因人、因病而异

如选用滋补药酒时要考虑到人的体质，如形体消瘦的人，多偏于阴虚血亏，容易生火、伤津，宜选用滋阴补血的药酒。形体肥胖的人，多偏于阳衰气虚，容易生痰、怕冷，宜选用补心安神的药酒。在使用药酒治病时，最好在医师的指导下，选择具有针对性的适宜药酒使用。

许多人喜欢自己动手配制药酒，并且保持着每年配制、饮用药酒的习惯。在配制药酒的过程中，应注意一些相应的事项，如制作前的准备工作、制作方法、药酒贮存等。

制作药酒前，应做好充分的准备工作。

（1）环境卫生：配制药酒的环境要做到"三无"，即无灰尘、无沉积、无污染。同时配制人也要保持清洁。

（2）要根据自身条件制作适宜药酒：家庭自制药酒，首先需要选择适合家庭制作的药酒配方，并不是所有药酒配方都适宜家庭制作，例如有毒性作用的中药材需要经炮制后才能使用，如果对其药性、剂量不甚清楚，又不懂药酒配制常识，则需要请教中医师，切忌盲目配制、饮用药酒。

（3）配制原料要正宗：配制药酒的酒和中药材要选取正宗纯品，切忌用假酒、伪药，以免造成不良后果，妨碍健康或影响治疗效果。配制药酒一般宜用优质高度白酒（或中低度白酒或其他酒类，按需要而定），目前用于配制药酒的酒类，除白酒外，还有医用乙醇、黄酒、葡萄酒、米酒和果露酒等多种，具体选用何种酒，要按配方需要和疾病而定；按配方选用中药，一定要选用上等正宗药材，切忌用假冒伪劣药材。制备药酒的中药材，制作前都要切成薄片或捣碎成粗颗粒状。凡坚硬的皮、根、茎等植物药材可切成3毫米厚的薄片，草质茎、根切成3毫米长碎段，种子类药材可以用棒击碎。同时在配制前，要将加工后的药材洗净（防止污染杂质）、晾干后，方能使用。

（4）器材：要准备好配制药酒用的容器和加工器材及封容器口等一切必备材料，容器大小要按配制量而定。按照中医的传统习惯，煎煮中药一般选用砂锅，这是有一定科学道理的。一些金属如铁、铜、锡之类的器皿，煎煮药物时容易发生沉淀，降低溶解度，甚至器皿本身和药物及酒发生化学反应，影响药性的正常发挥。所以配制药酒要用一些非金属的容器，诸如砂锅、瓦坛、瓷瓮、玻璃器皿等。

制作药酒时，通常是将中药材浸泡在酒中，经过一段时间后，中药材中的有效成分溶解在酒中，此时过滤去渣后即可饮用。根据我国古今医学文献资料和家传经验介绍，配制药酒的方法通常有如下几种。

1. 冷浸法

冷浸法最为简单，尤其适合家庭配制药酒。采用此法配制药酒时可先将炮制后的中药材薄片或粗碎颗粒置于密封的容器中（或先以绢袋盛药再纳入容器中），加入适量的白酒（按配方比例加入），浸泡14日左右，并经常摇动，待有效成分溶解到酒中以后，即可滤出药液；药渣可压榨，再将浸出液与榨出液合并，静置数日后再过滤即成。或者将白酒分成两份，将药材浸渍两次，操作方法同前，合并两次浸出液和榨出液，静置数日过滤后，即得澄清的药酒。若所制的药酒需要加糖或蜂蜜矫味时，可将白糖用等量的白酒温热溶解、过滤，再将药液和糖液混匀，过滤后即成药酒。

2. 热浸法

热浸法是一种古老而有效的制作药酒的方法。通常是将中药材与酒同煮一定时间，然后放冷贮存。此法既能加快浸取速度，又能使药材中的有效成分更容易浸出。但煮酒时，一定要注意安全，既要防止乙醇燃烧，又要防止乙醇挥发。因此，也可采用隔水煮炖的间接加热方法。此法适宜于家庭制作药酒，其方法是将药材与酒先放在小砂锅内或搪瓷罐等容器中，然后放在另一更大的盛水锅中炖煮，时间不宜过长，以免乙醇挥发。一般可于药面出现泡沫时离火，趁热密封，静置半个月后过滤去渣即得。

3. 煎煮法

此法必须将中药材粉碎成粗末，全部放入砂锅中，加水至出药面约10厘米，浸泡约6小时，然后加热煮沸1~2小时，过滤后，药渣再加水适量复煎1次，合并2次药液，静置8小时后，再取2次清液加热浓缩成稠膏状，待冷却后，加入等量的酒，混匀，置于容器中，密封，约7日后取上清液，即成。煎煮法用酒量较少，服用时酒味不重，便于饮用，对不善于饮酒的人尤为适宜。但含挥发油的芳香性的中药材不宜采用此法制作药酒。

4. 酿酒法

先将中药材加水煎熬，过滤去渣后，浓缩成药汁，有些药物可直接压榨取汁，再将糯米煮成饭，然后将药汁、糯米饭和酒曲拌匀，置于干净的容器中，加盖密封，置于保温处10日左右，并尽量减少与空气的接触，且保持一定的温度，发酵后滤渣即成。

药酒的贮藏、保管不当，会造成药酒的污染或变质，影响药酒疗效，甚至不能服用。因此，对药酒的贮存有一定要求：

（1）容器：凡是用来配制或分装药酒的容器均应清洗干净，然后用开水煮烫消毒，方可盛酒贮存。

（2）密封性：家庭配制的药酒，应及时装进细口长颈大肚的玻璃瓶中，或者其他有盖的容器中，并将容器口密封好。

（3）温度：药酒贮存宜选择在温度变化不大的阴凉处，室温以10℃～15℃为好。不能与汽油、煤油，以及有刺激性气味的物品混放，以免药酒变质、变味。夏季存放药酒时要避免阳光的直接照射，以免药酒中的有效成分被破坏，使药酒的功效减低。

（4）制作标签：家庭自制的药酒，要贴上标签，并说明药酒的名称、作用和配制时间、用量等内容，以免时间久了发生混乱，造成不必要的麻烦，或导致误用错饮而引起不良反应。

药酒中含有药物，系药借酒势，酒助药力，所以必须适者用之、适量饮用，否则会适得其反。因此，有节制地饮酒和注意饮用药酒的各种禁忌尤为重要。

1. 饮用量

药酒饮用不宜过多。服用药酒要根据使用者的耐受力，要合理、适宜，不可多饮滥服。即使是滋补保健性药酒，过多服用也会产生不良反应。如饮用含人参的药酒过量，易致胸腹胀闷、不思饮食；饮含鹿茸的药酒过量，易引致发热、烦躁甚至鼻衄等症状。

2. 饮用时间

通常应在饭前或睡前服用，一般佐膳饮用，以便药性迅速吸收，较快地发挥治疗作用。同时，药酒以温饮为佳，以便更好地发挥药性的温通补益作用，迅速发挥药效。

3. 不宜人群

服用药酒要注意年龄和生理特点。

（1）对于女性来说，在妊娠期和哺乳期一般不宜饮用药酒；在行经期，如果月经正常也不宜服用活血功能较强的药酒。

（2）年老体弱者因新陈代谢较为缓慢，服用药酒的量宜适当减少。

（3）对于儿童来说，其大脑皮质生理功能尚不完善，身体各器官均处于生长发育过程中，容易受到乙醇的伤害，且年龄越小的幼儿，酒精中毒的机会越多。乙醇可对儿童组织器官产生损害，可导致急性胃炎或溃疡病，还能引起肝损伤，导致肝硬化。乙醇对脑组织的损害更为明显，使儿童记忆力减退，智力发育迟缓。因此，儿童一般不宜服用药酒，如病情需要，也应注意适量或尽量采用外用法。

（4）感冒、发热、呕吐、腹泻等患者，不宜饮用滋补性药酒。

（5）对酒精过敏或某些皮肤病患者也要禁用或慎用药酒。

4. 不宜与药酒同时服用的药物

饮用药酒，同时服用西药时，要注意是否存在相互作用或影响药效。在使用以下药物时，应注意避免同时饮用药酒：巴比妥类中枢神经抑制药；神经安定药氯丙嗪、异丙嗪、奋乃静、地西泮（安定）、氯氮和抗过敏药物氯苯那敏、赛庚啶、苯海拉明等；单胺氧化酶；抗凝血药；利福平；降血糖药物；硝酸甘油；胍乙啶、肼屈嗪等降压药；呋塞米（速尿）、依他尼酸（利尿酸）、氯噻酮等利尿药；帕吉林（优降宁）；甲氨蝶呤；阿司匹林；磺胺类药物；灰黄霉素；地高辛等洋地黄制剂。

5. 外用药酒不能内服

如过去民间有端午节时用雄黄酒灭五毒和饮雄黄酒的习俗，其实雄黄酒只宜外用杀虫，不宜内服。雄黄主要成分为二硫化砷，遇热可分解为三氧化二砷，毒性更大。饮用雄黄酒易引起中毒，轻则出现头昏、头痛、呕吐、腹泻等症状，重则引起中毒和死亡。故饮用雄黄酒的这种陋习不应再沿袭了。其他规定外用的药酒也要严禁内服。

养心安神酒疗方

天冬枸参酒

【养生功效】白术有健脾益气、燥湿利水、止汗、安胎之功效。常用于脾虚食少、腹胀泄泻、痰饮眩悸、水肿、自汗、胎动不安等症。熟地黄味甘，性温，归肝、肾经，具有补血滋润、益精填髓之功效。

【材料】熟地黄 15 克，人参、白术、当归、天冬、枸杞子各 9 克，柏子仁、远志各 7 克，白酒 2500 毫升。

【制作方法】将上述药研碎，装入布袋里，放入容器中，加入白酒密封。浸泡 10 日左右即可饮用。

【用法】每次温饮 20 毫升，早晚 2 次饮用。

瓜蒌薤白酒

【养生功效】瓜蒌味甘，性寒，具有清热涤痰、宽胸散结、润燥滑肠之功效。常用于肺热咳嗽、痰浊黄稠、胸痹心痛、结胸痞满、乳痈、肺痈、肠痈肿痛、大便秘结等症。薤白味辛、苦，性温，归肺、心、胃、大肠经，具有通阳散结、行气导滞之功效。适用于胸痹心痛彻背、胸脘痞闷、咳喘痰多、脘腹疼痛、泻痢后重、疮疖痈肿等症。

【材料】瓜蒌 1 枚（30～40 克），薤白 10 克，白酒（低度）500 毫升。

【制作方法】将瓜蒌捣碎，用酒煮瓜蒌、薤白，浓缩至 300 毫升时即可。

【用法】分 2 次温饮，每次 150 毫升。

双参山楂酒

【养生功效】人参有大补元气、复脉固脱、补脾益肺、生津止渴、安神益智之功效。丹参味苦，性微寒，归心、肝经，具有活血调经、祛瘀止痛、凉血消痈、清心除烦、养血安神之功效。此药酒方有活血益气之功效，适用于冠心病、高脂血症等辨证属于气虚血瘀者。

【材料】人参 10 克，丹参 30 克，山楂 30 克，白酒 750 毫升。

【制作方法】将人参、丹参和山楂洗净，切片，放入白酒中浸泡，密封 30 日后即可。

【用法】每日早晚各服 10 毫升。

灵丹三七酒

【养生功效】三七味甘、微苦，性温，归肝、胃经，具有止血，散瘀，消肿，止痛之功效。灵芝味甘，性平，归心、肺、肝、肾经，具有补气安神、止咳平喘之功效。此药酒方可益气，活血。适用于冠心病、高脂血症、动脉硬化等症。

【材料】灵芝片 30 克，丹参 15 克，三七 5 克，白酒 500 毫升。

【制作方法】将上述药轧碎，放入容器中，加入白酒浸泡，加盖密封，每日摇动 1 次，15 天后过滤去渣即可。

【用法】每日 2 次，每次 15 ~ 20 毫升。

强筋壮骨酒疗方

杜仲丹参酒

【养生功效】杜仲味甘、微辛，性温，归肝、肾经，具有降血压、补肝肾、强筋骨、安胎气之功效。川芎味辛，性温，归肝、胆、心包经，具有活血行气、祛风止痛之功效。此药酒方可活血化瘀、通经活络、强壮筋骨。适用于中老年人气滞身瘀或风寒湿痹者。

【材料】杜仲 30 克，丹参 30 克，川芎 15 克，白酒 1000 毫升。

【制作方法】将杜仲、丹参、川芎捣碎，装入布袋扎紧，置于白酒中密封，浸泡 15 天后取出药袋，澄清酒液，即可饮用。

【用法】每次 10 毫升，每日 2 次，早晚饭前温服为佳。

复方牛膝酒

【养生功效】秦艽味辛、苦，性微寒，归胃、肝、胆经，具有祛风湿、舒筋络、清虚热之功效。石楠叶味微苦、涩，性温，具有治疗祛风，通络，益肾之功效。此药酒方可祛风湿，壮腰膝，适用于关节疼痛，遇寒加重，兼见肢节屈伸挛急、麻痹、无力等症。

【材料】牛膝、秦艽、天冬各 38 克，独活 45 克，肉桂、五加皮各 30 克，细辛、石楠叶、薏米、附子、巴戟天、杜仲各 15 克，白酒 5000 毫升。

【制作方法】将上药加工成粗末，装入绢布袋中扎口，与白酒同置容器中，密封浸泡 7～14 日取出绢袋，即可饮用。

【用法】每日 3 次，每次饮服 15～30 毫升。

羊肠龙眼酒

【养生功效】羊肠味甘，性温，具有补气健步、固精行水、厚肠等功效。此药酒方可温肾阳，益脾气，强筋骨，祛风湿。适用于肾阳不足、下元虚冷所致的肢体软弱无力，肌肉萎缩，举步无力，以及脾肾不足，兼受风湿之后而有筋骨、关节疼痛等症。

【材料】生羊肠一副，龙眼肉、沙苑子、薏米、淫羊藿、仙茅各 120 克，白酒 10 升。

【制作方法】取生羊肠一副，洗净晾干，和其他药物一起入白酒浸泡 21 日后即可过滤饮用。

【用法】每次 10～20 毫升，每日饮用 3 次。

温馨提醒

阴虚火旺、湿热浸淫的痿证，不宜使用此药酒方。

乌须黑发酒疗方

莲草桑葚酒

【养生功效】黑桑葚性微寒，入心、肝、肾经，具有补血滋阴、生津止渴、润肠燥等功效。旱莲草味甘、酸，性凉，入肝、肾经，具有凉血、止血、补肾、益阴的功效。此药酒可滋肝肾、清虚热、乌发益寿。适用于肝肾不足所致的须发早白、头晕目眩、腰膝酸痛、面容枯槁、耳鸣等症。

【材料】女贞子 80 克，旱莲草、黑桑葚各 60 克，黄酒 1500 毫升。

【制作方法】将前3味捣碎，装入布袋中，置于容器中，加入黄酒密封，浸泡14日后，过滤去渣，即可饮用。

【用法】每次空腹温服20～30毫升，日服2次。

马蔺黄米酒

【养生功效】马蔺子味甘，性平，入脾、肺二经，具有清热、利湿、止血，解毒的功效。黄米味甘，性微寒，具有益阴、利肺、利大肠之功效。此药酒具有清热利湿、解毒、乌须发之功效。主治须发变白。

【材料】马蔺子、马蔺根各100克，黄米500克，陈曲2块，酒酵子2碗。

【制作方法】将马蔺子埋入土中3日，马蔺根切碎；将黄米加水煮成糜；陈曲研末，与酒酵子及马蔺子共合一处作酒，待熟；另用马蔺根加水煎10分钟，取汁入酒内3日即可。

【用法】随时随量饮之，使之微醉。

杞黄连参酒

【养生功效】桑葚子味甘，性寒，归肝、肾经，具有滋阴补血、生津、润肠的功效。没食子味苦，性温，入肺、脾、肾经，具有固气、涩精、敛肺、止血的功效。此方可补肝肾，益气血，祛风湿，乌须发，固肾气。主治肾气不固，肝肾不足，气血虚弱所致的腰酸、头晕、遗精、须发早白、乏力等症。

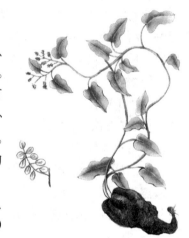

何首乌

【材料】当归、枸杞子、生地黄、人参、莲心、桑葚子、何首乌各120克，五加皮60克，黑豆（炒香）250克，槐角子30克，没食子1对，旱莲草90克，五加皮酒1500毫升。

【制作方法】将前12味视情况切片或捣碎，入布袋置容器中，加入五加皮酒，密封浸泡21日后，压榨以滤取澄清液，贮瓶备用。将药渣晒干，共研细末，制为丸，如梧桐子大备用。

【用法】每日适量饮用，并送服丸药。

温馨提醒

五加皮酒应是用单味南五加皮酿制或白酒浸制而成的药酒。

地黄年青酒

【养生功效】万年青味苦、甘，性寒，有小毒，具有清热解毒、强心利尿的功效。南烛子味酸、甘，性平，无毒，入肾、肝二经，具有益肾固精、强筋明目的功效。治久泄梦遗，久痢久泻，赤白带下。此方可补肝肾，益精血，乌须发，聪耳明目。适用于肝肾亏损、须发早白、视听下降、未老先衰等症。

【材料】熟地黄 100 克，万年青 150 克，桑葚 120 克，黑芝麻 60 克，怀山药 200 克，南烛子、花椒各 30 克，白果 15 克，白酒 2000 毫升。

【制作方法】将前 8 味捣碎，入布袋置于容器中，加入白酒密封，浸泡 7 日后，过滤去渣，即可。

【用法】每次空腹温服 20 毫升，日服 2 次。

温馨提醒

忌食萝卜。

生发护发酒疗方

十四首乌酒

【养生功效】黄檗味苦，性寒，具有清热燥湿、泻火除蒸、解毒疗疮之功效。龙胆草味苦，性寒，归肝、胆经，具有清热燥湿、泻肝定惊之功效。此药酒方可补肝肾，益气血，清湿毒，养血生发。适用于青壮年血气衰弱、头发脱落不复生且继续脱落者。

【材料】何首乌 30 克，熟地黄 24 克，枸杞子、麦冬、当归、龙眼肉、西党参各 15 克，龙胆草、白术、茯苓各 12 克，广皮、五味子、黄檗各 9 克，黑枣 30 克，白酒 1000 毫升。

【制作方法】将前 14 味捣碎，置容器中，加入白酒，密封浸泡 14 日后，过滤去渣，即成。

【用法】每次服 15 毫升，每日早、晚各服 1 次。

温馨提醒

忌鱼腥。

熟地枸杞沉香酒

【养生功效】沉香味辛、苦，性温，归脾、胃、肾、肺经，具有降气温中、暖肾纳气之功效。常用于气逆喘息、呕吐呃逆、脘腹胀痛、腰膝虚冷、大肠虚秘、小便气淋、男子精冷等症。此药酒方可补肝肾、益精血。适用于肝肾精血不足所致的脱发、白发、健忘，甚至斑秃者。

【材料】熟地黄、枸杞子各 60 克，沉香 6 克，白酒 1000 毫升。

【制作方法】将前 3 味捣碎，置容器中，加入白酒，密封浸泡 10 日后，过滤去渣，即可。

【用法】每次服 10 毫升，日服 3 次。

祛斑灭痕酒疗方

槟榔桂皮酒

【养生功效】槟榔味苦、辛，性温，归胃、大肠经，具有消积、下气、行水、截疟等功效。桂皮味辛、甘，性温，归脾、胃、肝、肾经，具有温脾胃、暖肝肾、祛寒止痛、散瘀消肿等功效。此药酒方可疏肝解郁。适用于治疗黄褐斑（气郁型）。

【材料】槟榔、桂皮各 20 克，青皮、玫瑰花各 10 克，砂仁 5 克，黄酒 1500 毫升，冰糖适量。

【制作方法】将前 5 味共研为粗末，装入布袋置于容器中，加入黄酒密封，再隔水煮 30 分钟，待冷，埋入土中 3 日以去火毒。取出过滤去渣，加入冰糖，即可。

【用法】每次服 20 毫升，日服 2 次。

温馨提醒

孕妇忌服。

桃花白芷酒

【养生功效】桃花味苦，性平，具有泻下通便、利水消肿之功效。也有美容护肤之功效。白芷味辛，性温，归肺、胃经，具有祛风散寒、通窍止痛、消肿排脓、燥湿止带之功效。此药酒方可活血通络、润肤祛斑，适用于面色晦暗、黄褐斑或妊娠产后面暗等症。

【材料】桃花 250 克，白芷 30 克，白酒 500～1000 毫升。

【制作方法】将桃花和白芷置容器中，加入白酒密封，浸泡 30 天后过滤去渣即可饮用。

【用法】每次饮服 10～20 毫升，日服 2 次。同时外用，即取此酒少许于手掌中，双手合擦至热，即来回擦面部患处。

温馨提醒

孕妇、乳母患者只可外用，忌内服。采集桃花最好为 3 月 3 日或清明前后。

延年益寿酒疗方

知母菖蒲酒

【**养生功效**】知母味苦、甘，性寒，归肺、胃、肾经，具有清热泻火、生津润燥之功效。破故纸补骨脂的果实，具有补肾益气之功效。此药酒方可滋阴助阳、益气活血、清虚热、安神志。适用于气血虚弱，阴阳两亏，夹有虚热而出现的腰酸腿软、乏力、气短、头眩目暗、食少消瘦、心悸失眠等症。

【**材料**】生地黄、熟地黄、天冬、麦冬、当归、川牛膝、川芎、白芍、茯苓、知母、杜仲、小茴香、巴戟天、枸杞子、肉苁蓉各 60 克，破故纸、砂仁、白术、远志各 30 克，人参、木香、石菖蒲、柏子仁各 15 克，黄檗 90 克，白酒 3 升。

【**制作方法**】将前 24 味捣碎，入布袋，置容器中，加入白酒密封，隔水加热 1.5 小时，取出容器，埋入土中 3 日以去火毒，静置待用。

【**用法**】每次服 10～15 毫升，日服 1 或 2 次。

龙眼归术酒

【**养生功效**】龙眼肉具有补益心脾，养血安神之功效。当归具有补血活血、调经止痛、润肠通便的功效。炒白术具有燥湿、益气、健脾、健胃、行水的功效。此药酒方可养血健脾、延缓衰老。适用于精血不足，脾虚湿困所致的头晕、心悸、睡眠不安、目视不明、食少困倦、筋骨关节不利等症；或身体虚弱、面色不华。平素偏于精血不足、脾气不健者，虽无明显症状，宜常服，具有保健延年的作用。

【**材料**】枸杞子 240 克，龙眼肉 120 克，当归 60 克，炒白术 30 克，大黑豆 100 克，白酒 5000～7000 毫升。

【**制作方法**】将前 4 味捣碎，置于容器中，加入白酒，另将黑豆炒至香，趁热投入酒中，密封，浸泡 10 日后，过滤去渣即可。

【**用法**】每次服 10 毫升，日服 2 次。

龟甲鹿角双胶酒

【养生功效】龟甲胶气微腥，味淡，具有滋阴、养血、止血之功效。鹿角胶味甘、咸，性温，入肝、肾经，具有滋补肝肾，添津止血的功效。此药酒方可补气活血，滋阴壮阳。适用于早衰、体弱或病后所致之气血阴阳俱不足而症见头晕眼花、心悸气短、四肢乏力及腰膝酸软等症。

【材料】大熟地黄、紫丹参、北黄芪各50克，当归身、川续断、枸杞子、龟甲胶、鹿角胶各30克，北丽参（切片）、红花各15克，黑豆（炒香）100克，苏木10克，米双酒1500毫升。

【制作方法】将前5味研成粗粉，与余药（二胶先烊化）一同置于容器中，加入米双酒，密封，浸泡1~3个月后即可取用。

【用法】每次服10~15毫升，每日早、晚各服1次。

人参牛膝酒

【养生功效】川牛膝味甘、微苦，性平，归肝、肾经，具有逐瘀通经、通利关节、利尿通淋之功效。菟丝子味辛、甘，性微温，归肝、肾、脾经，具有补肾益精、养肝明目、健脾固胎的功效。此药酒可滋肾填精、补气益智。适用于腰膝酸软、神疲乏力、心悸健忘、头晕耳鸣等症。

【材料】人参、川牛膝、菟丝子、当归各20克，杜仲15克，生地黄、熟地黄、柏子仁、石菖蒲、枸杞子、地骨皮各10克，白酒2000毫升。

【制作方法】将上述药共研为粗末，纱布袋装扎口，置于干净容器中，加入白酒密封浸泡14日后，取出药袋，压榨取液，将榨取液与药酒混合，静置，过滤装瓶，密封备用。

【用法】每次服10~20毫升，日服2次。

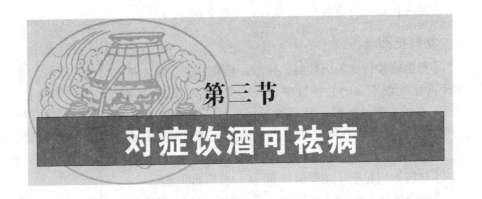

第三节

对症饮酒可祛病

高血压酒疗方

杞黄菊花酒

【养生功效】甘菊花味微苦、甘香，具有帮助睡眠、润泽肌肤的功效。枸杞子味甘，性平，具有补肝益肾之功效。此药酒方可滋阴平肝、养血祛风。适用于眩晕、头风、耳鸣、耳聋、痿痹等症，有消百病之功。

【材料】甘菊花 500 克，生地黄、当归、枸杞子各 200 克，糯米 1000 克，酒曲适量。

【制作方法】将前 4 味加水 5 升，煎取浓汁，糯米水浸，沥干，蒸熟候冷，置容器中，再加入药汁、酒曲（先研末），搅匀密封，置保温处令其发酵，7 日后酒熟即可服用。

【用法】每次服 20～30 毫升，日服 2 次。

复方杜仲酊

【养生功效】金银花味甘，性寒，归肺、胃经，具有清热解毒的功效。适用于温病发热、热毒血痢、痈肿疔疮、喉痹及多种感染性疾病。红花味辛，性温，具有活血通经、散瘀止痛的功效。此药酒方可镇静、降压。适用于高血压之症。

【材料】生杜仲、桑寄生、黄芩、金银花（双花）各 100 克，通草 5 克，当归 50 克，红花 1 克，50% 乙醇 1000 毫升。

【制作方法】将前 7 味加工研碎，置容器中，加入白酒（50%），密封，浸泡 7~14 日后过滤，自滤器上添加 50% 乙醇至 1000 毫升即可。

【用法】成人每次服 2~5 毫升，日服 2 次。

龙眼杞圆酒

【养生功效】龙眼肉性温，味甜，具有补益心脾、养血安神的功效。常用于治疗气血不足、心悸怔忡、健忘失眠、血虚萎黄等症。枸杞子味甘，性平，归肝、肾、肺经，具有养肝、滋肾、润肺的功效。此药酒方具有补肝肾、益精血、养心脾之功效。适用于头晕目眩、目昏多泪、腰酸肢倦、健忘、失眠、食欲缺乏、神志不安等症。

【材料】枸杞子、龙眼肉各 60 克，白酒 500 毫升。

【制作方法】将前 2 味捣碎，置容器中，加入白酒密封，经常摇动，浸泡 7 日后，过滤去渣即可。

【用法】每次服 10~15 毫升，日服 2 次。

菊花茯苓酒

【养生功效】白菊花具有养肝明目、清心、补肾、健脾和胃、润喉、生津，以及调整血脂等功效。白茯苓味甘、淡，性平，具有利水渗湿、益脾和胃、宁心安神之功效。此药酒方可散风清热、平肝明目、调利血脉、延年不老。适用于眼目昏花，头痛眩晕，目赤肿痛等症。

【材料】白菊花、白茯苓各 500 克，白酒 3000 毫升。

【制作方法】将前 2 味捣碎，置容器中，加入白酒密封，浸泡 7 日后，过滤去渣即可。

【用法】每次服 15~30 毫升，日服 3 次。

薯蓣丹参酒

【养生功效】山茱萸味酸、涩，性微温，归肝、肾经，具有补益肝肾，涩精固脱的功效。适用于眩晕耳鸣、腰膝酸痛、阳痿遗精、遗尿尿频、崩漏带下、大汗虚脱、内热消渴等症。此药酒方可益精髓，壮脾胃，活血祛风，养肝尤著。适用于头风眩晕之症。

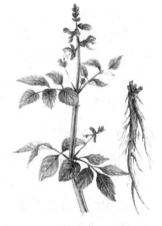

丹参

【材料】山药、白术、五味子、丹参各 240 克，防风 300 克，山茱萸 2000 克，人参 60 克，生姜 180 克，白酒 7 升。

【制作方法】将前 8 味细锉，装入布袋置于容器中，加入白酒密封，浸泡 5 ~ 7 日后，过滤去渣即可。

【用法】每次服 20 ~ 30 毫升，日服 2 次。

温馨提醒

忌食桃、李、雀肉。

低血压酒疗方

全蝎人参酒

【养生功效】全蝎味辛，性平，有毒，归肝经，具有熄风镇痉，攻毒散结，通络止痛的功效。钩藤味甘、苦，性微寒，归肝、心经，具有清热平肝，熄风止痉的功效。此药酒方可祛风活络、益气舒筋、除痹痛、利关节。适用于低血压症、关节痹痛、麻木瘫痪、半身不遂等症。

【材料】全蝎、人参、紫桑葚、钩藤各 20 克，鸡血藤、木瓜、五加皮各 15 克，精白酿酒 500 毫升。

【制作方法】将前 7 味切碎，置容器中，加入白酿酒，密封，浸泡 15 ~ 30 日，过滤去渣，瓶贮。

【用法】每次服 10 ~ 15 毫升，每日中午、晚间各服 1 次。

动脉硬化酒疗方

天麻党参酒

【养生功效】天麻味甘，性平，归肝经，具有熄风止痉，平肝潜阳，祛风通络的功效。党参味甘、微酸，性平，归脾、肺经，具有补中益气，健脾益肺的功效。此药酒方可益气养阴、健脑益智、宁心安神。适用于气短神疲、失眠健忘、神志恍惚、惊悸怔忡、眩晕耳鸣、腰膝酸软、舌淡苔薄白、脉细弱。可用于神经衰弱、神经官能症、脑动脉硬化、高血压患者具上述表现者。

【材料】天麻 15 克，黄芪、党参、何首乌、五味子、枸杞子、茯苓各 10 克，白糖适量，白酒 500 毫升。

【制作方法】将上述药研成粗末，用纱布袋盛装，扎口，白酒浸泡 14 日后取出药袋，压榨取液，将榨得的药液与药酒混合，静置，过滤后装瓶，每瓶 250 毫升或 500 毫升，待用。

【用法】每次饭后服 15～30 毫升，日服 2 次。

温馨提醒

凡实证或阴虚火旺者忌服；感冒时暂停。

金樱子桂黄酒

【养生功效】菟丝子可补肾益精，养肝明目，健脾固胎。金樱子味酸、甘、涩，性平，归肾、膀胱、大肠经。具有固精缩尿、涩肠止泻的功效。用于遗精滑精，遗尿尿频，崩漏带下，久泻久痢等症。此药酒方可滋补肝肾、填精益髓。适用于腰膝酸软、筋骨无力、须发早白、视物不明、耳鸣耳聋、记忆力减退、神思恍惚。可用于神经官能症、贫血、脑动脉硬化、低血压患者，具上述表现者均可服用。

【材料】制首乌 100 克，菟丝子、桑葚子 36 克，旱莲草、金樱子、熟地黄、透骨草各 50 克，牛膝、黄芪、肉桂、豨莶草、女贞子、桑叶各 25 克，白糖 500 克，白酒 5000 毫升。

【制作方法】将首乌、熟地黄、牛膝、黄芪、肉桂 5 味药与白酒一起置入容器中，密封浸泡 1 周，且每日搅拌 1 次，再将余下药用水煎煮 2 次，每次煮沸 2 小时，含药液滤过，浓缩成膏状，与白糖同置入上述容器中，调匀后便可服用。每瓶装 500 毫升，待用。

【用法】每次服 10～20 毫升，日服 2 次。

温馨提醒

凡阴虚火旺或外感实邪者忌服。

冠心病酒疗方

栀子三七酒

【养生功效】栀子归心、肝、肺、胃经，具有泻火除烦、清热利湿、凉血解毒的功效。三七粉性温，味甘、微苦，入肝、胃、大肠经，具有止血、散瘀、定痛的功效。此药酒方可活血化瘀、开胸散结、清热除烦、蠲痹止痛。可治疗并可预防冠心病、心绞痛。

【材料】栀子、三七粉各 10 克，丹参 15 克，瓜蒌、薤白、豆豉各 30 克，冰糖 200 克，白酒 500 毫升。

【制作方法】将前 6 味切片或捣碎，置容器中，加入白酒和冰糖，密封，浸泡 7 日后，过滤去渣，即可。

【用法】每次服 10～30 毫升，日服 2 次。预防每晚临睡前服 1 次。

灵芝丹参酒

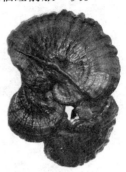

【养生功效】灵芝味甘、微苦，性平，具有补气养血、养心安神、止咳平咳的功效。丹参的药性前面已经提到，在此不再赘述。此药酒方可益精神、治虚弱、活血止痛。适用于冠心病、神经衰弱等症。

【材料】灵芝 30 克，丹参、三七各 5 克，白酒 500 毫升。

灵芝

【制作方法】将前 3 味切碎，置容器中，加入白酒，密封，每日振摇数下，浸泡 15 日后，过滤去渣即可。

【用法】每次服 20～30 毫升，日服 2 次。

瓜葛红花酒

【养生功效】瓜蒌皮味甘，性寒，入肺、胃经，具有润肺化痰、利气宽胸的功效。适用于痰热咳嗽、咽痛、胸痛、吐血、衄血、消渴、便秘、痈疮肿毒等症。葛根味甘、辛，性凉。入脾、胃经，具有解表退热、生津、透疹、升阳止泻的功效。此药酒方可祛痰逐瘀，通络止痛。适用于痰瘀闭阻型冠心病及胸闷心痛、体胖痰多、身重困倦等症。

【材料】瓜蒌皮、葛根各 25 克，檀香、红花各 15 克，桃仁、延胡索各 20 克，丹参 30 克，白酒 1000 毫升。

【制作方法】将上述药切碎研成粗末，装入纱布袋，扎口，放入白酒中浸泡 1 个月后即可。

【用法】每日晚上服 10 毫升。